山崎章郎
二ノ坂保喜
佐藤健
米沢慧

さいごまで「自分らしく」あるために

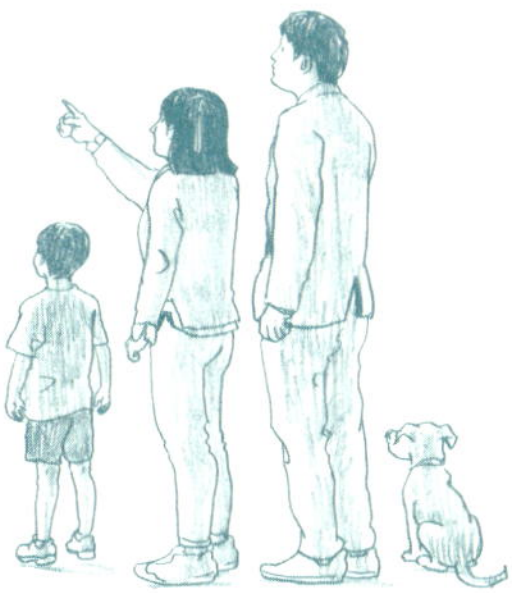

ホスピスの現場から

春秋社

まえがき

地域の中でホスピスケアを

ケアタウン小平クリニック院長　山崎章郎

本書は共著者である、二ノ坂さんと米沢さんと私・山崎の「三人の会」で世に送る三冊目の書籍になる（今回は豊橋医療センターの医師である佐藤さんも参加している）。最初は『病院で死ぬのはもったいない』（春秋社、二〇一二）、次に『市民ホスピスへの道』（春秋社、二〇一五）であった。それぞれの辿ってきた道を踏まえながら、三者三様に重なり合い、絡み合いながらまとめたものであったが、目指してきたことは「ホスピス」という普遍的理念に基づいたケアを、地域の中で展開していくことであった。

本書は前著から、およそ三年を経て世に出ることになる。この三年で大きな変化があったとまでは言えないが、それでも変化はある。現実の問題に真摯に取り組んでいけば、課題は必ず見つかるし、課題があればその改善に取り組むことになるのだから、変化は必然だし、その変化は状況を進展させるものになる。

さて、我々の取り組みの本質は「ホスピス」本来の在り方を地域で展開することであることは、前述した通りであるが、まず、今、このような取り組みが、ますます重要になっている社会状況について、触れておきたい。二〇二五年問題とも、多死社会の到来とも言われている社会状況である。

なぜ二〇二五年問題かと言えば、皆さまもすでに、様々なメディアを通してご存じのように、いわゆる団塊の世代が一斉に後期高齢者と言われる七五歳以上になるからであり、それら急増した高齢当事者および国、地域社会が直面する多岐にわたる社会問題は一筋縄ではいかないものばかりだからである。また高齢者が増えるということは当然のことながら、死に直面する人々が増えるということでもあり、それが多死社会の到来と言われる所以なのである。

それらを整理してみると、次のようになる。

（1）今後のわが国は、高齢者増・人口減の社会になる。その構造は、高齢者は増えるのに若者は減少するという形である。すなわち、医療・介護を受ける人々の数は増えるのに、その担い手は減少するのである。深刻な人手不足が発生することが予測されている。

（2）担い手が減るということは、社会保障を支える人が減るということである。しかしながら、社会保障を受ける人は、増加が続くので、社会保障費をどうするのかという国家的課題にも直面する。消費税の増税も課題になるであろうが、市民ボランティアも含めた、制度に基づかない、インフォーマルな地域社会の助け合いなども、現実のものとして推進する必要がある。

（3）人口減の結果、いずれ医療の需要は減る。つまり、医師が足りないからと、医師を増やしても、いずれは医師余りの事態が見えている。介護職に関しても、時間差はあるが、同様なことが予測される。つまり、医療・介護の在り方が問題になってくる。しかしながら、医療・介護の在り方とは、医療・介護を受ける人々が、どのような人生を望むのかということにも密接に関係してくることでもあり、ここではアドバンス・ケア・プランニングが重要になってくる。
（4）右記（1）から（3）のような社会状況も含め、現在、様々なかたちで二〇二五年問題が取りざたされている。二〇二五年問題の本質の一つは、高齢社会の結果として、老衰や、がんなどで死に直面する人々が急増するが、それら臨死患者を受け入れる医療機関のベッド数は、今後、むしろ減少が予定されているという現実の前に、死に場所の見つからない死に場所難民が出るかもしれないということである。
（5）二つ目は、それら、救命しても死の間際にしか戻れない臨死患者が、その状態を目の当たりにした関係者の要請によって、救急病院へ救急搬送されてしまう機会が急増するだろうということ、その結果、救命されれば、社会復帰可能な救急患者が救急搬送されずに、命を落としてしまう可能性も高くなること、つまり、本来あるべき救急医療体制が崩壊してしまう懸念があるということである。

以上が二〇二五年問題の本質である。だが、前述してきたマクロ的な近未来の社会状況がもたらす問題は、同時にその時を生きる一人ひとりの個人的な問題でもある。そして、二〇二五年問題は、そのときから始まるのではなくすでに現在進行形で始まっているし、二〇二五年以降さらに深刻になると予測されている。手をこまねいているわけにはいかないだろう。

では、どうすれば良いのか。本書で、その問題のあり様と、その問題に対する様々な取り組みと、その取り組みを支える考え方を、共有していただければと思う。

いずれにせよ以上の取り組みが、口で言うほど簡単であるとは思っていない。だが、本書で敬意をもって回顧される故日野原重明先生の歩みは、我々に困難な道であっても前進できるという勇気を与えてくださった。日野原先生は、理念と、ビジョンと、信念と、情熱をもって課題に取り組めば、世の中は変化するということを身をもって示してくれたからである。詳細は本文をお読みいただきたい。

また、私は本文の中で、文献的考察に基づきながらレジリエンスという概念に触れた。そしてそれが、従来から私が研究してきて、前著『市民ホスピスへの道』の中で詳述した「スピリチュアルペイン」と密接な関係にある「スピリチュアリティ」つまり「人間には、どのような状況でも、人間としての自己のあり様を肯定しようとする力が備わっている。その力をスピリチュアリティという。ただし、スピリチュアリティがその力を適切に発揮するためには、真に拠り所となる他者が必要である」とした「スピリチュアリティ」とほぼ同義語であることを示した。

本まえがきのはじめのほうで、この三年間で従来よりも変化したことがあり、それは状況をより進展させている、と書き述べたが、このレジリエンスとスピリチュアリティの関係について気づいたことは、まさに私にとっての大きな変化であった。是非、お読みいただければと思う。

さて、四人の経験が注がれた本書が、少しでも右記のような深刻な社会状況の中でも「最期まで自分らしくありたい」と望む方々の、生きるヒントになれば幸いである。

（山崎章郎）

ケアの力

にのさかクリニック院長　二ノ坂保喜

在宅ホスピス三〇年の体験は、私自身を変え、クリニックのスタッフを変え、そして地域を変えていく。「ケアの力」についての学びを少し述べてみたい。

ケアすること、ケアされることは相互作用であり、人間の本質的な思い、働きだと思う。

ここでは、ケアを三つの次元から考えてみたい。すなわち、セルフケア、家族ケア、そしてコミュニティケア。

まず「セルフケア」について。文字通り、自分で自分の健康を管理・コントロールすること、自分自身の面倒を見ることである。食事や栄養、水分摂取などだけでなく、どのような生活環境で過ごすのか、中でも在宅ホスピスの場面においては、病気の進行とともに自分の思い通りにならなくなる身体のケアを誰に委ねるのか、を決めることも含まれるだろう。ここには、関係性、コミュニケーション、および意思決定の問題が含まれる。

家族、友人などとどのような関係性を保つのかも、自分自身が選択すべき問題だろう。あるいは在宅ケアチームとどのように関わるかも、セルフケアと考えられる。我々在宅ケアチームはいつも、患者、家族とどのように関わるか、彼らをどのようにケアすべきか、と考えているが、立場を変えて患者の側からみると、ケアチームとどのような関わりを持つのか、という見え方になるだろう。

自身の人生において、最後で最大のイベントである〝死を見つめて生きる〟という過程で、だれと、どのように関わり、コミュニケーションをとるのか、というのはケアを委ねることも含めて、重要なテーマとなる。

セルフケアの根本に、本人の意思決定がある。昨今ではＡＣＰ（アドバンス・ケア・プランニング：事前ケア計画）が盛んに言われるようになった。厚生労働省による「人生の最終段階における医療の意思決定に関するガイドライン」も改定され、積極的な普及が図られている。これに異を唱えるつもりはないが、在宅ホスピスの現場では、日々変化する自分の病状、家族への思い、自身の存在の危うさへの不安などから、そう簡単に自己決定できるものでもない。それゆえに、在宅ケアチームの関わりが患者の自己決定を後押しすることができると思われる。

エリザベス・キューブラー・ロスの「死ぬ瞬間」シリーズの第二巻のタイトルは、〝*Death: The Final Stage of Growth*〟つまり、「成長の最終段階としての死」である。死に至るまで人は成長を続けることができるのだろう。

次に「家族ケア」について考えてみたい。家族ケアについては、二つの側面、つまり〝家族によるケア〟と〝家族へのケア〟があるが、ここでは〝家族によるケア〟を考えてみたい。

一般的には、核家族化の進行で、家族の持つケアの力が弱くなっている、と言われている。本当にそうなのだろうか、というのが在宅ホスピスの現場で感じる私の感覚である。

在宅医療における家族の役割として、紅谷浩之は以下の四つをあげている。

1　介護者の役割（ヘルパーのような存在）
2　病状の変化時に対応する役割（看護師のような存在）
3　本人に代わって判断する役割
4　家族そのものとしての役割

本人、家族のこれまでのあり方、患者との関係性などによってそれぞれ重点の置き方は異なってくるとしても、これらの役割を果たしながら在宅ケアは展開されていく。在宅ケアチームの視点からいうと、その役割を十分に発揮できるように支援を工夫するのが、ケアチームの役割ということになるだろう。

付け加えたいのは、在宅ケアにおける家族の成長である。

死を見つめて生きる患者本人の（魂の）成長については、前述のキューブラー・ロスなどの著書に学ぶとして、死を見つめる患者本人を見つめて暮らす家族の成長も見逃せない。

例を挙げよう。七〇代の夫婦、夫は糖尿病で認知症も進んでいる。そこに肝臓がんが発生した。肝硬変を基盤としたがんで、治療は不可能。両膝関節の障害を抱える妻と二人暮らし。在宅での生活は困難と考えられた。妻は「この年になると、愛よりも情ですよ」と言って在宅ケアを引き受けた。夫は認知症もあり、タバコを吸っては畳を焦がし、次第に動きも悪くなり、意識障害も進んできた。訪問看護師と当院の在宅ケアチームが生活を支えている中、あまり近づかなかった息子や娘も顔を出すようになり、両親の病気と介護を支えるようになった。

家族の成長というのか、本来妻や家族が持っていたケアの力が引き出されたというのか、いずれにしても私はそのプロセスに、家族のケアの力の成長を見る思いがした。

家族のケアの体験は、その家族の宝物として残り、引き継がれていく。そしてそれはコミュニティの再発見、再生へとつながっていくのではないだろうか。

ここでセルフケア、家族ケアからさらに幅広く「コミュニティケア」について考えたい。

二〇一七年二月の「日本ホスピス・在宅ケア研究会全国大会 in 久留米」では、インドのケララから招いたスレッシュ・クマール医師が特別講演を行った。テーマは、「緩和ケアと終末期ケアにおけるコミュニティの参加」というものだった。日本と比べて数十分の一の所得しかないインド・ケララ州で行われているコミュニティ緩和ケアの話に聴衆は心を打たれた。彼の講演の言葉を引用しながら、少し丁寧に振り返ってみよう。

——緩和ケアは、治癒不可能な疾患を持つ患者の問題に取り組む試みである。

——終末期の人に向き合うことを通して、自身の技術や知識を、彼らの苦しみを緩和するためにどのように用いることができるか？　苦しんでいる人に対し、自身がどうしたら思いやりのある存在になれるか？　というテーマを考えてきた。

——進行した疾患の問題の多くは、〝非医療的〟なものである。コミュニティはこれらの問題解決に大きな役割を果たす。

とクマール医師はコミュニティでの緩和ケアの体験から指摘した。

私の体験から、一人ひとりの患者のセルフケアの力、それを支える家族ケアの力が地域の中に広がっていくことを踏まえて、様々なコミュニティの要素・資源がケアに関わることが、地域全体のケアの力を育てていくことにつながると思う。それは決して医療的な課題のみでなく、人生や生活を支える幅広い視点、様々な要素が必要になると考える。

我が国で、家族の力が衰え、コミュニティの崩壊が言われて久しいが、関係性とコミュニケーションを基盤としたコミュニティは、現代的な姿で再生されつつあるのではないだろうか。

本書で米沢さんが取り上げている、地域のコミュニティ再生活動に目を向けることは、その意味で重要であろう。

また、医療者として私は、これまでの在宅ホスピスケアの積み重ねと広がりが、地域のコミュニティを再生、創生していく契機になるのではないか、と考えている。

そこにはクマール医師が指摘するように、ボランティアの役割、意味が大きい。

——ボランティアとして、進行した疾患を持って生きる人々の苦しみの緩和に貢献したいと願う人は、誰でもきちんとした訓練を与えられ、毎週最低二時間を不治の病で臥床している患者、あるいは死にゆく人のために費やすことを求められる。

——ボランティアは、トータルケアで主要な役割を果たす。患者、家族への定期的、継続的な心理サポート。創処置、褥瘡《じょくそう》予防や移動。

しかし一方、意思決定にコミュニティを関与させるのは簡単なことではない、とクマール医師は指摘する。

——コミュニティは一枚岩ではなく、利害のぶつかり合いもあり、コントロールが効きにくい。
——死にゆく人をケアすることは、変革の体験である。ケアされる人にとっても、ケアする人にとっても。

最後に、彼が触れたCompassionate Communityについて。〝Compassionate Community＝思いやりのあるコミュニティ〟とは、人々が（本来持っている）思いやりの心によって触発され、互いに対して責任を持ち、かつ互いを気にかけるコミュニティである。

私たちの活動が、このようなコミュニティの再生、創生につながることを心から願って。

（二ノ坂保喜）

さいごまで「自分らしく」あるために――ホスピスの現場から　目次

Ⅱ 逝く人に学ぶ
――在宅ホスピスの現場から世界へ

Ⅳ 地域とともにある〝ホスピス〟の試み 米沢 慧

第Ⅲ期　日本にホスピスは根づいたのか

Ⅵ　広がるいのちのコミュニティ

さいごまで「自分らしく」あるために——ホスピスの現場から

第一部

ホスピスの現場から

Ⅰ　私のホスピス宣言２０１８
――自分らしいエンディングを迎えるために

山崎章郎

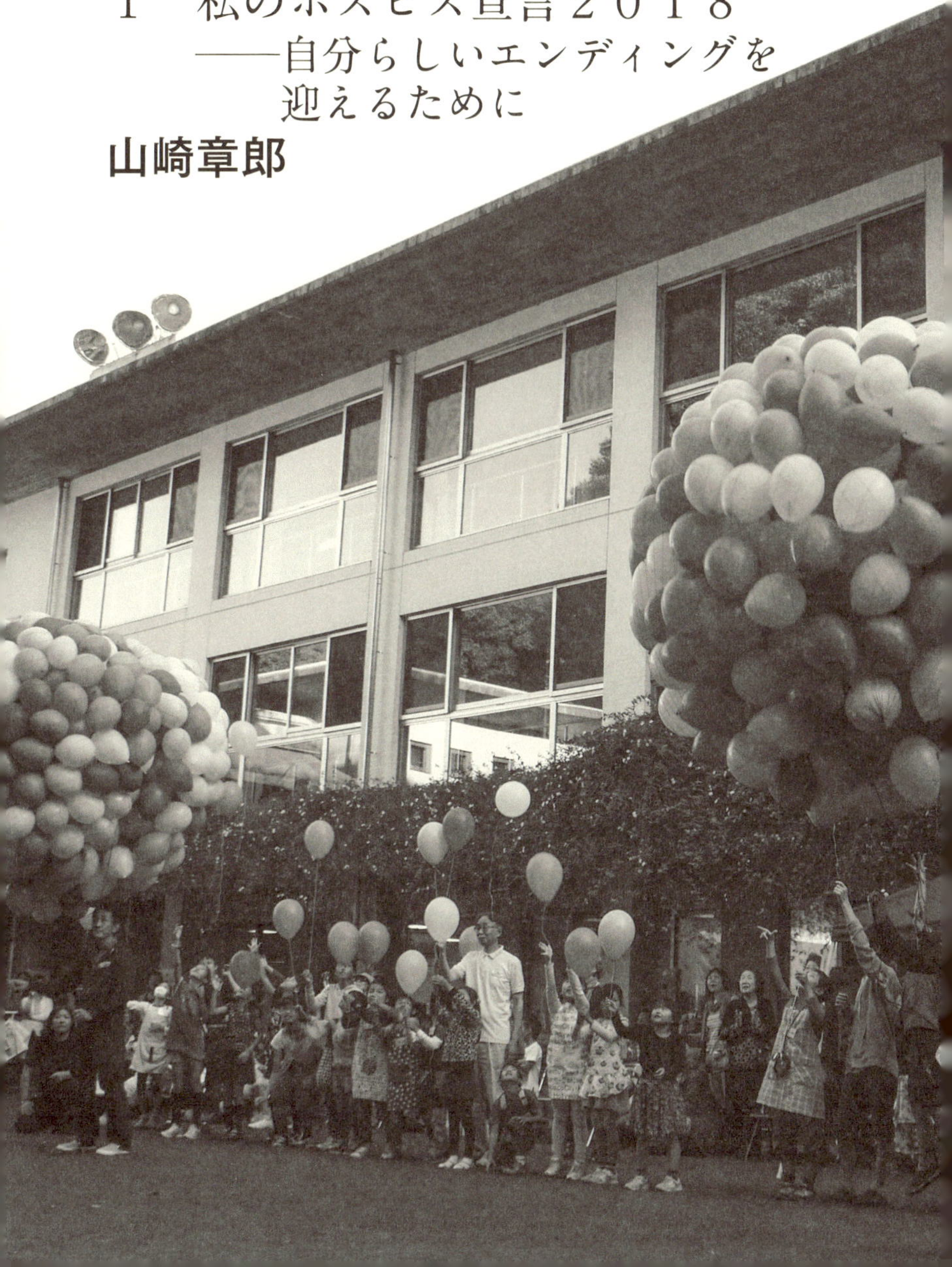

1 われわれはどういう時代を生きているか

「私のホスピス宣言２０１８」ということですが、これはいただいたテーマだったので、いったい何を宣言するのかなと悩んでおりましたけれども、特に新しいことではなく、今まで考えてきたことやお伝えしたいことをまとめてみたいと思います。

二〇二五年問題の本質

まず、私たちが今どんな時代を生きているのかという、現実を知るところから始めていきたいと思います。

ご存じのようにわれわれの社会が直面している課題は、座談（Ⅵ章）の際も出ましたけれども、多死社会と言われている状態です。二〇二五年問題とも言われています。二〇一四年には年間の死者数が一二七万人だったものが、『高齢社会白書』（平成二八年版、内閣府）によりますと、二〇二五年には一五三万人と予測されています。亡くなる人が約二六万人ぐらい増えるという、こういう現実に直面するということです。

こういう現実の中でどんな問題が起こってくるのかということになります。二〇二五年問題とは言え、それ以降もたくさんの人が亡くなりますが、亡くなる人が増えても、亡くなる人の受け皿である病院のベッド数は増えません。医療経済上の事情もあり、むしろベッドが削減されていきますので、従来の病院の中で亡くなろうとする限りは、亡くなる場所がなくなってしまうんですね。

結果として亡くなる場所を探す、〝死に場所難民〟が出るだろうという予測もあります。たくさんの人が亡くなるということと、死に場所を探す人が出るということは、ようするに今にも死にそうな人がたくさん増えるということですよね。

もし、今目の前にいる人が亡くなりそうな状態になってしまったとします。たとえば呼吸が止まりそうになってしまうとか、心臓が止まりそうになってしまっている人が目の前にいたら、みなさん、どうしますか？　もうしょうがないからそのままにしておくのか、それともとりあえず病院に運ぼうとするでしょうか。

人が亡くなるときは、何がしかの理由で亡くなるわけですから、末期がんや老衰など、その理由によっては亡くなること自体を止めることができないことも多々あります。しかし目の前で亡くなりそうな人がいた場合に、そこが病院でなければ多くの人たちはおそらく救急車を呼ぶだろうと思います。

つまり本来であれば、その人たちはがんなり老衰なりで、人生の最期を迎えようとしているわけですが、その人たちがそういう状況なんだということが十分理解されていないままに、目の前の人が息を引き取りそうになれば、当然、救急搬送されることになるわけです。まわりがそのことを理解していれば、そっと見守ってあげればいいかもしれない人たちが、そのことが十分理解されていない場合には、救急病院に搬送されるということです。救急病院に搬送されれば、当然ながら救命医療がなされます。

救命医療というのは、亡くなることを前提にする医療ではありません。救急搬送された理由の如何を問わずに、まずは目前で息を引き取ろうとしている人の救命目的で、人工呼吸器による呼吸がなされたり、心臓マッサージがなされるということです。ただし、それでなんとか息を吹き返したとしても、その人が戻れるのは、亡くなる間際でしかないということなんです。

でも一旦始められた救命医療は、今度は延命医療につながっていきますので、すると多くの平穏な死を迎えられたかもしれない人たちが、さまざまなチューブや機械に囲まれて、いずれは最終的な時間を迎えることになるわけです。結果的に苦しみののちに死を迎える可能性も高いという、これが現実です。

じゃあ、それがひとつの現実だとして、そういった事態が増えると、次に何が起こるかというと、たとえば健康だった人が急に目の前で倒れれば、当然救急車を依頼することになります。しかし、救急搬送しようにも、前述したような人々が、すでに救急車を利用していれば、救急搬送が間に合わない事態が起こり得ます。つまり、本来であれば、助かって社会復帰できる可能性のある人たちが、助からなくなるということですよね。

ようするに、亡くなることもやむを得なかった人たちが搬送されて救命医療を受けることによって、本来なら助かる人たちが救急搬送されない可能性も出てくるということです。つまり、あるべき救急医療体制が崩壊してしまう可能性があるということなのです。

二〇二五年問題の本質は死に場所難民が出るというだけでなく、それに伴って、本来的な救急の体制がうまく機能しない可能性が出てくるということなんです。

われわれが迎える死の三パターン

ところでわれわれはいろいろなかたちで死を迎えます。事件とか、事故とか、災害で亡くなる場合を除けば、ほとんどの場合、われわれの死のパターンはだいたいこの三つ（図1）になります。みなさんはこのどれかで最期を迎えることになります。

一番下のパターンは認知症とか老衰のパターンです。このグラ

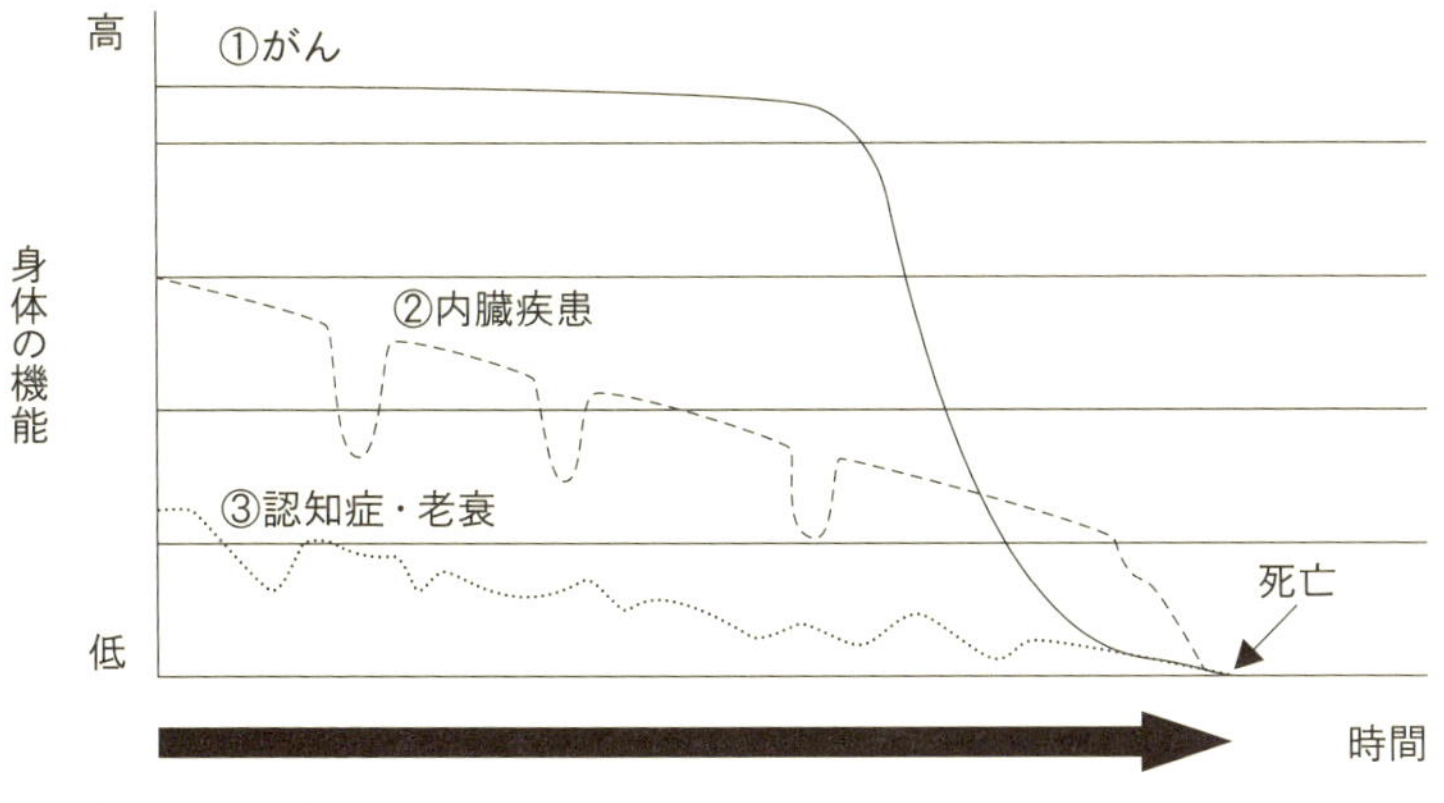

出典：『在宅医療バイブル』

図１　終末期の３つの軌道（『在宅医療バイブル』より）

フはいろいろなところで使われていますので、ご覧になったことがある方もいらっしゃると思いますけれども、縦軸は身体の機能を表していて、横軸はいのちの長さを表しています。認知症や、老衰の場合には、身体の機能は低い状態で、何がしかの介護を受けながら、長い期間を過ごして最期を迎えるということです。

がんの場合ですと、ほとんどの場合、亡くなる一カ月前ぐらいまでは、なんとか自力での生活が可能ですが、その後、まるでがけから転げ落ちるように病状が急激に悪化して亡くなることも少なくありません。そのようながんの病状変化の特徴をあらかじめ説明していても、ご家族からこんなに早いんですか、といった質問をいただくこともよくあります。そのぐらい急速に変化することが稀ではないということなのです。実際、がんは身体の中で変化し続けていますので、あるときからいのちを維持することの限界に達して亡くなっていくわけですが、その変化は自力での日常生活が困難になるという変化で現れてくることも多いのです。ただがん自体の変化は表面からは見えにくいため、急速に変化して亡くなったように感じるということなのだと思います。これががんの実態だということですよね。

ところで、老衰や認知症の変化を経て亡くなっていく人の何が問題かというと、当然のことですけれども、人間の身体は老化していくと機能が低下しますから、嚥下《えんげ》機能も老化によって低下してくるということです。つまり、食事を誤嚥《ごえん》しやすくなるということなのです。誤嚥をすれば肺炎を起こしやすくなります。一旦は食事を中止して抗生物質で肺炎が改善したとしても、老化による嚥下機能が改善するわけではありませんので、誤嚥性肺炎を繰り返すことになります。それを繰り返して入院を繰り返すようになると、病院のほうから、食べるから肺炎になるので、もう食べるのはやめてくださいと言われるわけですね。

ではどうすればよいのかとなったときに提案されるのが、胃ろうという方法です。これは腹壁から直接胃にチューブを留置し、そのチューブを通して栄養を注入する方法ですが、それなりの栄養補給は可能ですので、経口摂取を中止しても、栄養や水分の補給は可能なのです。

経口摂取ができない状態での胃ろうの役割は、今述べた通りですが、老化によって嚥下機能が低下した方にとっての胃ろうはどのような意味を持つのでしょうか。老化して嚥下機能が低下して、食事がうまくできなくなる、つまりこれはある意味自然な現象であるわけです。そして誤嚥することもまたある意味では自然な現象ですよね。それでも、胃ろうという方法がありますから、その嚥下機能の低下が老化だとわかっていても、「胃ろうはどうでしょうか」という提案がなされます。

胃ろうというのは口から食事をとらず、胃に直接管を入れて栄養を流し込むことですから、胃ろうをつくることによって、誤嚥する可能性は減らせます。しかしながら、自分の唾液も誤嚥しますので、誤嚥性肺炎がなくなるわけではないんですね。食事による誤嚥性肺炎は減らせたとしても、自分の口の中の唾液のばい菌によって、肺炎を起こす可能性もありますから、なくなるわけではありません。

そして胃ろう状態というのは食事の通る道が変わるだけですから、病気ではありません。ですから、この状態では病院に入院し続けることもできなくなるわけです。そこで、家とか、老人施設に戻るということになるのです。

ただ、胃ろうも、たとえば健康だった人が急に脳卒中などで倒れてしまったといった場合には、その人が回復する過程で必要なことがありますので、ここで言う胃ろうは、あくまでも老衰によって誤嚥性肺炎を繰り返す方々に適応される場合の話です。この場合、老化による変化ですから、胃ろうを通して栄養が入ることになったとしても、先ほどもお話ししましたように老衰によって低下した嚥下機能が元に戻るわけではないんです。嚥下リハビリで嚥下機能が改善する場合もありますが、いずれはそれも限界が来ます。つまり、若返ることがない限りは、無理なわけですよね。

ということは、胃ろう造設時以上に身体機能が改善することは少ないと言えるのです。若干改善するにしても、老化は進みますから、いずれ同じことが起こってくるということになりますよね。時間の経過とともに衰弱が進み、ほとんどの人が寝たきり状態になります。オムツも必要な状態になります。そして食欲の有無によらず、定期的に栄養が注入されるわけです。私たちは、食欲がなくて食べたくないと思うときがありますよね。でも胃ろうがあるということは、食欲は関係ないわけです。その人の気分とは関係なしに、栄養が入ってしまうということになります。

この状態は、生きているということになるのか、生かされていることなのか、どっちなんだろうかという疑問が当然わいてくるわけですよね。じゃあ何が大事なんだろうと。胃ろうを選択しない生き方があってもいいんじゃないか、ということなんですね。

つまり、自分の食欲の有無に関わらずに、機械的に注入される栄養で生きる状態を、それでもいいという人はそれでいいと思いますけど、それがいやだという人にとっては、これは選択しないという方法もあるということですよね。その場合は、老衰という自然の摂理に基づいた死を迎えることが可能になるということです。

ただ、いったい誰がそれを決めるのかというのが、最大の課題なんですね。胃ろうが提案されるような状態では、本人の意思確認は難しいことも多いです。本人は認知症だったり衰弱していたりで、今起こっていることに関する判断を自分ですることが難しいのです。そうすると当然家族に判断が求められます。

とりあえず、目の前の問題を解決するためには胃ろうをお願いしますとなってしまうけれども、胃ろうをつけた後の、その方の生活状況を見ているうちに、胃ろうを選択したことが本当によかったんだろうかと悩み始めることがあります。胃ろうを造っても造らなくてもどちらでも悩むんです。

つまり、やらなかったら死を早めてしまったかもしれないと後悔するでしょうし、やってしまったらこの状態で生きることを本当に本人が望んだんだろうかという悩みが出てくるんですね。

だから、家族を悩ませたくないんだったら、今のうちからまわりの人たちに、私がそうなったらこれはやめてねとか、何がなんでもやってねとか、そういうことを事前に伝える、あるいは文書に残すことをしておいたほうが良いです。そういうことをしておかなかった場合に、この問題で悩むのは本人ではなくて家族なんだということなんですね。家族を悩ませたくないのなら、意識が清明なうちに事前に前述したような意思表明をしておいたほうがいいですよということです。

がん医療の現実

それから、私たちのもうひとつの死に方である、がんの話です。がんは、治る人もたくさんいるわけです。でも治らない人もいます。治らない人たちは、先ほど示したように、ある時点から急速に悪化して、亡くなっていくというのがひとつの特徴です。

佐藤先生のお話（Ⅲ章）にありましたけれども、日本人の二人に一人ががんになって、三人に一人ががんで亡くなっている現実があるわけですから、がんで亡くなるということは、特別な出来事ではないということですよね。今後、日本人の二人に一人ががんで亡くなるという予測もあります。今お話ししたように、亡くなる一カ月ぐらいまでなんとか普通の状態が保てて、それから急速に悪化して亡くなることが多い。これががんの特徴です。

ここでもうひとつ、先ほどの胃ろうと同じように、がん医療の課題について共有したいと思います。

たとえば早期のがんは別として、再発転移した固形がんが、いわゆる抗がん剤治療で完治することは困難です。それらの治療の目的は治癒ではなく、延命なんですね。数年の延命が得られることもありますが、数カ月のことも少なくありません。時には、副作用でいのちが短縮することもあり得ます。最終的には大部分の患者さんが亡くなっていくんですね。これが現実なんです。

二〇一〇年、ずいぶん前のデータですけれども、臓器転移のある肺がん患者さんが緩和ケアをきちんと受けた場合には、そうでない場合に比べて三カ月ぐらいの延命があったという報告もあります（NEJM. 2010; 363: 733）。つまり適切な緩和ケアを受けることによって、緩和ケアを受けなかった場合に比べて数カ月間の延命がはかれることはあり得るということなんです。

それから最近話題になっていますが、抗がん治療を目的に遺伝子治療のひとつである分子標的薬が登場していますが、これは従来の化学療法に比べ、副作用も少ないと言われています。逆に言うと、副作用も少ないために、死の直前まで治療が継続されることが多いんですね。つまり、治療の限界がイコールいのちの限界になってしまうことがまれでなくあるということなんですね。死の直前までがん治療によって縛られてしまうという見方もできます。

2　何をおいても考えたいこと

残された時間をどう生きるか

ここであらためて考えてみますと、たとえばがんという病気が治ったとします。治ればもちろんいいことです。でもがんが治ったとしても、それ以降に認知症になったり、老衰になったり、他の病気になって死に直面することになるわけですから、がんが治ったとしても、そのがん治療も結局延命のための医療だということになりますよね。

つまりがんが治癒してもしなくても、すべてのがん医療は、延命のためだということなんです。すると何が大事かということになりますよね。課題はいつだって、その延命された時間をどう生きるかということになります。

たとえば数カ月、数年延命できるかもしれないとしたら、その延命された時間をどう生きるかがすごく大きな課題ですよね。自分はこの現実に直面してどう生きるのかと考えたときに、数カ月、数年の時間があったらもっと自分の時間を生きられるんだということであれば、副作用と折り合いをつけながらでも、当然チャレンジする意味はあるだろうということになるんですね。

そういうふうなことが、がん医療の現実としてありますので、そこはとても大事なことではないだろうかと私は思っています。

これは（図2）がん治療のための病院への通院が難しいとか、入院してがん治療を受けていたが、病状が進行しこれ以上の入院でのがん治療は限界と言われて在宅を始めた人たちの、平均的な在宅ケア期間を示しています。このグラフは緩和ケアを専門的に行っている診療所の集まりであるパリアティブ・ケア・クリニック連絡協議会（PCC）がまとめたものですが、在宅での緩和ケアを始めてから、約半数の人は約三〇日で亡くなっているということです。つまり、治療が限界と言われてから、亡くなるまでの期間が約三〇日だということになります。では、三〇日の間にどんな人生を送ることができるのかということになってくるわけですが、この三〇日は、衰弱しつつ死に向かう日々ですので、できることは日ごとに減少してくるという現実があります。

このような現実を踏まえれば、がん治療において何が大事なんだろうかと、あらためて考える必要があるのではないかと思います。

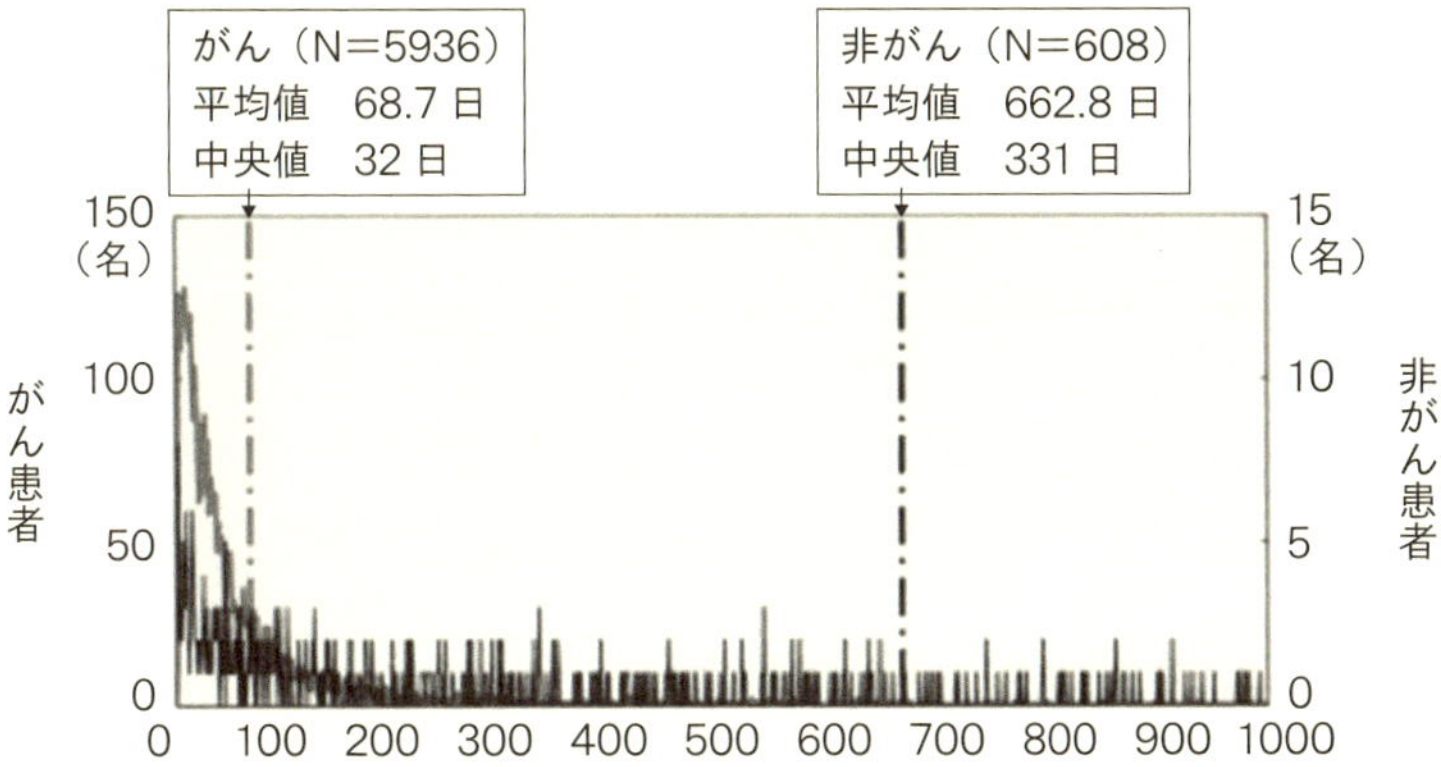

図2　在宅ケア期間（がん／非がん）（PCC連絡協議会メンバー診療所の合計）

これは個々の問題ですからあくまでも考え方を言うだけですが、抗がん剤治療を選択しないという生き方だって、あっていいんじゃないかということですよね。方法があるから、やらなきゃいけないということではないですよね。先ほど言いましたように、がん治療の意味は延命が目的ですから、延命された時間をどう生きるのかということが最重要の課題で、それがあって初めてどんな治療を受けるのかということになってくると思うんです。

病気が見つかった、こういう治療があります、さあどうしましょうか、ではなくて、病気が見つかった。さて、それではどう生きるのか。そのどう生きるかを考えたときに、どういう治療が自分にとってふさわしいのかというふうに、考え方の段取りというものを、変えていかないと、医療に翻弄されたままに大切な時間が経ってしまうということもあり得ると思います。

考え方によっては、治療に縛られることから解放される。そして適切な緩和ケアのもとに自分の時間を生きることも可能になると思います。

では、その時間をどこで生きるのかという話になってきますよね。それは在宅なのか、ホスピスなのか、病院なのかという話です。座談（Ⅵ章）での話にもつながりますけども、これも自分の人生観や価値観の中でどう生きるのがいいかと考え、その検討した結果として、選びうるものに今述べましたような選択肢がありますよということです。つまり、どう生きるのかということが最初に主題としてあり、そのどう生きるかを、どこで生きるのかという話になってくるのだと思います。

社会問題であると同時に、個々の問題でもある

四、五年前に、東京のある大学で授業を持っていたことがあります。二〇歳前後の学生たちを相手に授業をしていましたけれども、期末テストに代わるレポートの課題として与えたのが、これでした。

「あなたの人生がのこり三カ月だったとして、あなたのもっとも大切な人に別れの手紙を書きなさい」

期末テスト代わりのレポートですから、これを書かないと単位は取れないということで、学生たちは否応なく書きました。ずいぶん不平もありましたけれども、まあしょうがないですね。このテーマに向き合うと、いろいろなことが浮かび上がってきます。まず、もっとも大切な人は誰か、ということで悩む人がいます。一人に絞れない、と。当然ですよね、家族、兄弟。人間では絞れないのでペットにしましたという学生もいました。

人生が残り三カ月しかない中で別れの手紙を書こうとすると、必ず自分の人生を振り返ることになります。ライフレビューと言われているものですよね。振り返ってみると、親に反抗したり

とかいろいろなことがあったことを思い返すことになるわけです。

そのようなライフレビューを通して、今、ここに自分がいるのは、お母さんのおかげだったとか、お父さんのおかげだったとか、そんなふうに思い至ります。そして多くの学生は親たちに反抗したことを謝るんですね。「ごめんなさい」と。そして「ありがとうございました」という感謝に変わっていく。そんな手紙が多かったです。

最初はどうせレポートだからと言って、いい加減に考えているんですけれども、書いているうちにだんだんと本気になってきてしまって涙が止まりませんでしたという学生も多かったですね。

それがレポートの一つ目の課題でした。

二つ目の課題は「それを書いてみて、どんな気持ちになりましたか」というものでした。「すぐに田舎の母に電話したくなりました」とか、夏休みの前のテストだったんですが、「夏休みになったらすぐに家に戻ります」とか、そんなふうに、従来からの関係性を見直し、今、何が大切かに気づく感想が多かったですね。

このようなことは、頻繁にはやらなくてもいいと思いますけど、時には、自分にとって残された時間が少ないとしたら何を優先すればいいのかということを考えていくきっかけになると思います。

もしよろしかったらみなさんもぜひ、やってみたらいいと思います。自分でも思っていないような気持ちの反応が現れるかもしれません。

いろいろお話ししてきましたが、いずれにせよ、そのような現実を踏まえつつあらためて二〇二五年問題を考えてみると、二〇二五年問題というのは、たくさんの人が亡くなる社会問題というふうに捉えられており、そのことによってもたらされる死に場所難民の出現や、それと連動するように惹起される救急医療体制が崩壊するかもしれないという社会問題であるということになりますが、しかしながらそれは社会問題であると同時に、むしろ当事者一人ひとりの個別的な問題であるということです。自分の問題として考えていかない限りは、どんな受け皿の仕組みができたとしても、この問題は解決しないんじゃないかなという気がしております。

「にもかかわらず」という視点

ところで、亡くなる一、二カ月前になってくると、だんだんと動ける範囲が狭くなってきて、ベッドにいる時間が長くなったりしてくるんですね。そうすると、それまでできたことができなくなっていきますので、どうやってその時間を過ごすのかというのは切実な問題ですよね。テレビを見て過ごす人もいますが、それまで外で活躍していた人は、外出もままならなくなりますので、もう何もできなくなってしまったと嘆くんですね。

だから、動けなくなったときにでもできる趣味を考えてみたらいかがですかという提案をすることがあります。私が診ていた患者さんに、川柳の好きな人がいたんです。その方のご自宅には週に一回訪問診療で行くんですが、そのたびに新しい川柳を作って待っていてくれました。それを見て私が素晴らしいですねというと、また次のとき、作って待っていてくれます。それでだんだん楽しくなってきて、次も楽しみにしてますねと言うと、笑顔でうなずいてくださるんです。
その患者さんの川柳をご披露したいと思います。

「ガンだとさ　これでボケずに　死ねそうだ」

たしかにそうですよね。がんは老化に伴う疾患でもありますので、先ほど言ったようにがんが治ったとしても、それから先の時間の中では認知症といった問題にも直面するので、人によってはこういう言い方もありかなということですよね。

「死ぬときも　いっしょ仲よく　しようガン」
「おいガンよ　俺が食わせて　いるんだぞ」
「本家より　分家がげんき　俺のガン」

こんなふうにして自分の変化していく状態を見つめていくわけですね。ある意味では窮地に陥っている状況なわけです。けれどもそうやって、こちらもほっとさせてくれる。しかしご本人自身も、その中で、自分の思いを伝えるということができているわけですね。

ただ悲しむのではなくて、どこかちょっと客観的に自分を見つめていくということは、病気との向き合い方という意味で、ひとつの生き方なんじゃないかなと思います。

「死の準備教育」や「生と死を考える会」で著名なアルフォンス・デーケン先生がよく言っています。「ユーモアとは心と心のふれあいから生まれる相手に対する思いやりである」と。

この川柳を読んでいると、患者さんが自分のことを読みながらも、私を思いやってくれているのかなあと思うんですね。先生、そんなに緊張しなくてもいいよって。自分は自分でちゃんと病気と向き合っているからね、というような気持ちを伝えてくださっているような気がしたんですね。

なので、つぎのデーケン先生の言葉は本当にそうだなと思います。

「ユーモアとは『にもかかわらず』笑うことである」ということですよね。

3　どんな状況でも人間らしく生きる力

レジリエンスという力

さて、今、川柳を作っている患者さんのお話をしましたが、人間の持っているこの力っていったい何なんでしょうか。その人間の本質を探求してみたいと思います。

ここで、「レジリエンス」という言葉が登場いたします。私は恥ずかしながらこのレジリエンスという言葉を昨年の二月ぐらいまで知らなかったんですけれども、昨年六月に第二二回日本緩和医療学会学術大会の合同シンポジウムというのが行われました。そのときに与えられたテーマが次のようなものでした。

「わが国におけるエンドオブライフ・ケアの現状と課題――最期まで患者のレジリエンスを支えるために」。

このときに、レジリエンスっていったい何なんだろうと思って調べたんですけれども、ご存じの方いらっしゃいますか。ほかの分野ではとてもよく使われている言葉なんですけれど、私ども緩和ケア領域ではあまり使われていなかった言葉でした。

次の文章は精神科の先生の本から引用したんですけれども、「精神医学における『レジリアンス』は『ストレス』と同様に元来、物理学の分野での使用法に準じる形で使用されたと言ってよく、さしあたり、病気に陥らせる困難な状況ひいては病気そのものを跳ね返す復元力、回復力と理解してよいだろう」（加藤敏『レジリアンス――現代精神医学の新しいパラダイム』金原出版、二〇〇九、p.10）と言っています。（フランス語ではレジリアンスをレジリアンスと表現する。）

つまり、病気のような状態になって、そのときに身体的な、精神的な意味も含めて、人はそれを跳ね返す力、復元力、回復力を持っているんだと。それをレジリアンスというんだというふうに言っています。

また、心理学者のセルジュ・ティスロンは、「レジリエンスとは、心理学領域では、トラウマ（外傷）を乗り越え、かつまた不都合な環境の中で自らを構築し続けていく能力」（セルジュ・ティスロン『レジリエンス――心の回復とは何か』安部又一郎訳、白水社、二〇一六、p.7）と言っています。

つまり、解決が難しいような状況の中においても、自らを構築し続けていく能力を人間は持っているんだということです。セルジュ・ティスロンはこんなふうにも言っています。

「レジリエンスは、人によって程度の違いがあっても、誰もが備えている力である。この力のおかげで、我々は環境の破たんや、それに帰結する内的な混乱と折り合いをつけることが可能となる。この力は事故や病気、喪失といった例外的な出来事の際に介在するだけではなく、思春期のクライシス、中年期や更年期、初老期といった人間の正常な発達段階でも働く」（前掲書『レジリエンス――心の回復とは何か』p.162）。

それぞれの危機的状況の中でもその危機的状況に向き合っていく力として、レジリエンスというものがあるということですね。

これは、先ほど紹介した川柳の患者さんの持っている力と共通しているのではないかと思うんです。自分のおかれている状況は変わらない、しかし、その状況の中でただ嘆いているだけではなくて、なんとか向き合おうとしている。ただ向き合うのではなく、その向き合い方として、先ほど紹介した「おいガンよ　俺が食わせて　いるんだぞ」といったかたちで向き合っているということですね。一人ひとりの人間の中にそういうものと向き合っていく力があって、その力をどう発揮すればいいのかということにつながっていくのかなという気がしています。

つまり、レジリエンスというのは苦しみと向き合って、苦しみから立ち直る力だと。こんなふうに言い換えることができるんじゃないかと思います。

スピリチュアリティとレジリエンス

私たちが活動しているホスピス緩和ケアの領域でよく出てくる言葉に、「スピリチュアルペイン」や「スピリチュアルケア」があります。

私にとって、これらのスピリチュアルペインとスピリチュアルケアという概念をどう理解するかは長年のテーマでした。そして最終的に私は、人にはスピリチュアリティがある、それがあるから、スピリチュアルペインというものが生じるのだと結論づけました。

そのプロセスを説明すると長くなるので結論だけお話ししますと、私はさまざまな文献的な考察と臨床の実際も踏まえて「スピリチュアリティとは、誰にも備わっている、どのような状況でも、自己のあり様を肯定し、人間らしく生きようとする、人間の本質的な特性である。ただし、そのためには、真に拠り所となる他者が必要である」と定義してみました。つまり、スピリチュアリティは、苦しみに向き合い、危機的状況の中でも自己を回復する力だということです。ただし、そのためには真に拠り所となる他者が必要になります。ですからスピリチュアルペインは、真に拠り所となる他者の不在によって、スピリチュアリティが適切に働くことができない結果として生じるということになります。

たったひとりでは、苦しい現実に向き合うことは大変だと思います。けれども、その現実を一緒に向き合ってくれる人がいると、その力が引き出されていくのだということです。

たとえば川柳を作った人も、もし、誰もその川柳に見向きもしなかったら、おそらく虚しくなって作るのをやめてしまったかもしれません。しかしその川柳を心から喜ぶ人がいて、そして来週また会うときに、ぜひ作っておいてくださいという約束事も、その人の日々を支えていたのではないかと思うわけですね。そういうベースにある力がスピリチュアリティなのだと思います。

私は、先ほど、レジリエンスというのは苦しみと向き合って、苦しみから立ち直る力だとお話ししましたが、これって、今お話しした、スピリチュアリティは、苦しみに向き合い、危機的状況の中でも自己を回復する力なのだ、ということと同じだと思いませんか。

ところで、スピリチュアリティを図示してみたいと思います。

▼四つの苦痛

二〇〇二年、ＷＨＯは「緩和ケアとは、生命を脅かす疾患による問題に直面している患者とその家族に対して、疾患の早期より、痛み、身体的問題、心理・社会的問題、スピリチュアルな問題に関して、きちんとした評価を行い、それらが障害とならないように、予防したり、対処したりすることで、ＱＯＬを改善するための、アプローチである」と定義しています。

つまり、死に直面するような疾患の場合に、患者さんは「身体的、心理的、社会的、そしてスピリチュアルな四つの問題に直面する」ということです。

それらの問題が解決できなければ、患者さんは、「身体的苦痛、心理的苦痛、社会的苦痛、そしてスピリチュアルな苦痛（スピリチュアルペイン）に直面する」ことになります。

そして、そのような困難な状況においても患者さんのＱＯＬを高めるためには、それら四つの苦痛の状況を適切に評価し、対処することが大切であると言っているわけですね。

▼四つの苦痛のみなもと

まず、人には身体があるから身体的苦痛が生じます。また社会があるから社会的苦痛が、そして、心理があるから心理的苦痛が生じるのですね。

とすれば、先述しましたように、人にはスピリチュアリティがあるからスピリチュアルペインが生じるのである、と考えることができるわけです。

以上を踏まえて、人間の存在を構成する要素を図示すると図3のようになりますね。

▼スピリチュアリティの位置

図3で人間の存在を構成する四つの要素を、円を四分割する形で図示しましたが、スピリチュアリティの位置をもっと具体的に示してみたいと思います。

村田久行先生は「通常、人間の身体的次元、心理的次元、社会的次元が、日常世界の『私』を表している。我々の日常生活では、自己の存在の意味を問い、人間を超えたものに問いかける人間のスピリチュアルな次元は覆い隠されている」（「臨床に活かすスピリチュアルケアの実際2」ターミナルケア13、二〇〇三、p.421）と言ってい

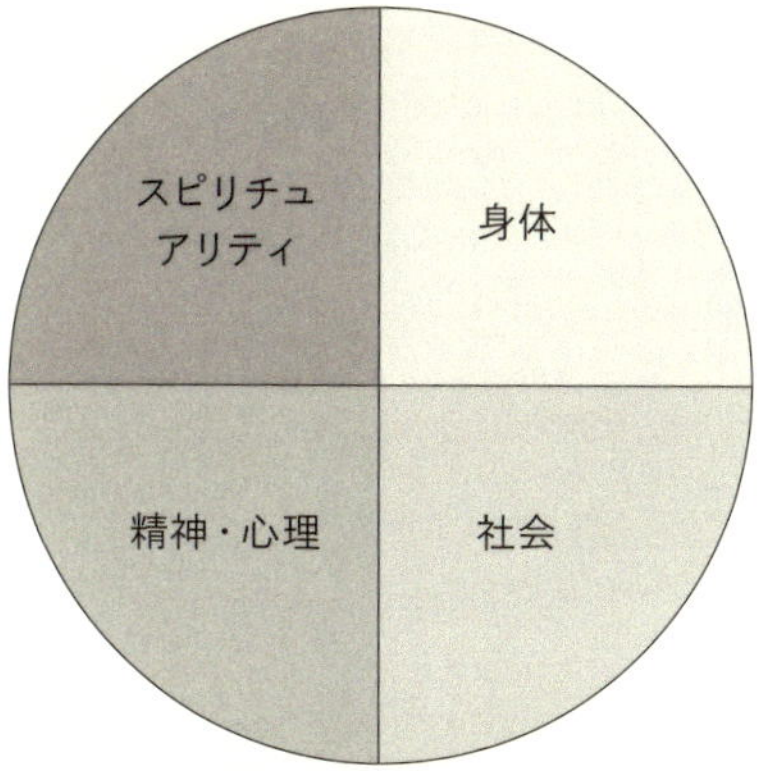

図3　人間の存在を構成する４つの要素

ます。

村田先生は、スピリチュアリティの定義をしていないのですが、私は、村田先生の仰っている「スピリチュアルな次元」とは「スピリチュアリティ」そのもののことではないだろうかと思っています。

「自己の存在の意味を問い、人間を超えたものに問いかける」という部分は「真に拠り所となる他者を求め、その他者との関係性を通して、どのような状況でも、自己の在り様を肯定しようとするスピリチュアリティの特性」を表していると思われるからです。

もっとも、ここで注目したいことは、村田先生は「スピリチュアルな次元」（すなわち、筆者の定義による「スピリチュアリティ」）は、日常生活では覆い隠されている、と言っているということです。

また、藤井美和先生は「スピリチュアリティは、人間存在に意味を与える根源的領域であり、同時に、人がその意味を見出していくために希求する自己、他者、人間を超えるものとの関係性、またその機能と経験」（『死生学とＱＯＬ』、関西学院大学出版会、二〇一五、p.58）と述べていますが、これもまた「真に拠り所となる他者を求め、その他者との関係性を通して、どのような状況でも、自己の在り様を肯定しようとするスピリチュアリティの特性」そのものであることがわかると思います。

しかしながら、ここでの注目も、藤井先生が「スピリチュアリティは人間存在に意味を与える根源的領域」と言っていることです。

村田先生は「スピリチュアルな次元は我々の日常生活では覆い隠されている」と仰り、藤井先生は「スピリチュアリティは人間存在に意味を与える根源的領域」と仰っています。

このお二人の定義をもとにして、あらためて、人間存在の四つの要素を図示すれば、図4のようになりますね。

この図は、スピリチュアリティが、人間存在の要素である身体、社会、心理を表す三つの円が重なる中央、すなわち、人間存在の根源的領域にあり、また、日常生活から覆い隠された位置にあることを示しています。

つまり、スピリチュアリティは、人間存在の中核にあって、どんな状況でも人間らしく生きようとすることを肯定しようと働いているわけです。図5のように、日常生活ではさまざまな身体的、社会的、心理的問題が起こり得ますが、その問題の程度が危機的でなければ、たいていは時間と共に解決していくものです。それでも、スピリチュアリティは絶えずバックボーンになって、その人を根源から支えているのです。

しかしながら、たとえば終末期がん患者さんのように、身体的にも、心理的にも、社会的にも危機が深くなっていくと、当然のこと

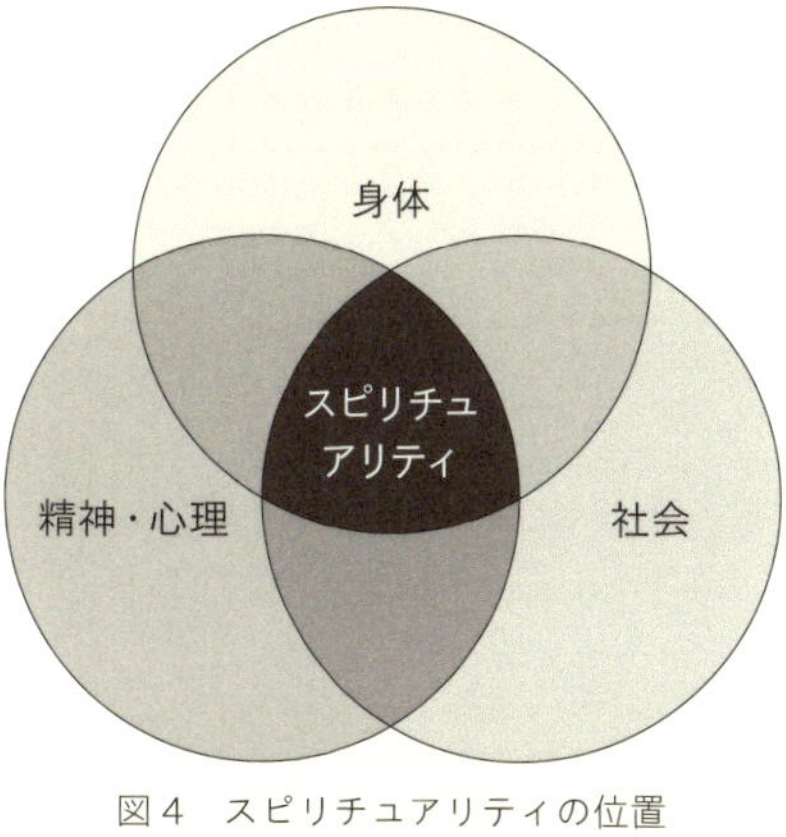

図4　スピリチュアリティの位置

ながら、そんなバックボーンであるスピリチュアリティまで傷は及びますが、スピリチュアリティは、危機が深ければ深いほどより強く、自己のあり様を肯定しようと働きだすわけです（図6）。しかし、スピリチュアリティが適切に働くためには、真に拠り所となる他者が必要であることは、先ほど来お話ししている通りです。そして、真に拠り所となる他者が存在しなければ、スピリチュアリティは適切に働けないので、スピリチュアルペインが生じてしまうということになります。

そのような状況にいる方はとても辛い思いをしている。けれども、真に拠り所となる他者がい

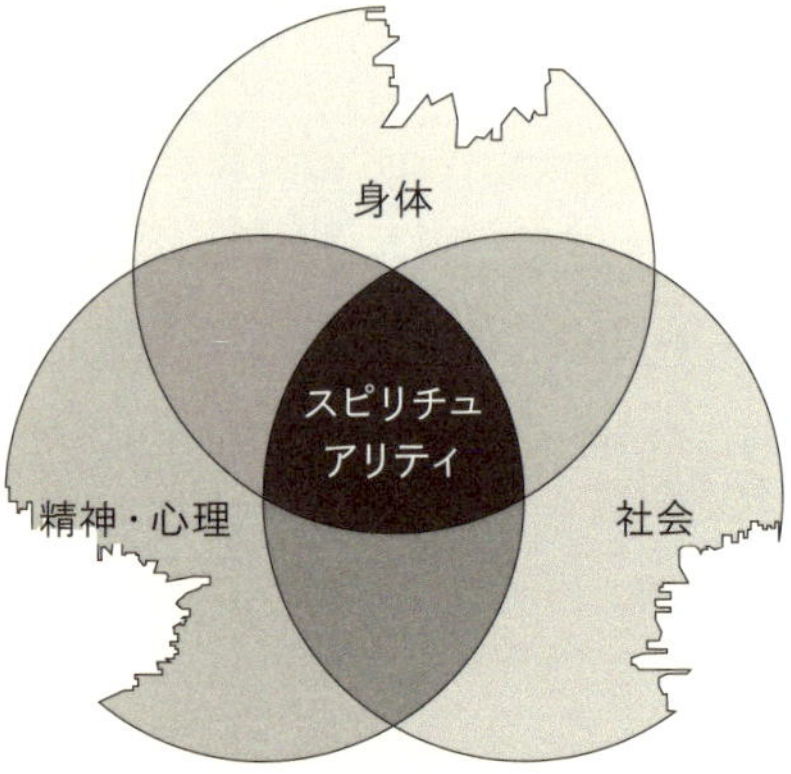

図５　スピリチュアリティが十分力を発揮しなくともよいとき

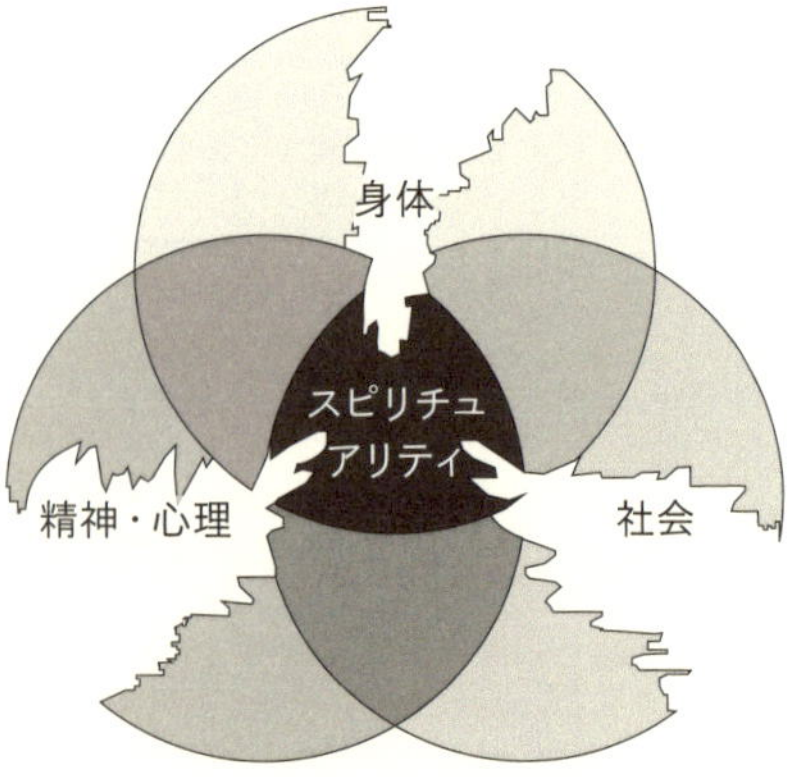

図６　スピリチュアリティがより強く、その力を発揮するとき

れば、すなわち、その状況に共感して一緒に生きてくれる人がいれば、スピリチュアリティは働くんです。

どんな状況だって人は人間らしく生きられるんだというのは、そういう力をみんな持っているからなんです。ただ、持っていても、ひとりだけではとてもその状況に向き合うことはできませんから、まさにケアが必要だということになります。


ところで、レジリエンスという言葉は、調べてみると先述したこと以外にいろいろな人が、いろいろなことを言っています。たとえばレジリエンスといった考え方は大きな災害や事件、事故が起こったときに、社会が全体として、そのトラウマをどうやって乗り越えていくのかというときにも、役に立つとか、あるいは、レジリエンスは、人間に生来的に備わった力ですから、その力を育て上げていくためのノウハウ本などもあります。デーケン先生の「死の準備教育」もレジリエンスを強化するという考え方になると思います。

たしかになんでもないときに、そうなった場合に備えることを思考していく、いろいろな可能性を考えていくことによって、同じ場面に直面したときに、まったくの無防備の状態のときよりは、対処しやすくなるという意味においては、個人としても、社会としても、同じことですね。つまり、個々人のレジリエンスが集約されれば、それは社会としてのレジリエンスになるという見方もできることになります。

レジリエンスとスピリチュアリティを比べてみますと、この二つは、表現形態や、使われ方が異なっているように見えますが、私は、実は同じなんだと思います。そして、文献的考察を踏まえると、スピリチュアリティの表層部分をレジリエンスと呼んでいるように思います。私の今後の課題としてスピリチュアリティとレジリエンスとの関係を、さらに探求していきたいなと思っております。

一人ひとりが主役

さて、二〇一八年のこの初頭にあたりまして、私は二〇二五年問題というのは社会の問題というだけではなくて、個々人の問題なんだということをお話しいたしました。

そして、その中で提案される医療情報だけが正解とは限らないこと、しかし様々な現実がわからなければ選択も判断も困難です。医療にはメリットとデメリットがありますが、それらをよく理解したうえでボロボロになるまで闘いたいという方もいるかもしれません。

最近お会いした若い患者さんは、お子さんが小さかった。だから、どんなに苦しくたって、その効果の有無によらずに、できる限り抗がん剤を使いたいと言ってがんばっている人もいました。

もうやめたほうがいいのではないかとこちらがふと思ったとしても、そう生きることが、その人にとって意味があるわけですから、そうするとそれはもう医療的な判断ではなくなってくるんですね。そのような場合にはその人が、自分の現実を知ったうえで選んだ生き方として応援したいと思います。

ただ、その医療が持つメリット・デメリットの現実を知らないままに、医療に翻弄されている人たちもいます。そうだとすると、そろそろ医療から解放されたほうがいいかなということだってあるわけです。そういう問題にもわれわれは目を向けなければならないんじゃないか、ということですよね。そうやって個別の問題として見ていかない限りは、二〇二五年問題というのは他人事になってしまいます。

それと同時に、先ほどレジリエンスとスピリチュアリティについて触れましたが、われわれ人間にはどんな状況になったとしても、必ずその状況にある自分のことを肯定しようとする力があるはずなんです。それがなかったら人類は存続していないはずです。死ぬ人がみんな絶望の中で死んでしまったら、人類が存続する意味はないですよね。

たとえば、川柳を作ってくれた方を紹介しました。あの方から、たとえば、自分が同じような場面に直面しても、その場面と折り合いをつけながら生きることが可能なんだということを学ぶわけです。そしてあの方が、そのような自分の在り様を生きることができたというのは、その人に関わる人がいたからですよね。

そういう意味においても、われわれが今目指して取り組んでいるホスピスケアを基盤にした社会というのは、十分に意味のある社会だと思います。

地域包括ケアシステムというのは今までお話ししたように、これから起こる社会問題に対して国を挙げて取り組む仕組みです。慢性疾患、認知症、障害高齢者、老衰が主な対象ですけれども、それに対し医療、介護、福祉が連携していくということです。在宅医療は不可欠です。しかしながら在宅の中核はかかりつけの先生です。外来診療を主とするその先生が二四時間対応することはなかなか難しいのではないかなと思っています。現状の地域包括ケアシステムが二四時間対応を必要とする専門的在宅緩和ケアを担えるのかという懸念があります。

それで、二ノ坂先生たちのところもそうだと思いますし、豊橋もそうだと思うんですけれど、私は地域の中に在宅緩和ケアを支えるようなセンターが必要なんじゃないかなと思っています（図7）。

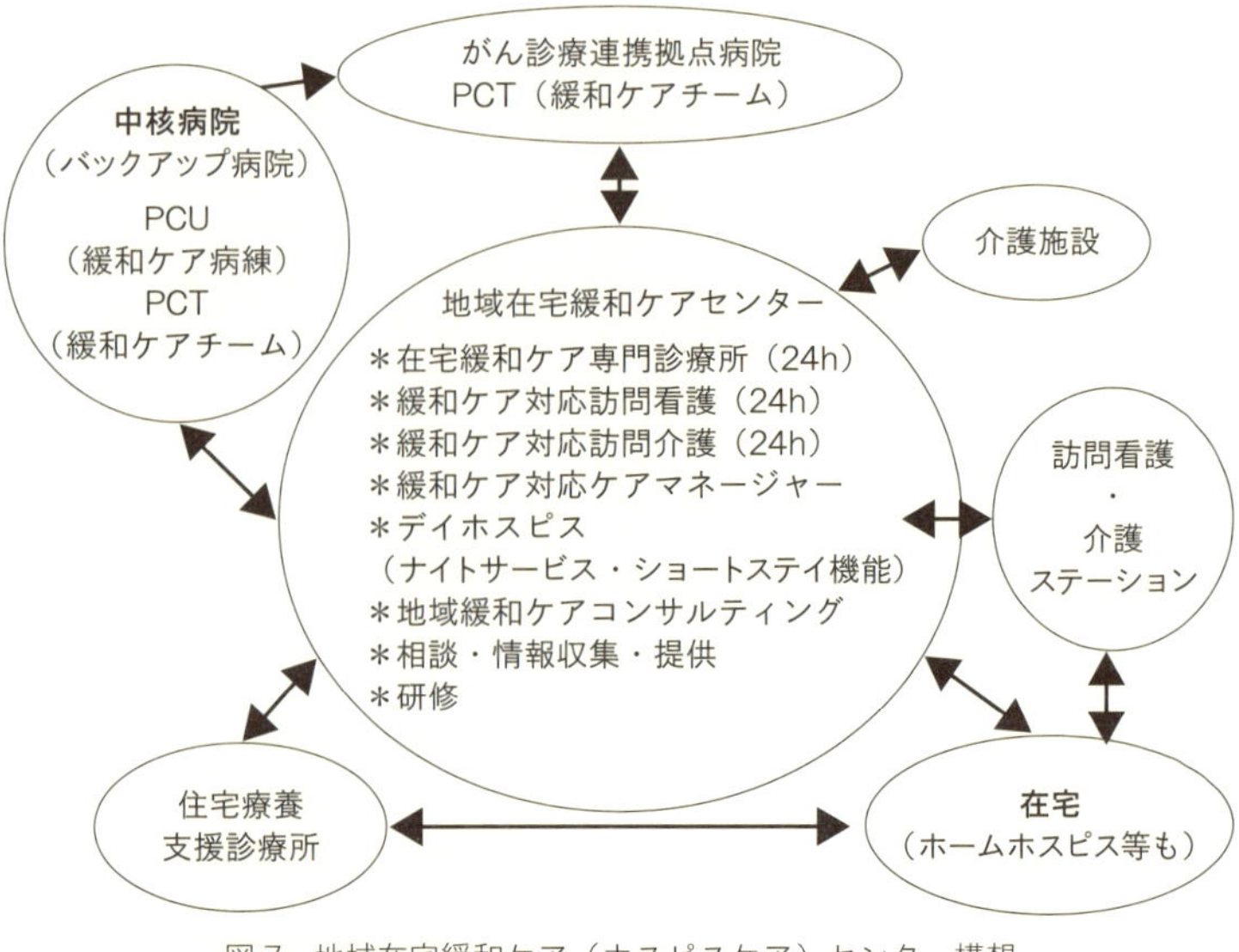

図7　地域在宅緩和ケア（ホスピスケア）センター構想

そこには専門性の高い人たちがいる。そして同時に地域にも出て行きますけれども、地域の各医療機関や、在宅や、そういうところとつながりを持っていく。研修を行う施設の役割も担いますし、さまざまな相談、情報提供もします。ボランティアさんたちとの連携もとります。そんなふうなセンターができたらいいなと思っていますので、今後はこれを目指していきたいなと思っています。以上です。

Ⅱ　逝く人に学ぶ
——在宅ホスピスの現場から世界へ

二ノ坂保喜

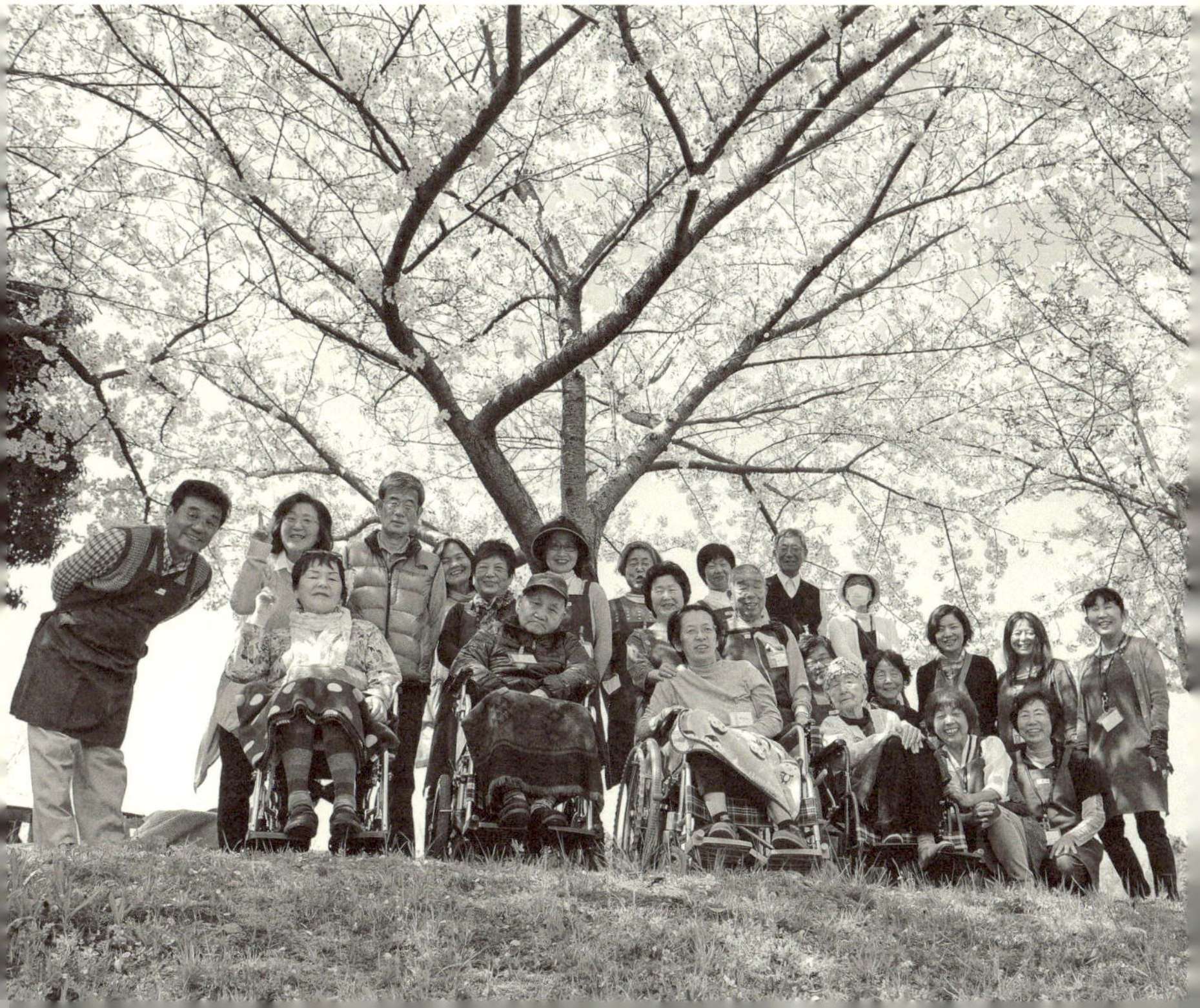

1　逝く人の現場から見えてくること

今日は「逝く人に学ぶ」というテーマで、私が在宅でやっていること、考えてきたことを中心に話します。現場の話はもうたくさん聞いていると思いますが、もう少し広い視野から話してみたいと思います。今日はバングラデシュとかインドのケララの話なども出てきます。

在宅ケアチームのつながりが発揮できたケース

『逝くひとに学ぶ』（木星舎、二〇一七）という本を、一年ほど前に出しました。私たちが経験した患者さんからこういう学びを得たということを、四〇例ほど、書いています。

私たちのクリニックでは、毎週一回、水曜日にカンファレンスをやって、在宅で看取った患者さんたちから自分たちがどういうことを学んだかということを振り返ります。そのときには、もちろん私たちのカルテや看護記録をもとにしてやっていくんですが、同時に、必ず遺族の話を聞くということにしています。それから、一緒に関わった、ケアマネージャーや訪問看護師、ボランティア、そういう人たちの振り返りの意見もつけるようにしています。

そうやって多方面から振り返ってみると、自分たちだけでは見えなかったものがすごく見えてきます。そういったカンファレンスを週一回やるようにしています。その記録をもとに、本を作りました。

今日はその中で、最近経験した方のケースをお話しします。

昨年の暮れ、一二月三〇日に九一才で亡くなった方です。六年前、八五歳のときに膵がんが見つかりました。当時熊本に住んでいたのですが、高齢でリスクが大きいので手術はしないということになったそうです。福岡に息子さん夫婦がいて、息子さんを頼って相談に来て、九州大学病院にかかったところ、九大では高齢ではあるけれども、ＰＳ（パフォーマンス・ステータスPerformance Status）、身体や日常生活状況は良好ですので、十分手術に耐えうると判断されて、手術を行いました。これは、結果的には非常に正解だった。その後五年間、元気な状態で過ごしました。

五年後に再発したとき、最期の時期を息子さんのいる福岡で一緒に過ごしたいということで、横浜の娘さんが在宅医をさがして、当院へメールで相談があり、クリニックに通い始めました。一年ほどはわりと調子がよく、再発を抱えながらも穏やかに暮らしていました。九大病院で手術をしたので、九大病院にも通いながら経過をみておりました。

一年ほど経って、昨年の八月ごろ、黄疸が出てきました。九大病院にお願いして、ステント、つまり胆管に管を通すことができるか相談しましたら、やってくれてそれがうまくいきました。

この胆管のドレナージというのは身体の負担は少なくて効果が大きい方法で、在宅の患者さんでもよく行うことがあります。ただし胆管炎を起こしやすく、熱はボンと出ます。でも、抗生剤によって在宅でもほとんどの場合、対応が可能です。たまにドレナージチューブが詰まった場合には、病院にお願いしてチューブを入れ替えるというようなことができます。在宅にいて、熱を出して病院で管を入れ替えて、また戻ってくるということを何度か繰り返した方もいます。この方の場合、チューブを体の外に出したままの状態でしたが、最後までドレナージが有効で、ときどきチューブを生食水で洗うんですけれども、非常に流れもよく、いい状態でした。

最初に手術してくれた九大病院への信頼、それから私のところにも定期的に通ってくる、そして、デイホスピスなどに参加することで、外来の看護師や、ボランティアともつながりができて、当院に対しても非常に信頼してくれる状態でつながっていました。

私のところは外来と在宅をやっていますので、通院できるときは外来で、在宅が必要なときは定期的な訪問と緊急の往診で対応するようにしています。近頃はそういうかたちで、外来と在宅を併用しながらやっていく方も増えてきています。

このケースはクリニックの在宅医と外来・在宅看護師、それから訪問看護師、ケアマネージャー、またボランティアも含めた、在宅ホスピスケアチームのつながり、働きが有効に働いたケースだったと思います。九大病院も、在宅ケアを支えるという病院の大切な役割を担ってくれました。

写真1はデイホスピスの様子なんですけれども、わりと元気なうちからこういうのに参加していただきました。囲碁や将棋が好きな方だったので、将棋仲間ができたようです。

写真2は亡くなる三日前の写真です。これから数日後に亡くなるとは、私たちもご家族も思っていませんでした。けれども本人は、一二月三〇日に自分は逝くからということを言っていたそうなんです。「お迎え現象」というのを東北の故・岡部健先生が言っていましたが、これはよくあることです。みなさんも、もしそういうことをご本人が言われたときには耳を傾けていただきたい。看取った経験のある方に聞きますと、このお迎え現象が思っている以上にみられます。僕もびっくりするぐらいの割合で、そういうことがあることを聞いてきました。この方も、兄弟が六人ぐらいいるんですが、亡くなる少し前から、亡くなった兄弟が出てきた、迎えに来たということを言っていました。

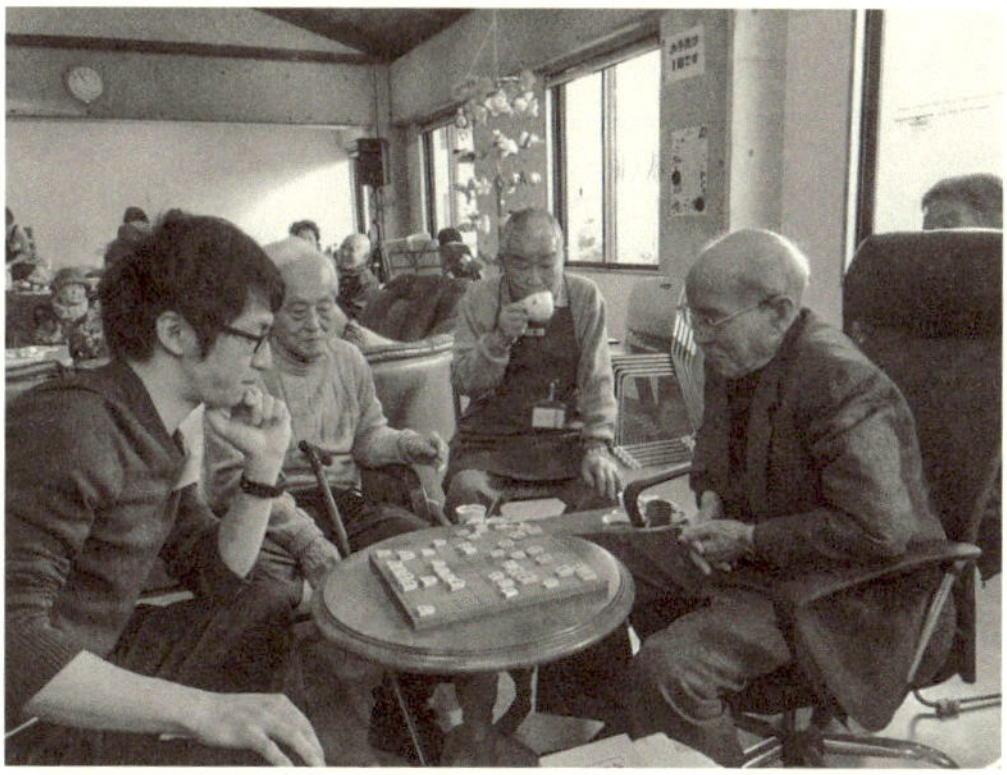

写真1　デイホスピスでの将棋。眼鏡をかけた若い男性は、義理の父を在宅で看た経験から将棋相手としてボランティアで参加している。酸素吸入器をつけながらボランティアとして参加してくれる方もいる。

バングラデシュとの関わりをとおして

図1はクリニックと地域とのいろいろな関わりのある活動を表したものです。

地域との関わりの一環として、「バングラデシュと手をつなぐ会」の活動に参加しています。私自身が会の一員として、一九八九年から、ほぼ毎年バングラデシュに通っています。

現地のNGOと協力して小学校をつくり、病院をつくりました。そして県内に一校も看護学校がなかったので、五年前からこの地方に看護学校をつくろうということで、プロジェクトを始めました。

建物が三階まで完成して、一応授業ができる状態になったので、厚生省の認可を受けて昨年（二〇一七）の二月に開校しました。

ところが二〇一五年と二〇一六年に、テロ事件がありました。二〇一六年にはダッカで日本人七人を含む二〇人が殺されました。そういうこともあって、二年間バングラデシュに行けなかったんです。

昨年ようやく一〇月末から一一月にかけて行ってきました。現地の方はとても喜んでくれました。写真3は、そのときの写真です。

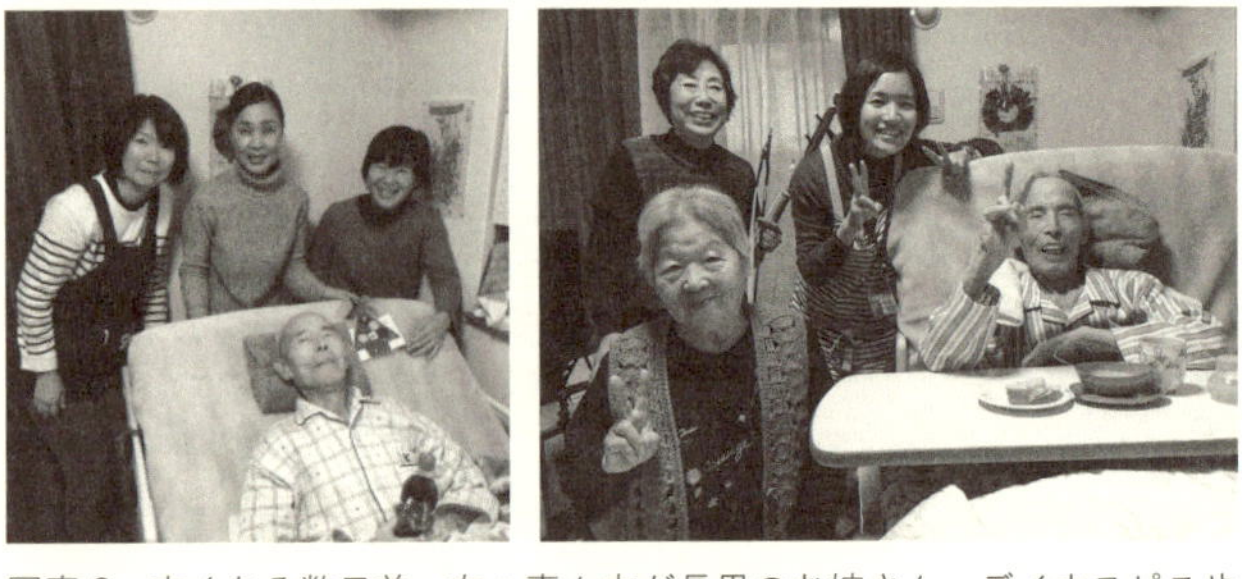

写真２　亡くなる数日前。左：真ん中が長男のお嫁さん。デイホスピスや外来通院のときには同行してとても丁寧に世話をしてくれた。両隣はにのさかクリニックの外来看護師。右：左前が患者さんの奥さん。後ろにソーシャルワーカーと二胡を弾くボランティア。

私たちの目的はまず、看護学校開校のお祝いです。開校式典でハトと風船を飛ばしました。

それから、交流会では、歌ったり踊ったりして歓迎してくれました。私たちも日本の在宅の現状といったことを講演で話しました。

写真4が、看護学校の建物です。三階までできていて、四階・五階は屋根までできていました。私たちが行ったころに壁を作り始めていたので、たぶん今は内装に入っていると思います。そういう状態です。

建物の一階には三〇〇人ぐらい収容可能な大きなホールがあります（写真5）。看護学校のもとになるションダニ学校という、ＮＧＯがつくって運営している、とても優れたいわばエリート育成校みたいな学校があります。やっぱり国全体の発展のためには教育の普及と同時にレベルの高い国のリーダーを育成する教育との両方が必要ということです。そこの高校生との交流会をこのホールでやりました。

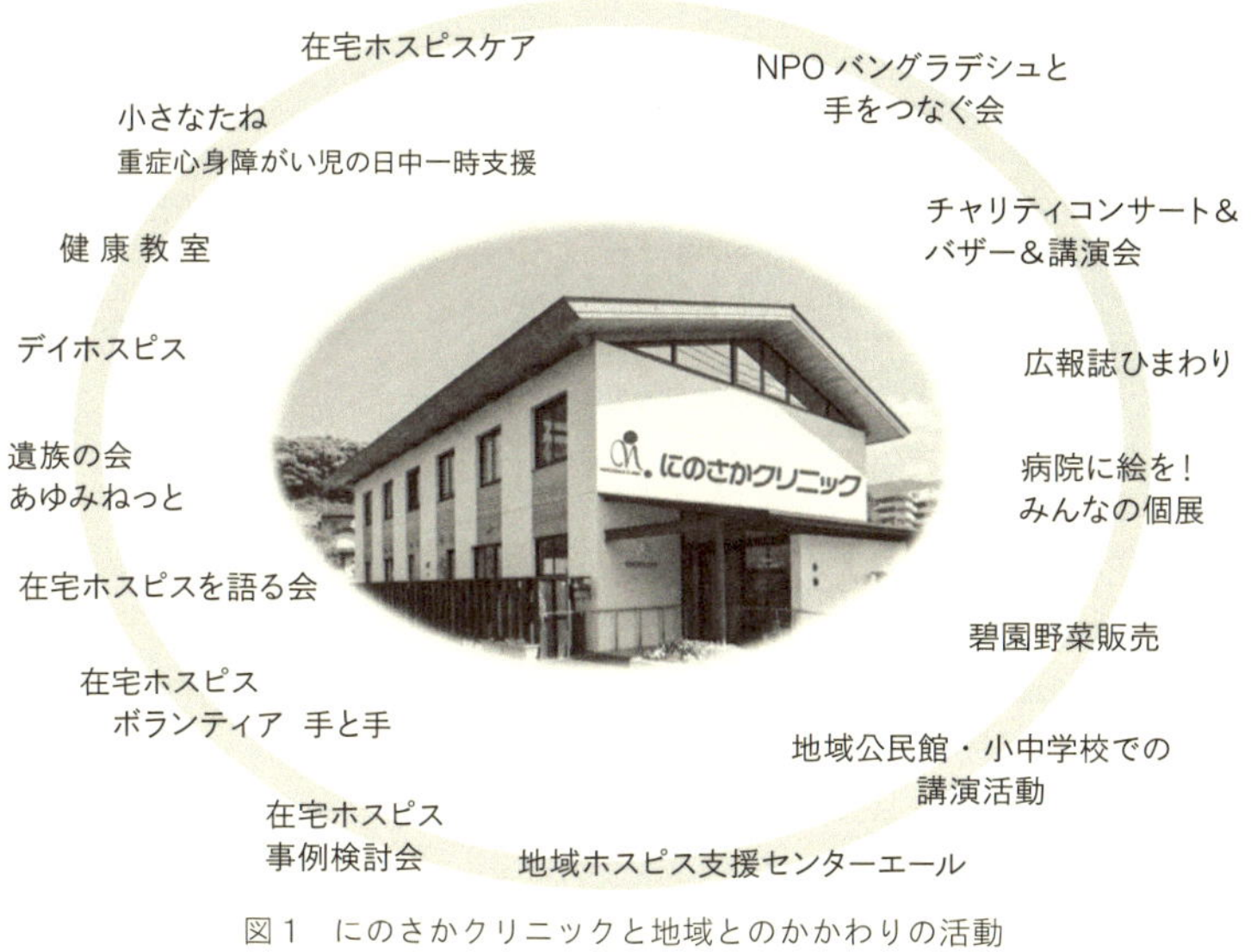
在宅ホスピスケア
NPO バングラデシュと
手をつなぐ会
小さなたね
重症心身障がい児の日中一時支援
チャリティコンサート&
バザー&講演会
健 康 教 室
デイホスピス
広報誌ひまわり
遺族の会
あゆみねっと
にのさかクリニック
病院に絵を！
みんなの個展
在宅ホスピスを語る会
碧園野菜販売
在宅ホスピス
ボランティア　手と手
地域公民館・小中学校での
講演活動
在宅ホスピス
事例検討会
地域ホスピス支援センターエール

図１　にのさかクリニックと地域とのかかわりの活動

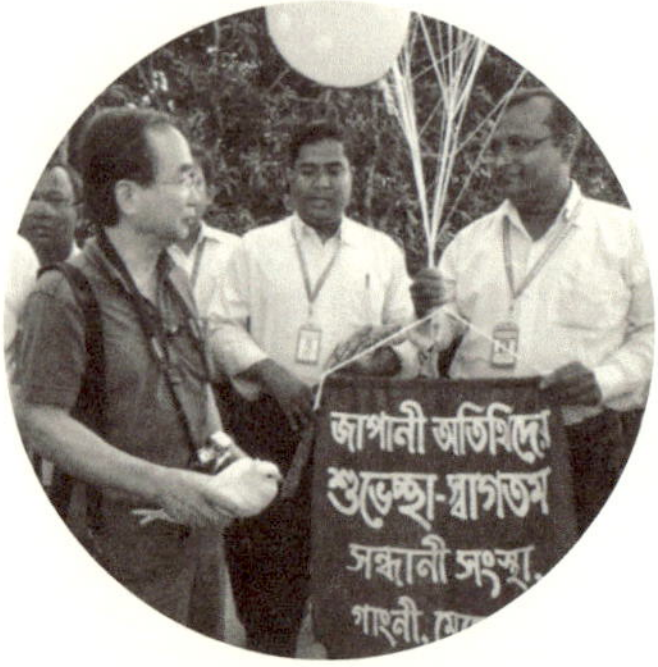

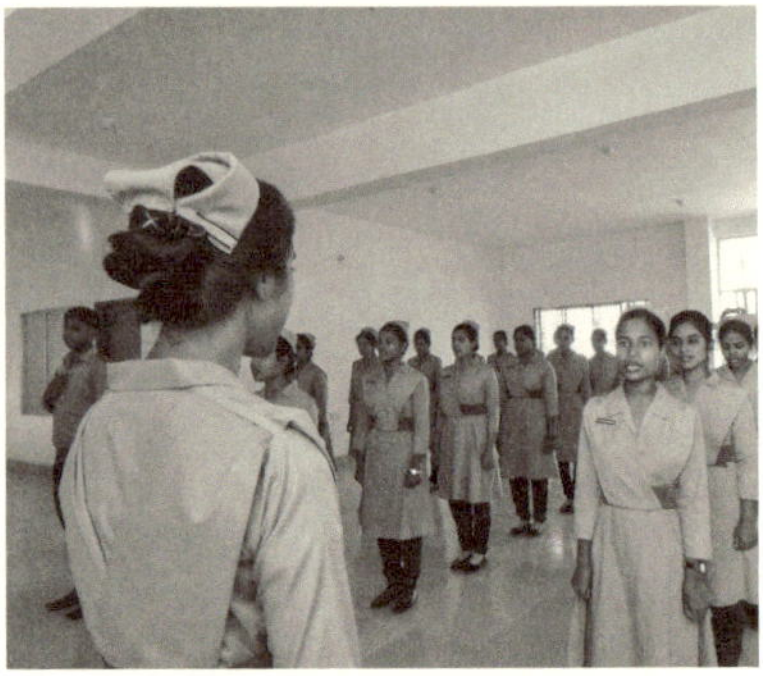

写真３　2017年のバングラデシュ現地訪問。左：開校式典でハトと風船を飛ばす。右：看護学生の朝礼の様子。

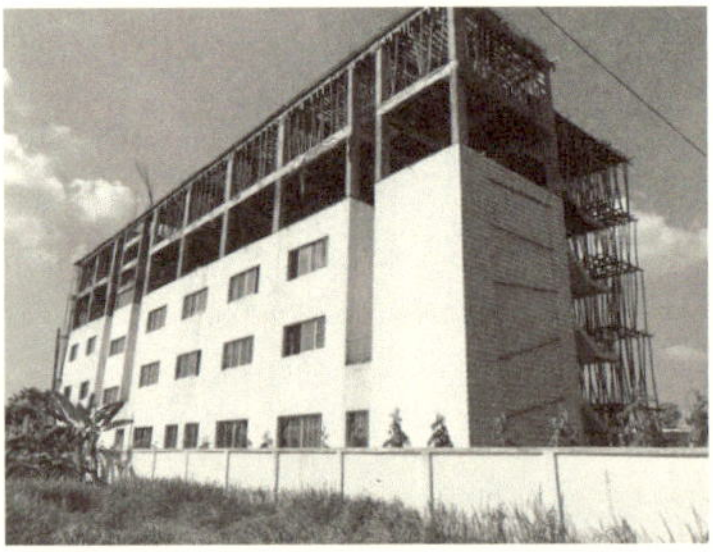
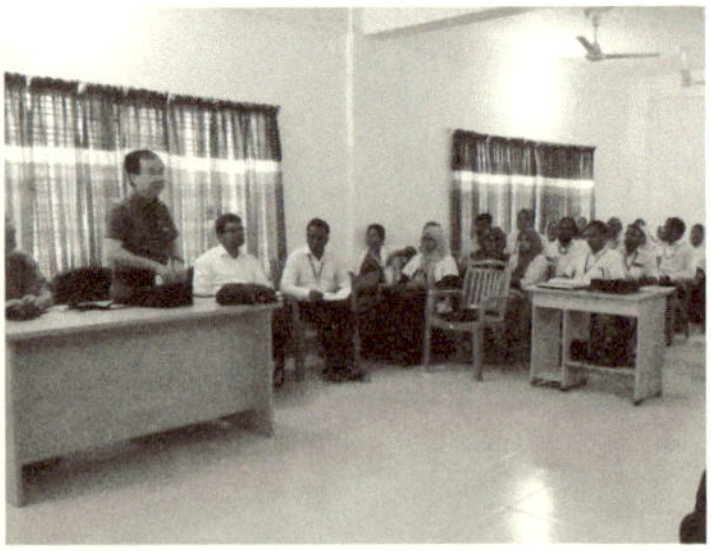

写真４　左：看護学校の建物。右：私たちの講演の様子

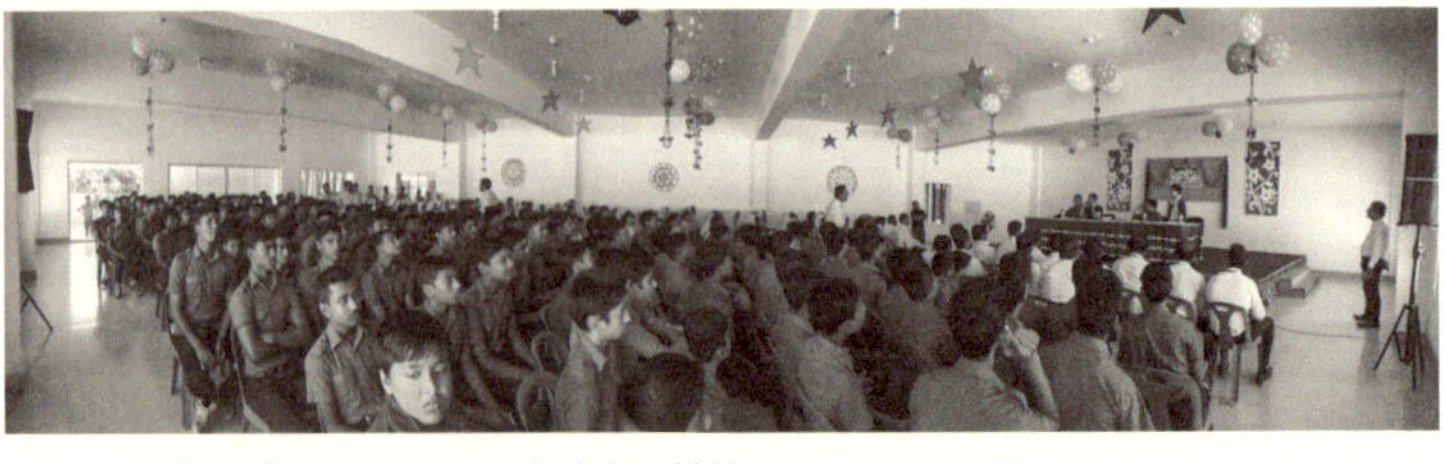

写真５　学校一階のホールでの交流会の様子

交流会では、生徒たちからいろいろなおもしろい質問が出ます。昨年は、「北朝鮮が大変な状況だけれども日本はどうするんだ」といった質問がありました。またその以前には、「日本はアメリカから原爆を落とされて戦争に負けたのに、なぜ今尻尾をふってるんだ」って高校生が言うんです。みなさんだったらなんて答えますか？　向こうの高校生は日本をそういう目で見てるんです。日本の歴史もよく知っています。

貧しい人々にホスピスケアを

農村部では緩和ケアはもちろん、医療そのものの普及が不足しています。医療資源が乏しく、医療保険もなく、住民は貧しい。がんの診断、治療は田舎ではまず不可能です。まして治療不可能となった状態での緩和ケアを、住民が受けるのは極めて困難です。

前回二〇一四年の訪問のときは、ダッカの医科大学の緩和ケアセンターを訪問しました。今回は、ehospice（http://www.ehospice.com）というウェブサイトで見つけた在宅ホスピス医、シャヒヌル・カビルさんに会うことがひとつの目的でした（写真6）。

日本では、国民健康保険がありますから、ホスピスの費用は保険でカ

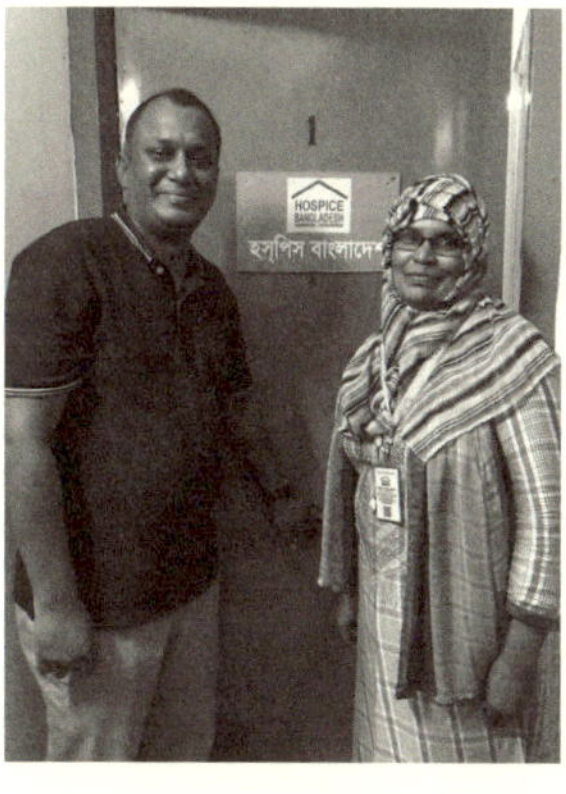

写真6　ダッカで在宅ホスピスを提供する民間団体「ホスピス・バングラデシュ」のカビル医師（左）

バーできます。もちろん自己負担もありますが、一割から三割ぐらいのものですね。一部の負担だけで、残りの七割から九割は、保険でカバーされているということです。

バングラデシュには国民健康保険はありません。保険がないということは、自分で一〇割払わないといけない。おまけにバングラデシュは貧しいんです。国民のほとんどが貧しい。お金持ちはシンガポールとか、バンコクとか、そういうところにも行けます。だけど大部分の人たち、特に農村や地方の人たちは、そういうことがまったくできません。

この「ホスピス・バングラデシュ」は、お金持ちにももちろんサービスを提供しますが、そういった貧しい人たちにホスピスケアを提供しようというのが趣旨です。彼らがやっているのは在宅ホスピスで、たくさんの人たちにホスピスケアを届けています。

常勤の医者は、カビルさんと奥さん、ほかの二人の計四人です。そしてその他に手伝ってくれるドクターを登録しておいて、必要なときには登録している近くのドクターに頼んで行ってもらう。有料なのかボランティアなのかわかりませんが、おそらくボランティアでしょうね。そういうかたちでやっています。その他にナースが何人かいます。それからケアワーカーと、ホスピスケアワーカーのようなボランティアですね。それを育成して、自分のところで研修を受けさせて提供するといったことをやっています。

彼は、イギリスのセント・クリストファー・ホスピスといったところに学びに行ったり、カナダの国際学会で自分たちの活動を発表したり、そういうことをかなり熱心にやっています。

それから、「ホスピス緩和ケアデー」ってご存じですか。佐藤先生のところでもやられたみたいですけれども、毎年一〇月の第二土曜日にあるんですね。カビル医師はこのホスピス緩和ケアデーに、ダッカ市内を自転車でパレードしたりといったいろいろなイベントをやっていました。

バングラデシュの首都ダッカは大都会です。人口一二〇〇万人とも言われています。ダッカには大きな立派な病院が次々に建設されています。お金持ち相手のものです。けれども、そこのスタッフの技術レベルが十分伴っていないので、日本のＮＧＯの「Future Code」（認定ＮＰＯ法人 FutureCode、ＮＧＯ FutureCode）から、看護師が現地に行って、現地の看護師や看護助手たちに教育、研修をやっています（写真７）。

特に助手の人たちは識字率も低く、基本的な教育を受けていないので、繰り返し、繰り返しやっていかないといけない。かなり苦労していますが、こつこつとやっています。

山形ダッカ友好病院という、バングラデシュのドクターが日本の山形大学に研修に行き、帰ってきてつくった病院があります（一九九七年開院）（写真８）。

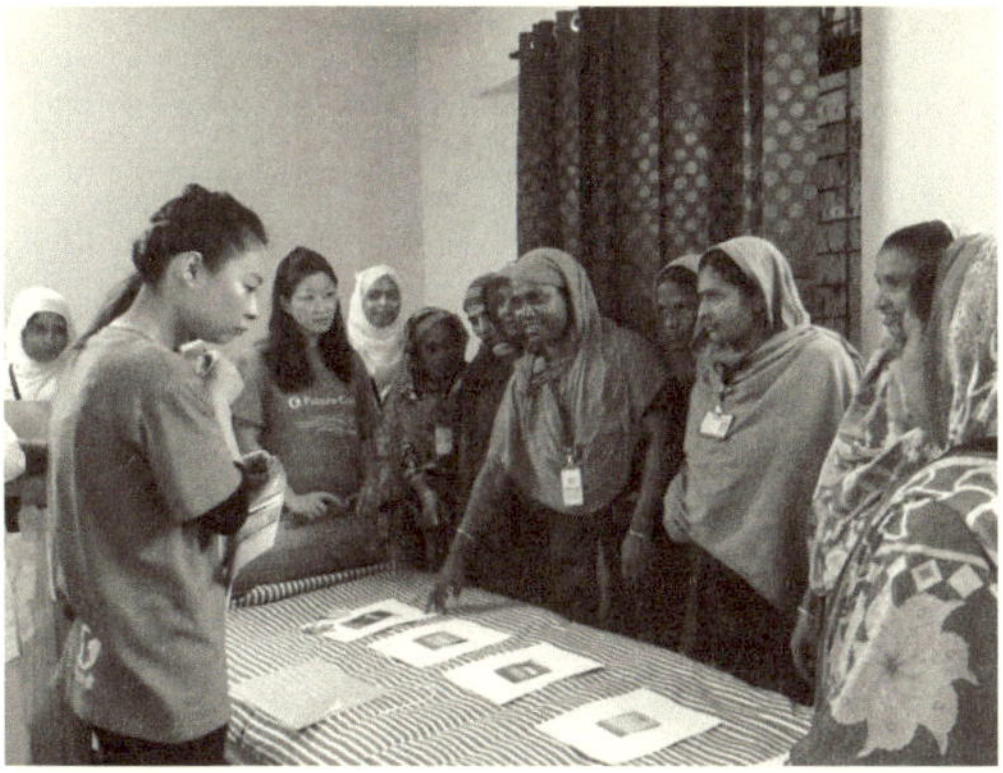

写真７　日本の NGO「Future Code」による看護助手の研修

ダッカの住民はもちろん、ダッカに住む日本人も受け入れています。古くなってきたので、市内の別の土地に新しい病院を建設中です。完成予定は過ぎているのですが、まだまだオープンできずにいます。バングラデシュらしいと言えばらしいですが。

写真8右の真ん中で私と並んで写っているのが、ラーマン先生という院長です。今でも毎年日本の山形に行って、講演や現状報告をしたり、同時に自分がまた修行をして、バングラデシュに戻ってくる。ほかの先生たちも日本に派遣するといった活動も行っているようです。

非常に駆け足ですけれども、こんな感じでバングラデシュの現状を見てきました。

ケララから学ぶこと

ここから今度はインドのケララの話になります。インドのケララと私たちと共有できる部分というのを考えながらスライドを選びました。

このスライドは、昨年（二〇一七）の二月に福岡県久留米市で開催された「日本ホスピス・在宅ケア研究会」の全国大会のときのもので

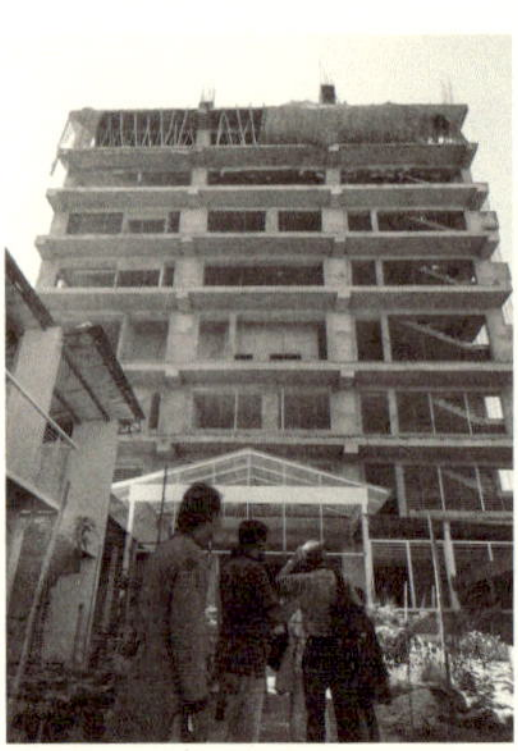

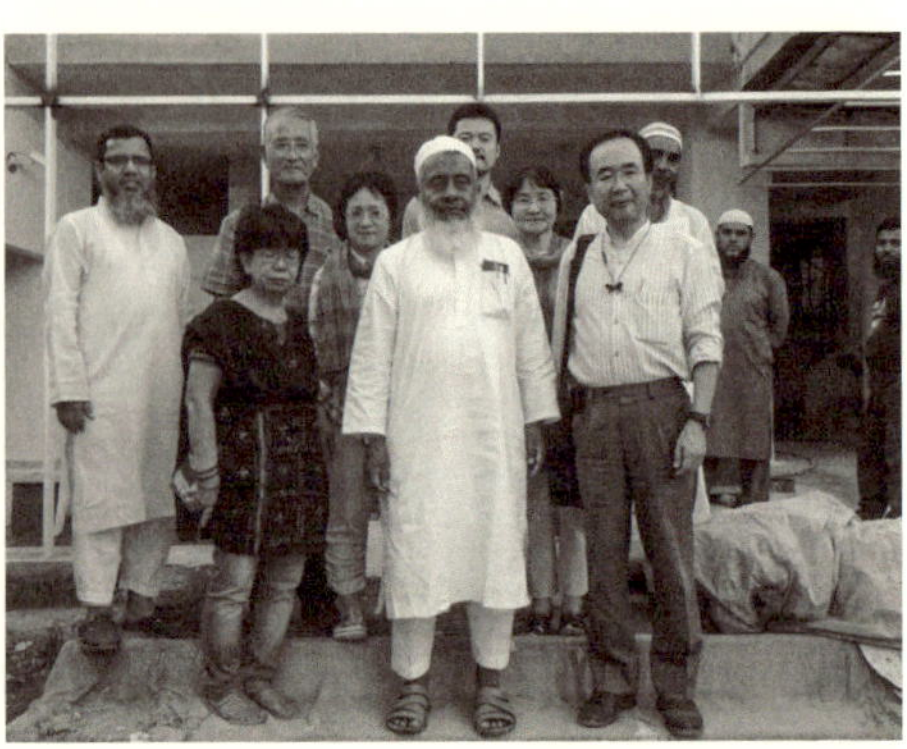

写真８　新病棟建設中の山形ダッカ友好病院

す（図2〜6）。特別講演でインドのケララからスレッシュ・クマールさんというドクターに来ていただいて話をしていただきました。そのスライドを私が日本語訳したものです。

みなさんよくご存じの通りで、緩和ケアは、治癒不可能な疾患を持つ患者の問題に取り組む試みである。進行した疾患を持つ患者の問題としては、身体的な問題、痛みや呼吸困難、その他がありますね。それから、社会的な問題、経済的な問題とか孤独。感情的、心理的な問題。悲しみ、怒り、心配、不安。スピリチュアルな問題。宗教的なもの。これは表現の違いはあっても、どこでも共通するものだと思っています。

▼終末期の人に向き合う

終末期の人に向き合うというのはどういうことなのか。自分自身の技術や知識を患者の苦しみを緩和するために、どのように用いることができるか。それから、苦しんでいる人に対して、自身がどうしたら思いやりのある存在になれるかということが、ひとつのテーマかなと思います。

▼コミュニティの役割

コミュニティということについては、座談（Ⅵ章）の際にもちょっとお話ししましたけれども、これからは、コミュニティということをつねに念頭においておく必要があると思っています。

患者さんの側からいうと、進行した疾患の問題の多くは、〝非医療的〟なものです。私たち医療者は、医療的な問題から入っていきますけど、よく考えたらその人のいのちとか生活とか、人生の問題なんですね。そういう意味では患者さんの持つ問題の多くは非医療的なものです。そして、われわれは地域のコミュニティの中で生活しているので、これらの問題を扱うのにコミュニティは大きな役割を果たすということです。

▼なぜ、コミュニティケアか？

ではなぜコミュニティケアか。コミュニティということに重点をおくのかということですが、進行した疾患の患者さんは残された人生が限られる、ということがひとつあります。がんの患者さんが大部分ですが、あるいは高齢者であっても、神経疾患であっても、残された人生が限られるのは同じです。そこにおいては継続的なケアと介護が必要になってきます。

当然、彼らには、医療的、介護的なケアに加えて、継続的な社会的、精神的、スピリチュアルなサポートが必要です。そして、そういったケアは、アクセスしやすい、住まいにより近いところ

緩和ケアは、治癒不可能な疾患を持つ患者の問題に取り組む試みである。

進行した疾患を持つ患者の問題
- ●身体的問題—痛み、呼吸困難など
- ●社会的問題—経済的問題、孤独など
- ●感情的（心理的）問題—悲しみ、怒り、心配、不安など
- ●スピリチュアルな問題—宗教的そのほか

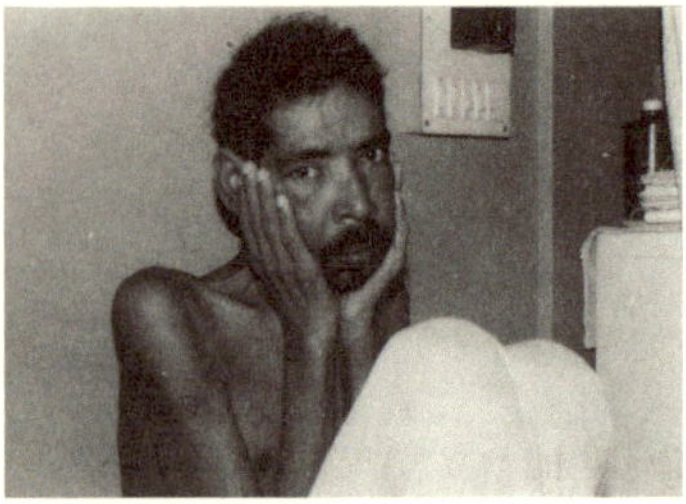

図２　日本ホスピス在宅ケア研究会 in 久留米、2017、スレッシュ・クマール医師の講演スライドより

終末期の人に向き合う

●自身の技術や知識を、患者の苦しみを緩和するためにどのように用いることができるか？

●苦しんでいる人に対し、自身がどうしたら思いやりのある存在になれるか？

図3

コミュニティの役割

●進行した疾患の問題の多くは、“非医療的”なものである。

●地域のコミュニティは、これらの問題を扱うのに、大きな役割を果たす。

図4

なぜ、コミュニティケアか？

●進行した疾患の患者は、残された人生において継続的なケアと介護を必要とする。

●彼らは、医療的、看護的ケアに加えて、継続的な社会的、精神的、スピリチュアルなサポートを必要としている。

●そういったケアは、アクセスしやすく、住まいにより近い所にあるべきである。

図5

良質な緩和ケア

●理想的な状況は、コミュニティにおける幅広い支援ネットワークがあり、そのコミュニティで、訓練や必要な場合の受け入れなどの組織的な協力バックアップがあることである。

図6

図3〜6　日本ホスピス在宅ケア研究会in久留米、2017、スレッシュ・クマール医師の講演スライドより

である必要がある、というのがコミュニティケアを必要とする基本です。生活空間や文化を共有している、という点もコミュニティとして欠かせない視点だと思います。

▼良質な緩和ケア

じゃあ良質な緩和ケア、質のいいコミュニティ緩和ケアとはどういうことなのか。理想的な状況は、コミュニティにおいて幅広い支援ネットワークがあり、そのコミュニティにおいて、訓練や、必要な場合の受け入れなどの組織的な協力、バックアップがあるということです。

ここではクマールさんがインドのケララ州のことを言っているんですけれども、日本での私たちの立場とまったく同じですね。

この地域のコミュニティの中で、たとえばかけはしの会のような幅広い支援のネットワークがある。そして、受け入れてくれる豊橋医療センターがある。そういう意味です。

もちろん、ケララでは医療的なサポートというのは非常に弱いですけれども、基本は同じだと思います。

2　ケアする人とケアされる人を超えて

緩和ケアと公衆衛生

世界的にこの頃言われているのは、緩和ケアと公衆衛生のつながりです。公衆衛生の中に緩和ケアをきちんと位置づけていこうということです。

公衆衛生は、英語ではPublic Healthと言います。公衆衛生学会の人に今度会ったら言ってみようかと思ってるんですが、この「公衆衛生」という訳語が、ちょっと不適切ではないかと思うんです。パブリックヘルスって「みんなの健康」ですね。みんなの健康というのは、生まれたときから成長してその過程で病気になったり、それを克服しながら、さいごは年をとって死んでいく。その全体をカバーするものです。

そうであれば、その中に緩和ケアというのを位置づけなければいけないという考えなんです。

世界的には、五、六年前からそのことを意識した、「パブリックヘルス・パリアティブケア・インターナショナル（Public Health Palliative Care International）」という、今の訳語でいえば「公衆衛生と緩和ケアの国際会議」というのが一年おきに開かれています。その考え方によると、この図7にある、ピラミッド型の考え方が紹介されています。一番下の部分が、ボランティアによるコミュニティケアです。それから真ん中のところがプライマリヘルスケア。そして、ピラミッドのてっぺんに、専門家による緩和ケアというのが必要だという考え方です。

日本の場合、一番下の部分がすべてボランティアによるものかどうかというのは別として、本当にスペシャリストの専門家による緩和ケアというのが必要な人はごく一部で、大部分は、一般の開業医とか、一般の病院でもできることなんです。

佐藤先生も言われてましたけど（Ⅲ章）、緩和ケアを広げていくというのは、それができる人たちを広げていくということなんですね。そして、どうしても難しいケースの場合には、スペシャリストに頼むというようなかたちをとる。その根本を支える部分がボランティアとか市民活動、市民の生活ということになるんじゃないかと思います。

ここではインドの例をあげましたけれど、インドは人口が一二億

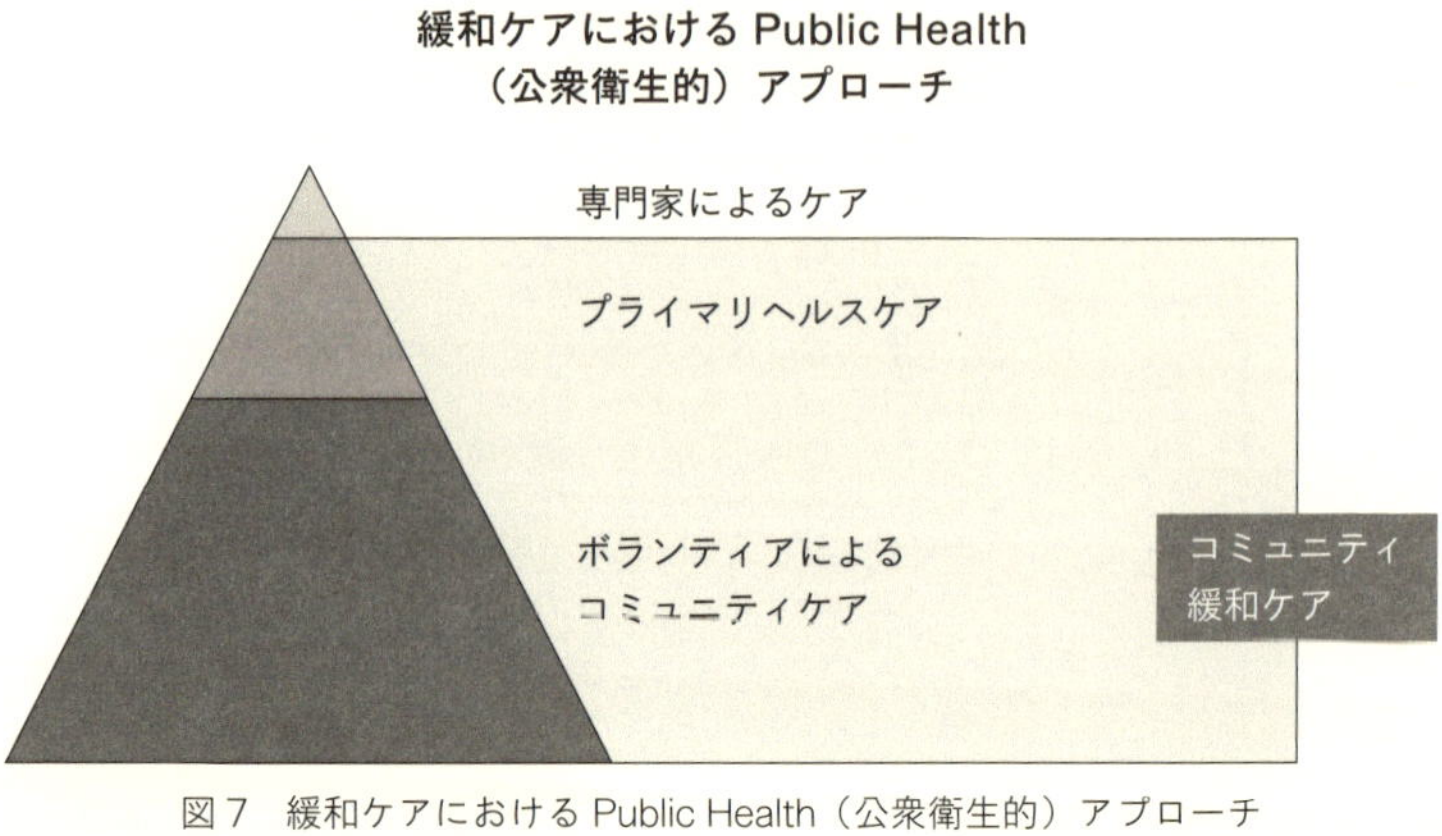

図7　緩和ケアにおける Public Health（公衆衛生的）アプローチ

です。世界の人口の六分の一です。世界で六人に一人はインド人だということなんです。

インドの死亡者数は年間九〇〇万人にのぼるそうです。日本は今一三〇万人ぐらいですから、だいたい死亡者数は一〇倍近くと考えていいと思います。九〇〇万人のうちの五四〇万人、六割にあたる人に緩和ケアが必要なんですが、必要な緩和ケアを受けられるのはその三％以下というのが、インドの実情です。日本ではどれぐらいでしょうか。

コミュニティの緩和ケア、三つの柱

このようにインドでは、緩和ケアや医療そのものが届いていないという非常に厳しい状況です。そういう中で、コミュニティの緩和ケアを進めていくためには、地域に見合ったサービスを設定するということで、次の三つの柱が必要だということを言っています。

ひとつは、「地域の保健医療の専門家を巻き込む」ということです。これは当然ですけれども、臨床技術をトレーニングしないといけない。それから、やっぱりインドでも医療者のコミュニケーションというのが問題です。医療者とのコミュニケーション、医療者によるコミュニケーション、両方あると思いますが、コミュニケーション技術向上のためのトレーニングが必要だと言っています。

第二に、「地域の人々を巻き込む」ということ。家族が患者のケアにあたるわけですが、同時にサポートする家族に対するケアというのも非常に重要です。そして、社会の中にあるいろいろな有用な資源、ボランティアグループとか市民団体も含めた、そういう資源の活用が必要ではないかと思います。

第三にもうひとつ大事なことは、「地域の行政を巻き込む」ことです。佐藤先生から豊橋医療センターができるときの緩和ケア病棟の話を紹介していただきましたけれども（Ⅲ章）、そういった働きかけもそうですね。今、全国各地でいろいろ地域包括ケア推進のための行政の働きがありますが、そういうものを上手に巻き込んでいくというのも、必要だと思います。

ただし、そう簡単にはいかないというのが、コミュニティの難しいところです。

座談（Ⅵ章）でも出ましたが、たとえばここに集まっている人たちもひとつのコミュニティです。この地域にホスピスを広げようという、ホスピスマインドを広げようということを目的としたコミュニティです。ところが、一般的にある地域のコミュニティというのは、そういう目的を持っていません。ということは、いろいろな利害を持った人たちが、種々雑多に混じりあっているコミュニティなんですね。たまたまその地域と時間を共有しているということだけで、それぞれにコントロールが非常にききにくい、優先順位が異なる、利害関係の不一致のあるコミュニティです。それから、ボランティアがいても、ボランティアのモチベーションの程度の差がありますし、ボランティアの持続性の問題など、いろいろなことが問題になってくるかと思います。

若月俊一さんをご存じでしょうか。長野県の農村医療の先駆者で、佐久総合病院の院長として、世界的にも著名な方なんですが、彼は本当に住民の中に入っていって、お芝居をやったり、住民の講座をやったりしながら、住民の意識を変えていった方なんです。その方が、こういうことを言っています。「〝住民参加〟を口にするのはたやすいが、これを本当に実行するのは難しい」。

それを風刺画にしたのが図8です。沈みかけている船にコミュニティのいろいろな人が乗っています。それで、この左上のおじさんは「いったいおまえたち、何が不満なんだ、漕げ漕げ、みんなで沈みたいのか」などと言いながら、自分はいろいろな財産をいっぱいそこに抱えている。でも、同じ船に乗っている人たちは非常に貧しい状態でいるということを表しています。

繰り返しになりますが、コミュニティというのは、みんなが同じではない、均質なものではなくて、異なる考えや関心の持ち主、グループであり、利害関係があって、よく衝突が起こるということを認識した上で、でもあえてコミュニティの中で、コミュニティをどうつくっていくか、ということを進めていかなければいけないんじゃないかということです。

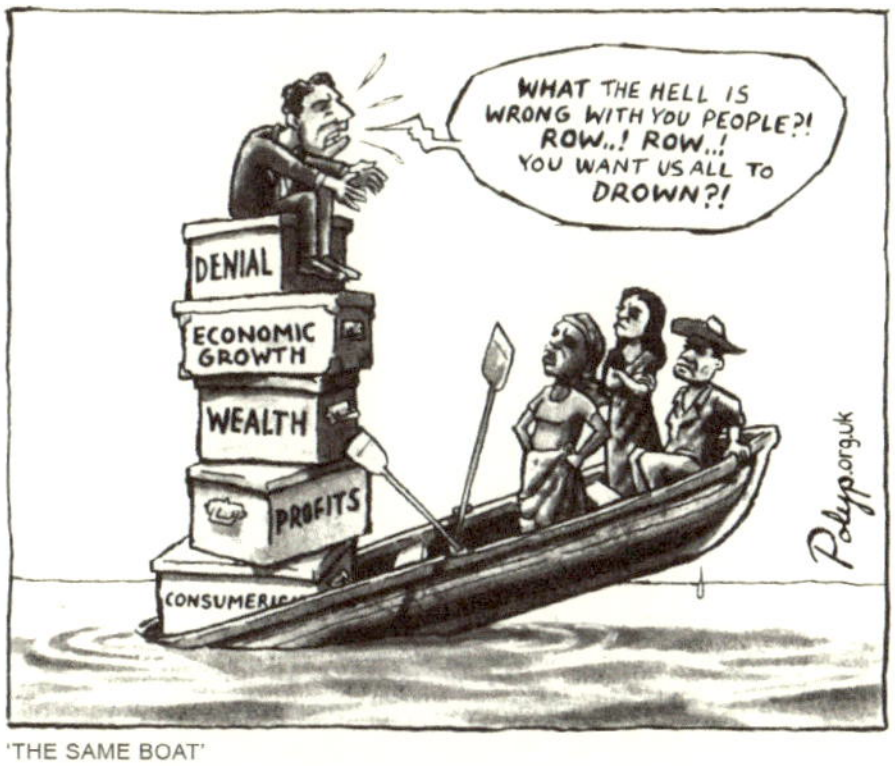
WHAT THE HELL IS WRONG WITH YOU PEOPLE?! ROW..! ROW..! YOU WANT US ALL TO DROWN?!
DENIAL
ECONOMIC GROWTH
WEALTH
PROFITS
Polyp.org.uk

'THE SAME BOAT'

図８　風刺画「The Same Boat」

ボランティアの話になります。先ほども私どものクリニックでの、九一歳の患者さんとボランティアの関わりについてお話をしましたが、これはインドの話です。インドは、国全体、地域全体が貧しいので、十分な医療の施設がありません。保険もありません。ですから、お金のかからないかたちで、そういうケアを広げないといけないんですね。お金がすべてではないですけれども、現実的にはそうです。しかも、少しずつ国全体が豊かになっていくと、みんなが長生きするようになるんです。

佐藤先生（Ⅲ章）が言われたように、長生きするとがんが増えてくるんです。それで、医療は十分届いていないということで、どういうことになるかというと、進行した状態で見つかるがん患者さんが多い。ですから実際には、世界でがんで亡くなる人が四〇〇〇万とか五〇〇〇万とか言われているんですが、その八割は途上国の人々なんです。

だから、お金のかからないかたちでケアをしていくために、ボランティアの力を、ということです。「がんをはじめとする進行した病気を持って生きる人々の苦しみを和らげる努力に貢献したいと願う人は、誰でもボランティアになれます」と、そして、「きちんと訓練されたボランティアは、毎週最低二時間を、近所で不治の病いのためベッドに寝たきり、または死にゆく人のために費やすことを求められる」というふうに言っています。

学生たちがボランティアにたいへん積極的に参加しています。写真9を見てもわかると思いますが、車椅子の方もいますね。で、がんの患者さんたちと、まだ元気なときにはサッカーをしたり、いろいろなことをやっています。対象はがんだけではありません。苦しみを持っている人、それからいのちが限られている人たちがすべて、緩和ケアの対象になる。これは当然のことで、世界の標準はそういうことです。

こういうことを通して、学生たちが成長していく、特に若い人たちが成長していく。「死にゆく人をケアすることは、変革の体験である。ケアされる人にとっても、ケアする人にとっても」ということが言われています。

ケララでは、「コンパッショネート・コミュニティ」という、いわば運動とも言える、考え方が広がっていっています。コンパッショネート・コジコデ（思いやりのあるコジコデ）というふうに言っていますが、コジコデというのは、このケララの地域名です。

これは基本的には「個人の思いやりの心を掘り起こし育てるプロジェクトを立ち上げる」ということです。それから、「人間の内面の善性に対する固い信頼に基づいている」ということですね。これ

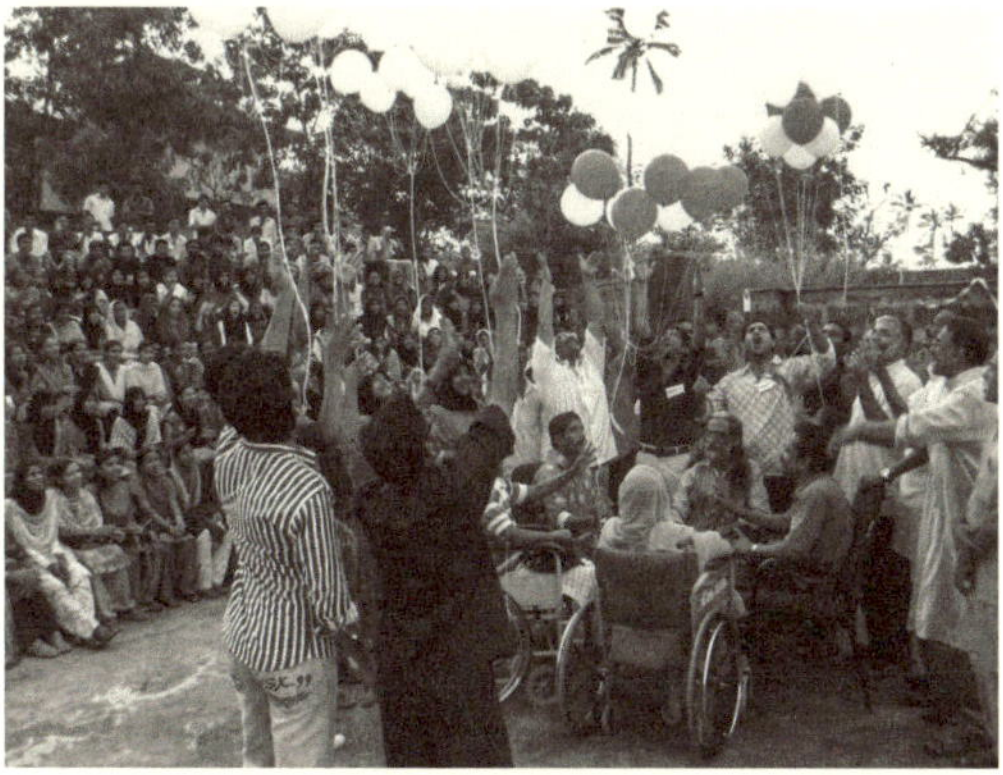

写真9　より深く成長する——緩和ケアに参加する学生たち

はもう言葉の通りですので、説明はいらないと思いますが、大切なのは、「思いやりのあるコジコデは、人類はほとんど基本的に思いやりがあり、機会さえあればそれを表に出すことができると信じている」、「コジコデの人々により共有され、コジコデの地域行政により運営が促進される」ということですね。きれいごとばかりだと言われるかもしれませんが、こういうのを運動として広げていくこと。それはたとえばイギリスでも実行されています。ケララに学びに来たイギリスのホスピスの女医さんがいて、彼女がこの考えを持ち帰って、そしてコンパッショネート・コミュニティをつくろうと言って、イギリスで活動をしています。それを堀田聰子さんという方が昨年の久留米の大会に来てくださって、紹介してくれました。

そういうふうに、いろいろなかたちで広がっていっているということです。

私は今回ここ豊橋に来て、この「コジコデ」を「豊橋」に置き換えてみました。

「思いやりのある豊橋は、人類はほとんど基本的に思いやりがあり、機会さえあれば、それを表に出すことができると信じている。豊橋の人々によって共有され、豊橋の地域行政によって運営が促進される」

……そういう地域づくりというのができるといいなと思います。根本にこういう考え方を持って、そしてこれを共有するように、みんなで学んでいこうということだと思います。

3　一人ひとりが力をつけていく

在宅とバングラデシュに相通じること

私はバングラデシュで活動をし、在宅の緩和ケアをやっていますけれども、なぜそういうことをやるのか。もちろん医者としてやってきて、在宅を始めて、そして在宅のホスピスの意味を見出して自分なりにやっている。同時に並行してバングラデシュに行くようにもなっていった。

二〇〇四年にケララに行ったときに、あ、これが自分が在宅をやり、それからバングラデシュをやってきたこととつながるんだなと、自分がやってきたことはこういう意味があったんだなと思いました。

言ってみれば、緩和ケアというのは、患者や家族の痛みとか苦しみに寄り添ってそれを緩和すること。それから、開発援助というのは、途上国の人々の痛みや苦しみに共感すること、そしてそれをサポートすること。相手にどう共感し、どうアプローチするのかという同じ意味だと思いました。

僕の尊敬する先輩からもらった図ですが、紹介します（図9）。

私たちの社会は、市民（コミュニティ）、それから行政、そしてマーケット（地域経済）、つまり企業の分野です。企業、行政、市民というこの三つのセクターで基本的には成り立っているというふうに思います。

そしてそれを支えているのが、特に途上国ではドナー、NGOのグループがこういうものにそれぞれに関わりながら――最初はHealth for All と言っていましたが――Health with All とあります。つまり、「みんなのための健康」ということですね。みんなに健康を、というんじゃなくて、みんなと一緒に健康をつくっていこうという考え方になりつつあります。こういう世界的視野に立って、地域で活動していこうというのが目的になるかと思います。

それから、エンパワーメントということ。実際に市民の人たち一人ひとりが、あるいは小さなグループが、あるいは家族が、力をつけていくことが大切だと思っているんですが、それは「問題を見つけ、ともに解決策を考えて行動する」ということだと思うんですね。

この図10は、パウロ・フレイレという南米の研究者の人が書いて

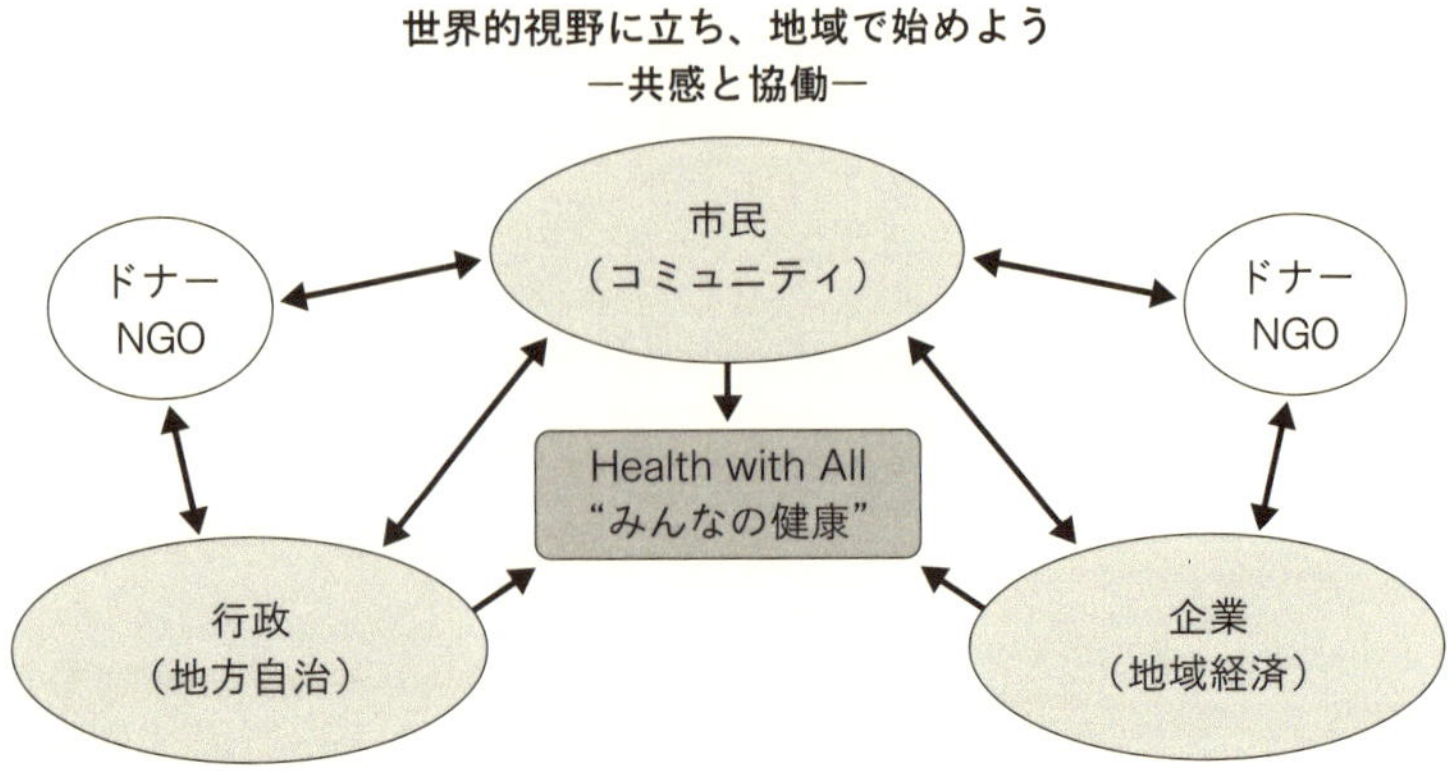

図9　共感と協働

いる『被抑圧者の教育学』（亜紀書房）という本に出てくるものです。小さなグループでミーティングを持つ。そして、そのいろいろな物事を評価する。分析する。計画し、行動する。そしてモニターして振り返る。

このステップを何回も繰り返していくことによって、私たちが力をつけていく、物事に対する取り組む力をつけていくということが大切なことなんだと思います。

地域社会への浸透

ここからは私のクリニックの活動紹介です。ホームページや本をご覧いただいてもわかります。

クリニックでは『ひまわり』という広報誌を出したり、健康教室を開いています。また、障害児の施設を持っています。健康教室に参加しているボランティアさんからは「私の趣味はにのさかクリニックの健康教室」というような、ありがたい声も聞きます。

健康教室では年末に忘年会を、実際にお酒やワインを飲みながら

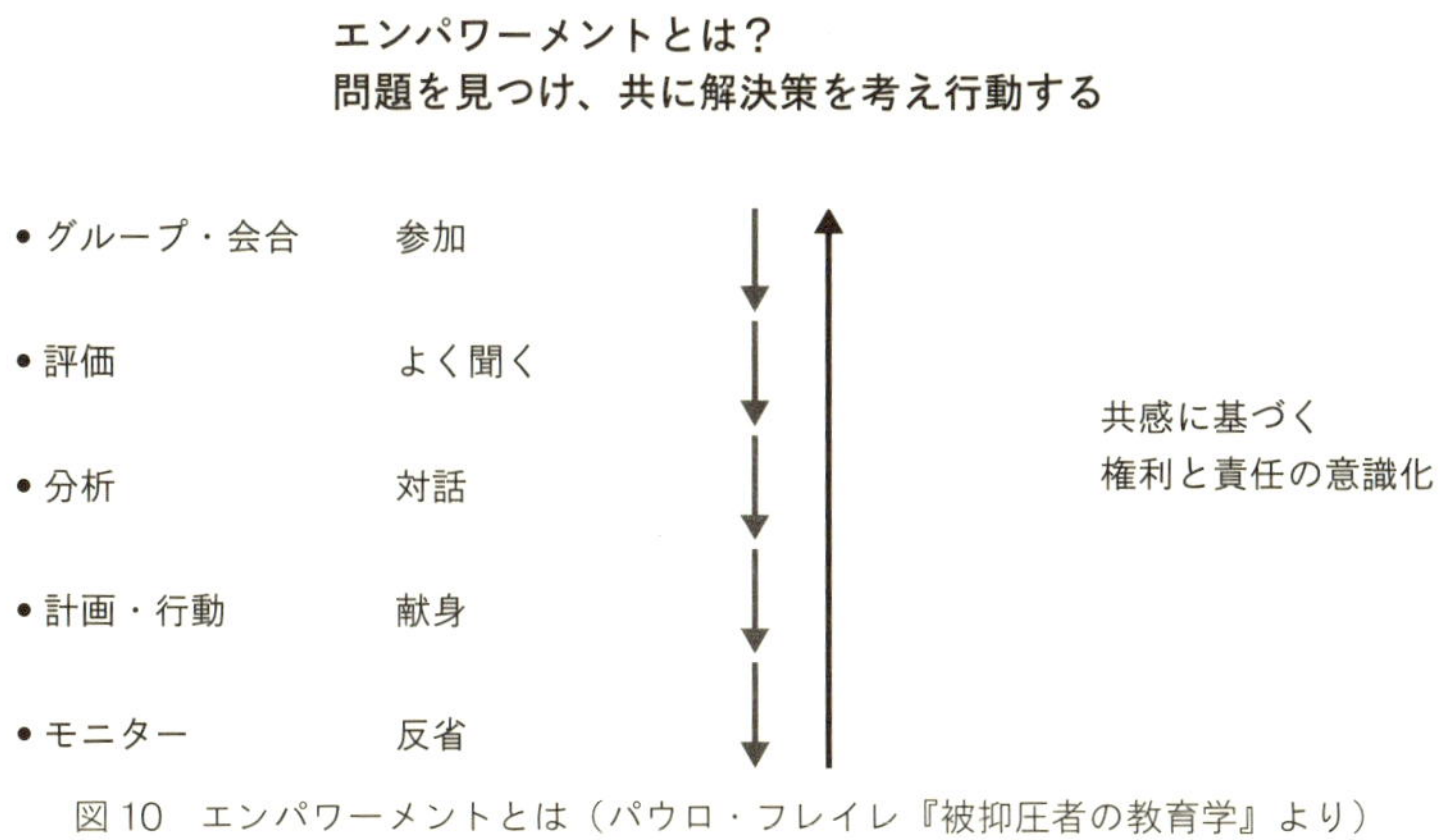

図10　エンパワーメントとは（パウロ・フレイレ『被抑圧者の教育学』より）

やっています（写真10）。忘年会のときだけ来る方もいます。酒飲みで、昔お酒でだいぶ身体を壊しているんですけど、懲りずに来ます（笑）。

それから、二階は写真11のような感じで、八〇人ぐらい入るんですが、ここでは講演会を開いています。土山秀夫さんという私の恩師で長崎大学の学長だった人で九月に亡くなったんですけれども、こういう人に来ていただいて、核の話をしてもらいました。

ここでは時々コンサートも開きます。今度も、二月に二つほどコンサートをやる予定です。

それから、写真12のようなバザーです。チャリティイベントを年に二回ほどやります。

そして、ボランティア。特徴的なもののひとつとして、こういったボランティア活動があります（写真13）。登録しているボランティアさんは六〇人ぐらいいます。本当にすごい働きをしてくれます。最初は県の後押しで始まったんですけれども、きちんと研修、トレーニングを受けて、そして実際にチームをつくって、毎月一回振り返りの会をやりながらやっています。

デイホスピスだとか、訪問診療に同行したり、イベントに付き添ったり、在宅訪問して、「留守番・見守り・話し合い」的な、こういったことをやっています。

春には花見にも出かけます。カメラマンのプロが、ボランティアで参加してくれて、とても素晴らしい写真を撮ってくれます。それから患者さんのお宅に訪問してオカリナふいたり、みんなで演奏したりということもやっています。

その他にも、バングラデシュの看護学校支援のチャリティCDをつくって、みなさんに買って

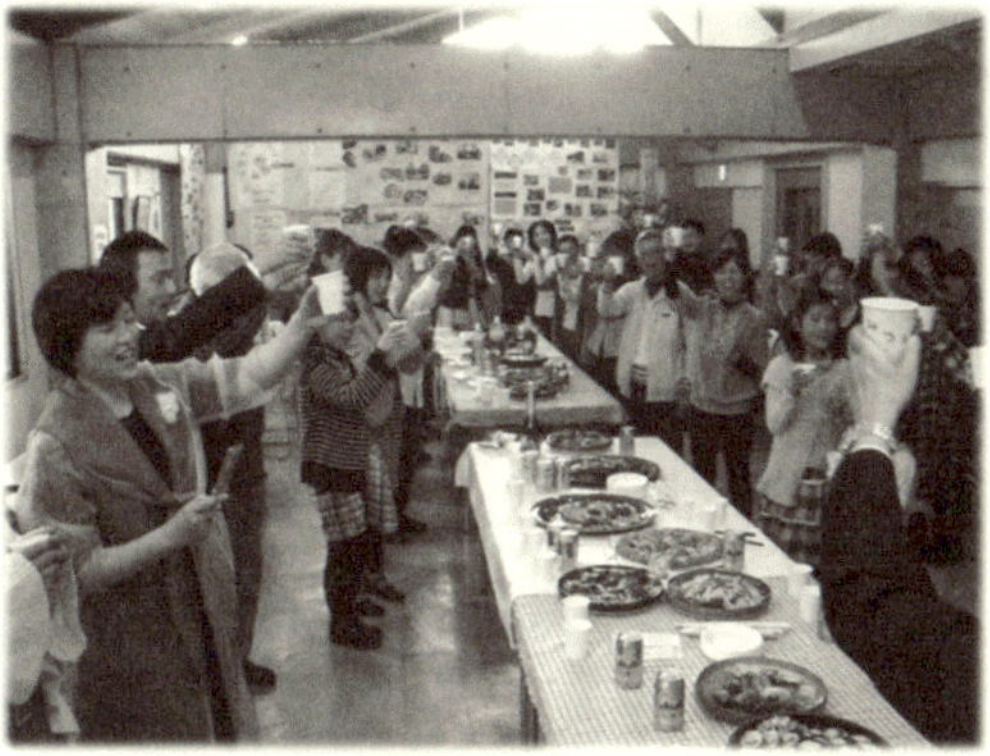

写真 10　忘年会の様子

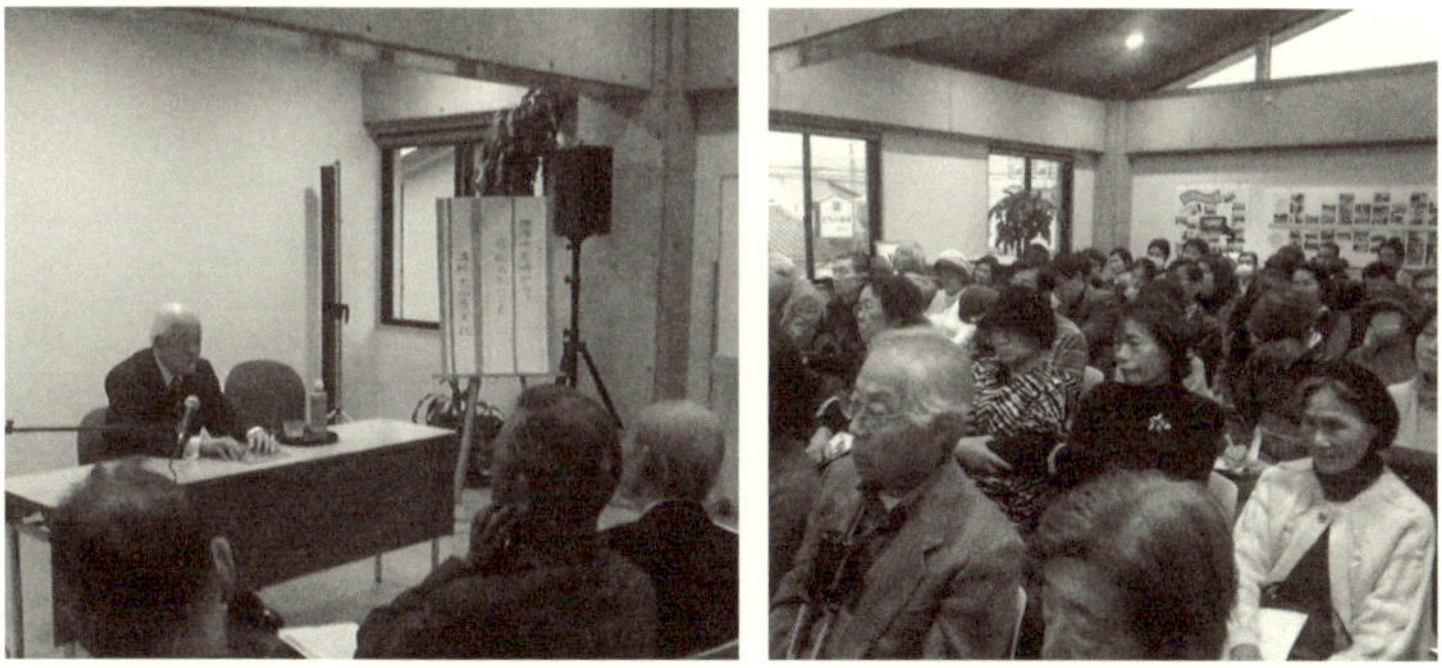

写真 11　二階ホールで開いた土山秀夫氏の講演会

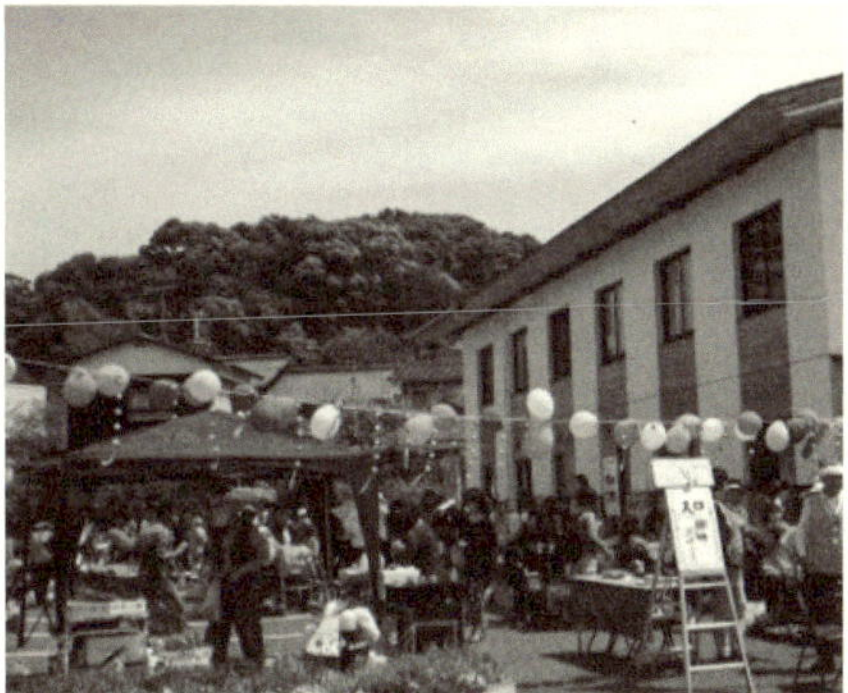

写真 12　バザーの様子

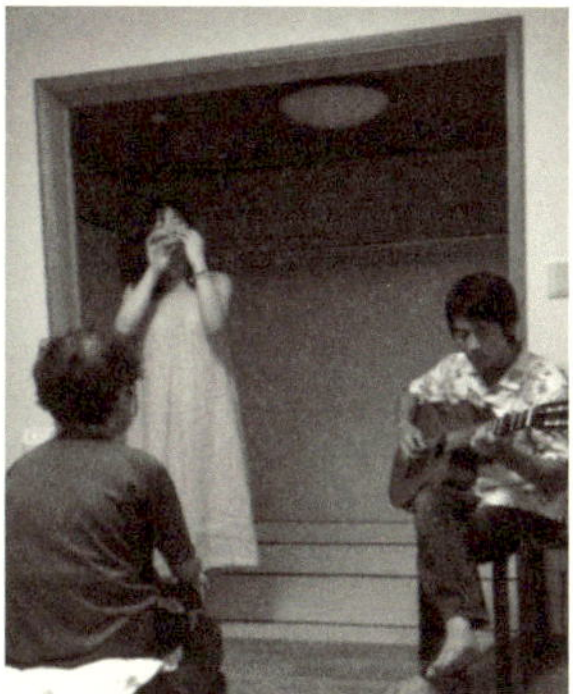

写真 13　患者さん宅を訪問してボランティア

いただいてそれを資金にするということをやっています。

座談（Ⅵ章）での話に関係があるところで、病院での死、ホスピスでの死、それから家庭での死についての図です（図11）。それで、こういうことを実現していくためには、やっぱり地域社会を変えていくということをやっていかないといけないなということです。経済とか政治主導ではなくて、私たち自身が市民社会を変えていくということだと思います。

またバングラデシュが出てきますけれども、看護学校ができて、おそらく今年（二〇一八）中には完成すると思いますので、今年の二月にまた新しい学生たちが入ってきます。そうやって少しずつ発展していくだろうなと思います。

ここでみなさんにお願いです。今日も持ってきているこの募金箱。百円ショップで箱を買ってきて穴を開けて作りました。チャリンと入れてもらってもありがたいですが、パサっと入れたり、バサッと入れてもらうと（会場笑い）、豊橋に来てよかったな、豊橋の人た

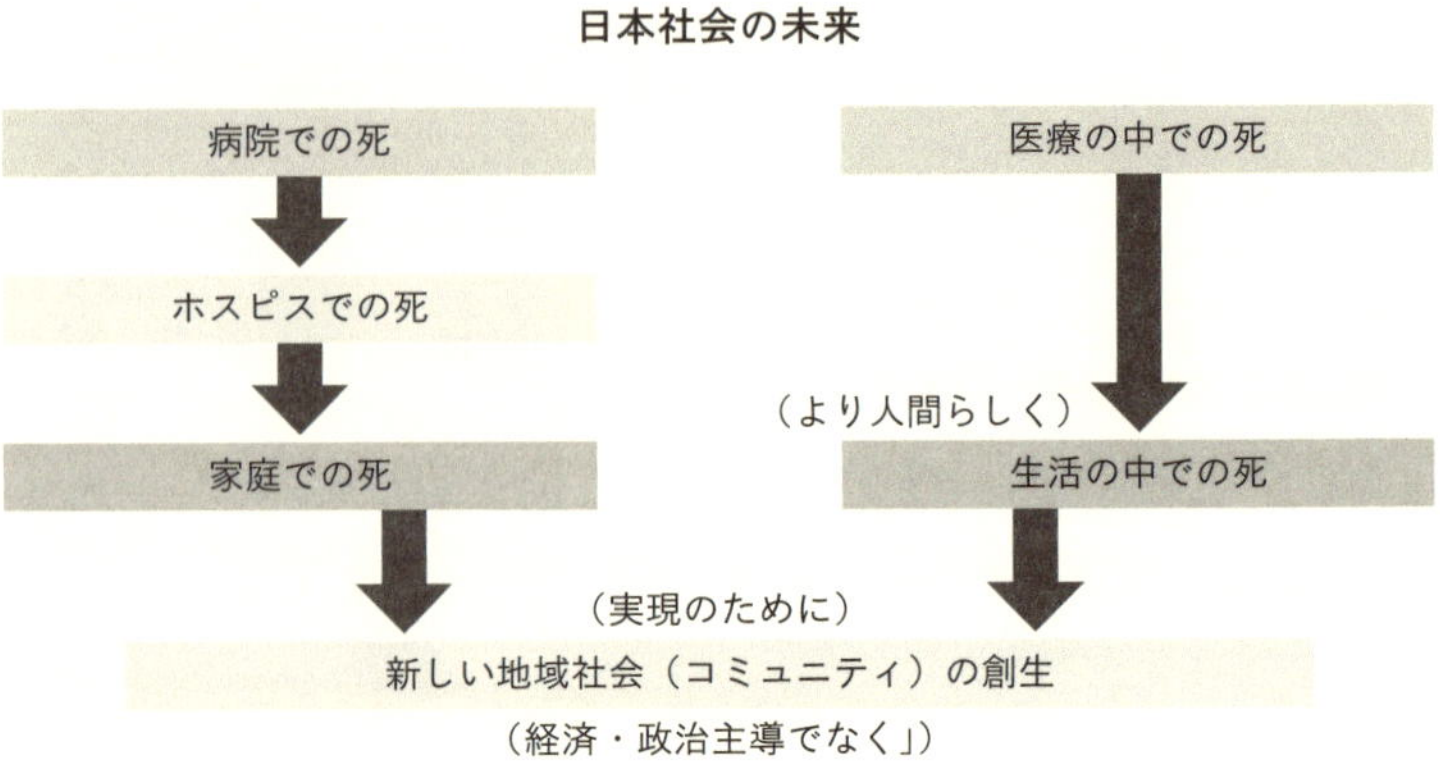

図11　日本社会の未来

ちの温かい気持ちを持って帰れるかな（笑）と思っております。

募金は一億円が目標で、二〇一八年一月現在、七千数百万円までは集まっています。一億円をめざして、引き続きご協力よろしくお願いいたします。

すべてに共通する普遍的な思想

豊橋に来るにあたってもう一度、岡村昭彦の本をめくり、米沢さんのブログ『いのちことばのレッスン』（http://yoneyom.blogspot.jp）を見てみました。以前のエントリーに、岡村にインタビューした記事があります。雑誌記者の「ホスピスは日本に根づきますか」という質問に対して岡村昭彦が「ホスピスは医療施設ではありません。いのちの運動なのだということをまず認識してほしい」と釘をさした上で次の六項目をあげたと米沢さんが書いています。

1. 地域社会との結びつきがないホスピスはホスピス精神に反して、がん病棟になってしまう。
2. コミュニティの中で、生命の質を高める生活をしながら「死にゆく人」を中心にケアしようというのがホスピス運動。
3. ホスピス運動は、携わる人のすべてが平等・対等でないとうまくいかない。

4. ホスピス運動は、自分の住んでいる地域の課題から手をつけるべきだ。

5. ホスピス運動は、地域社会の中で一人一人が参加できるボランティア活動。まず自分ができること（話し相手になること、手を握ってあげることなど）を登録することから始まる。

6. ホスピス活動は、死んでいく人の世話を通して、死にゆく人から学ぶこと。

これはさっきのインドの話にしても、まったく通じる、共通のものです。そしてこれが、数十年前に書かれたもの、岡村昭彦が述べたことだということの意味を、大切にしたいと思います。

この思想は、日本でも、ヨーロッパでも、インドでも、共有すべき普遍的なものですね。そのことをみんなで認識したいと思います。そしてこれをもとにかけはしの会がリーフレットで「ホスピスが根づくために」ということで理念を掲げています（図12）。

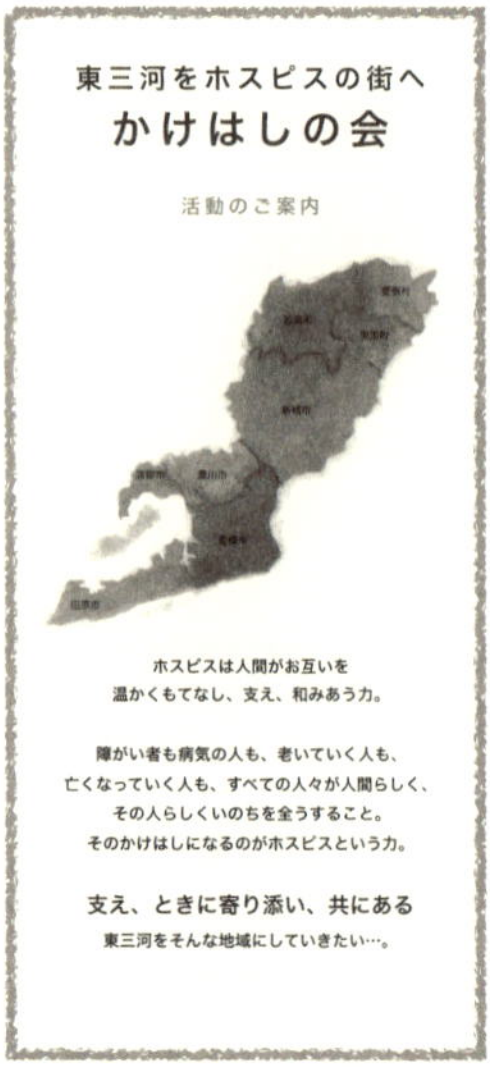
東三河をホスピスの街へ
かけはしの会
活動のご案内
ホスピスは人間がお互いを
温かくもてなし、支え、和みあう力。
障がい者も病気の人も、老いていく人も、
亡くなっていく人も、すべての人々が人間らしく、
その人らしくいのちを全うすること。
そのかけはしになるのがホスピスという力。
支え、ときに寄り添い、共にある
東三河をそんな地域にしていきたい…。

ホスピスが根づくために

◆ホスピス運動は、市民が〈いのち〉の受けとめ手になる活動である。

◆ホスピス運動は、バイオエシックス（生命倫理）の大きな流れである。

◆ホスピス運動は、携わる人のすべてが平等・対等でないとうまくいかない。

◆ホスピス運動は、自分の住んでいる地域の問題から手をつけるべきだ。

◆ホスピス運動は、誰もが参加できるボランティア活動である。

◆ホスピス運動は、死にゆく人の世話を通して（いのち）を学ぶことである。

※岡村昭彦が「ホスピスは日本に根づくか」という質問（1982年）に答えたメッセージから。

図12 「かけはしの会」リーフレットより

私はそれを見て、「かけはしの会」というのはあらためて非常に根源的な、歴史的な、それからグローバルな基準、ものの考え方を踏まえている、ということを、あらためて思いました。ぜひがんばっていただきたいと思います。

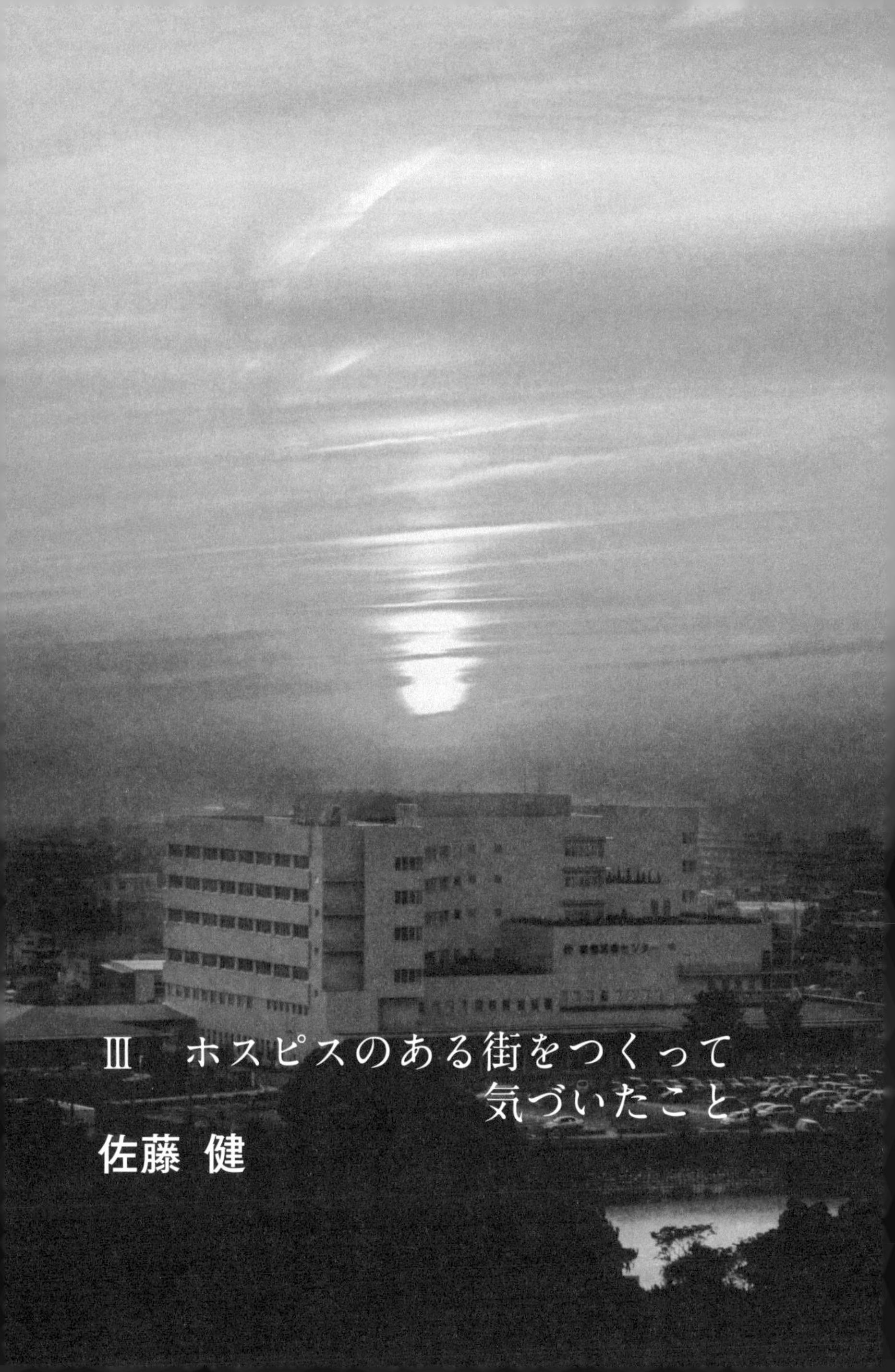

Ⅲ　ホスピスのある街をつくって気づいたこと

佐藤　健

1　めざすものの根底にあるもの

「ホスピスのある街をつくって気づいたこと」ということでお話をさせていただきます。ホスピスのある街ができたかどうか、運動を通してこの街に実際にホスピスはつくられたのですが、まだまだ「ホスピスへの遠い道」の道半ばのような気がしております。

この地域でのホスピス運動や今までのことを振り返って、ここまでやってくる中で思ってきたことを話してみたいと思います。

東三河に広がるホスピス運動

まずは、豊橋医療センターでの活動についてお話しします。

扉の写真（前ページ）は、私どもの医療センターの東側の山から、病院を眺め、三河湾のほうに沈んでいく夕日を撮った写真です。ホスピスは五階にありますが、窓から西側に豊橋市街全体が見渡せ、三河湾の方角に沈む夕日が見られるところです。外来や日常の業務の後、私が回診するのは夕方になることが多いのですが、患者さんと一緒に美しい夕日を眺めるということがよくあります。私の著作の書き出しが、夕日の場面になっており、出版の記念に友人の中で、そういった写真を撮ってくださった方がいました。それから私の講演の冒頭でこの写真を時々使わせていただいております。新潮社から出た本で、本当は「ホスピスで見つめた夕日」というタイトルにしたかったのですが、『ホスピスという希望――緩和ケアでがんと共に生きる』という文庫になっています。

写真1は、医療センターで行われた「ルミナリエ」というイベントですが、一つひとつの小さな紙の袋の中に、LEDの光ですけれども、灯りを入れて、「HOPE」という文字を描いています。拙著（『ホスピスという希望』）のはじめに医療センターの患者さんとして実名で登場していただいている小林祐子さんは、「リレー・フォー・ライフ・ジャパン」の中の「リレー・フォー・ライフ・岡崎」という企画の実行委員をやっており、同じこの三河地区の岡崎という地域で活動をしていました。

リレー・フォー・ライフというのは、がん患者さん、がんサバイバーのみなさんがお互いに支えあって徹夜で歩くという運動なのですが、そのプレ企画というかたちで、各地でこのような催しをやるというのがリレー・フォー・ライフのルミナリエという行事です。

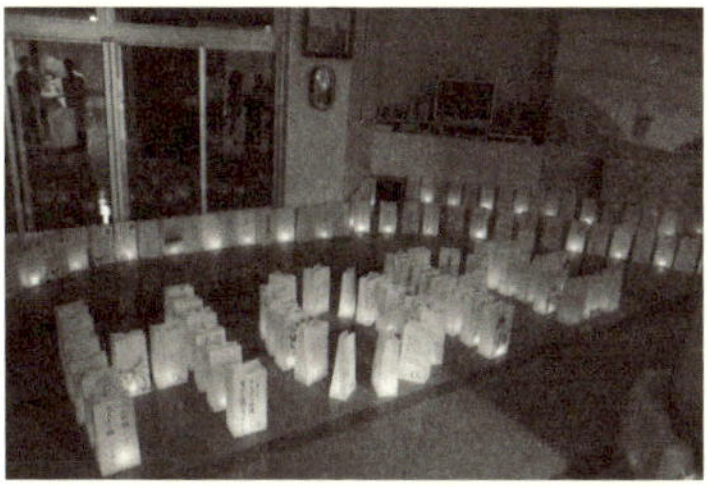
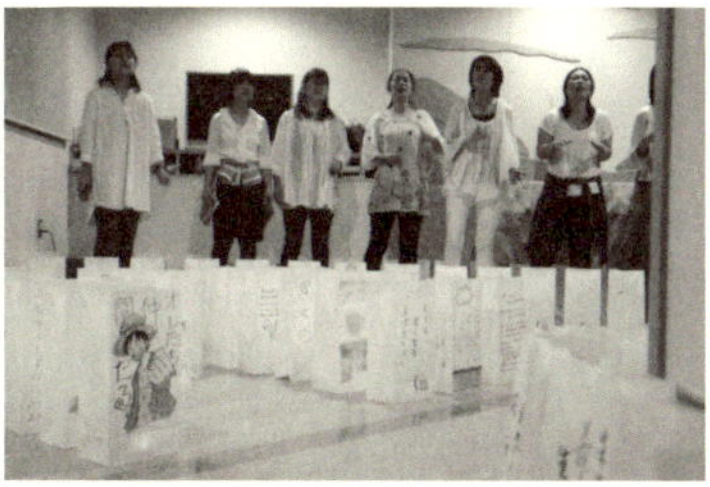

写真１（左）　ルミナリエの様子。灯りで「HOPE」という文字を描き出す。
写真２（右）　地元の合唱団による合唱。医療センターの看護師も参加している。

紙の袋を五百円で買っていただき、一枚一枚の紙にみんなで願い事を書いて並べるということです。願い事の中には、たとえば「一人の願いをみんなの願いにしよう」、「がんなんかに負けないぞ」といったことも書かれています。その五百円が、いわゆる対がん協会（公益財団法人日本対がん協会）へ寄付されるということになっています。これは、私が出会った小林さんとの想い出で、もう五年以上続いている企画になります。

実は当初これを予定していたのは医療センターの駐車場でした。駐車場に全部並べて大きくやろうと企画されていたのですが、当日はあいにくの大雨になりまして、ホスピスの食堂で行いました。こじんまりした感じにはなりましたが、かえって感動的な企画になりました。それ以後、駐車場よりもこちらのほうがいいということで、それからは病院の中でやるようになっていますが、次第に袋の数が増え、年々手狭になってきています。そのため、最近は病院内のもう少し広いところである玄関ホールで行われるようになってきています。現在は小林さんの夫が中心になって、リレー・フォー・ライフ豊川の実行委員会と病院スタッフとの共同で行っています。

ホスピスとの関わり

さて、国立病院と言っていますが、かつて豊橋には国立豊橋病院と国立療養所豊橋東病院の二つがありました。それらが統合するということになり、今の豊橋医療センターになったのですが、私はその前身である国立豊橋病院にいました。その玄関にはシンボルである大きなソテツの木がありました（写真3）。現在、この跡地には、保健所など医療関係の施設が建てられましたが、このソテツの木のみは残されております。

私が最初にホスピスと関わったのが、一九九七年に名古屋で「第二一回日本死の臨床研究会」が開かれたときです。ここがはじまりでした。

歴史的に見ると九七年という年は、日本緩和医療学会が九六年に設立され、ホスピス運動に関わる人が少しずつ増え始めた頃です。愛知県にはまだ認可ホスピスがひとつもなかった時代です。

翌九八年にシシリー・ソンダースが来日しており、日本のホスピス運動が盛り上がり始めたという歴史的なものがあります。このとき名古屋で開かれた大会というのは、渡辺正先生という方が、座談会（Ⅵ章）でも少しお話しした馬場昌子先生と二人で大会長をやっていました。テーマが「地域に根ざした死の臨床」ということで、まだ医療関係者より、市民運動のみなさんの発表が多く、日本のホスピス運動の流れがわかっておもしろいです。出ている人たちの名前を見ると、生

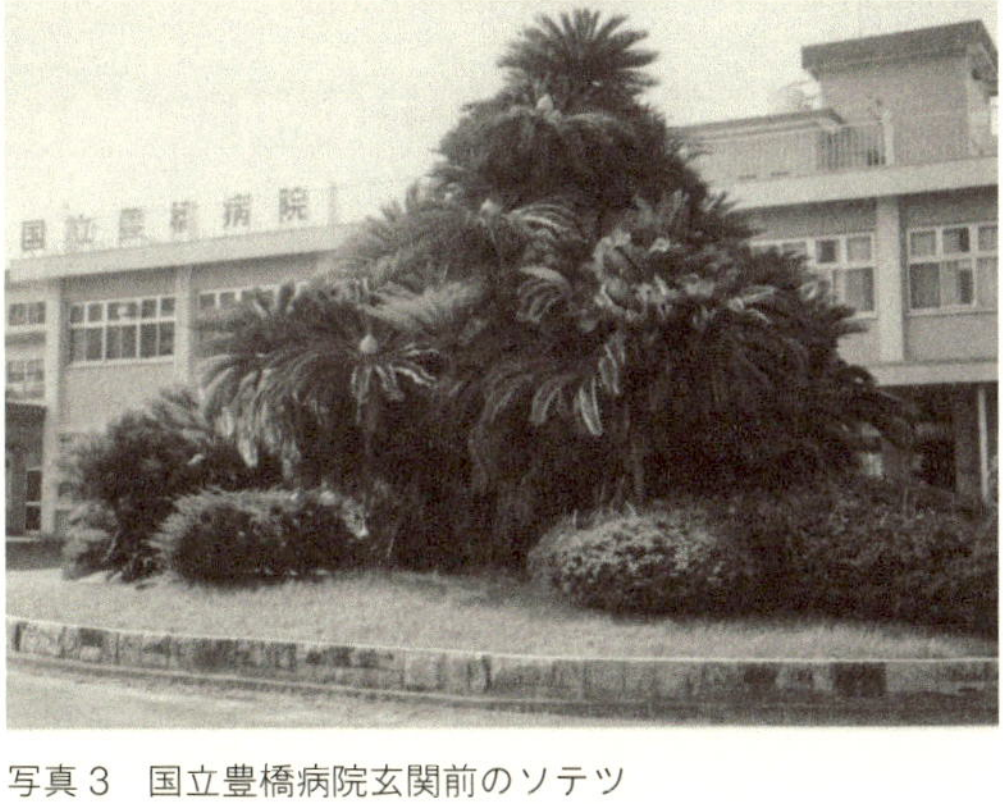

写真３　国立豊橋病院玄関前のソテツ

と死を考える会とか、市民運動のみなさんや宗教家、教師など、多彩な顔ぶれの人たちの発表が非常に多かった時代です（図1）。

この頃と比べると、今では市民より医療関係者の発表がかなり多くなってきています。これは医療関係者にホスピスに関心が高い人が増えたことで喜ばしいことではありますが、市民運動の役割は終わったわけではなく、ホスピス運動の中では、医療者だけがつくるホスピスではなく、地域でつくるホスピス、医療の枠を超えた街づくりの中心となるホスピスをつくるという点で、宗教家、教師、芸術家など命を学ぶあらゆる職種や一般市民の運動の力がますます重要になってきていると私は考えます。

去年（二〇一七）が死の臨床研究会の第四一回でしたから、ちょうど二〇年前の大会になるわけですね。

渡辺正先生は私の名古屋大学時代の外科の恩師にあたる方で、彼の下で私は研究生活を送っていました。その後、私は一九九一年に国立豊橋病院に外科医師として着任し、彼も藤田保健衛生大学七栗サナトリウムというところへ移って、それぞれの場で働いていたのですが、その後、渡辺先生が七栗でホスピスを始めたことで、愛知県のホスピス運動の旗手のようなかたちで私の前に再び登場してきたのです。

そういう中で、渡辺先生が大会長をやられたときに、それを手伝うというかたちで参加したこ

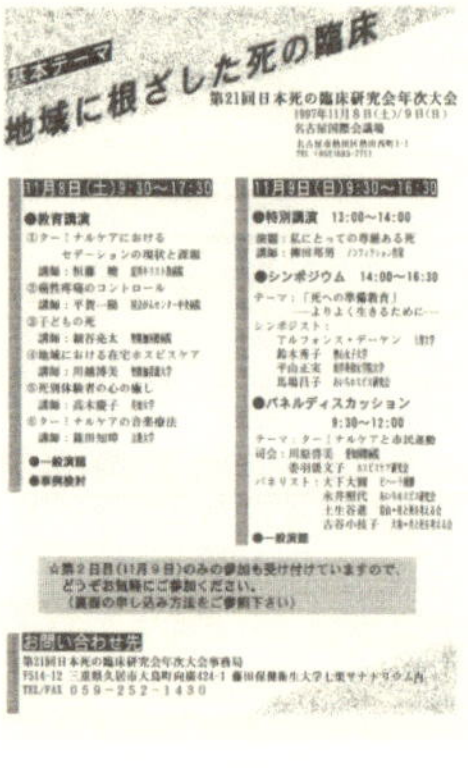
基本テーマ
地域に根ざした死の臨床
第21回日本死の臨床研究会年次大会
1997年11月8日（土）/9日（日）
名古屋国際会議場

11月8日（土）9:30～17:30
●教育講演
①ターミナルケアにおけるセデーションの現状と課題
②難性疼痛のコントロール
③子どもの死
④地域における在宅ホスピスケア
⑤死別体験者の心の癒し
⑥ターミナルケアの音楽療法
●一般演題
●事例検討

11月9日（日）9:30～16:30
●特別講演　13:00～14:00
演題：私にとっての尊厳ある死
●シンポジウム　14:00～16:30
テーマ：「死への準備教育」
――よりよく生きるために――
シンポジスト：
アルフォンス・デーケン
●パネルディスカッション
9:30～12:00
テーマ：ターミナルケアと市民運動
●一般演題

☆第2日目（11月9日）のみの参加も受け付けていますので、
どうぞお気軽にご参加ください。
（裏面の申し込み方法をご参照下さい）

お問い合わせ先
第21回日本死の臨床研究会年次大会事務局
TEL/FAX 059－252－1430

図1　第21回死の臨床研究会チラシ

とがきっかけとなりました。実はそのきっかけも、「豊橋ホスピスを考える会」の市民のみなさんが「豊橋地区で誰か、ホスピスに協力してくれるいい先生はいないですか」と渡辺先生に聞いたのだそうです。そうしたら渡辺先生が「佐藤君がいるじゃないか」と私を紹介されて、豊橋ホスピスを考える会のみなさんが私のところへやってきた。そういう経緯がありました。

その当時、私は国立豊橋病院で外科医をやっていたのですが、国立豊橋病院そのものが沈滞していくようなイメージがありました。というのは、国立病院が二つあって、それらを統合するという時代でもあり、統合前ということで、国からすれば二つは潰す病院になるわけですね。新しい病院に予算が要るため、古い病院には予算がつかないというような感じで、古い病院は次第にしぼんでいくようなイメージがありました。

国立病院が古くなっていき、豊橋の市民病院という大きい病院が新しく建ったというところで、患者の流れはそちらに向かい、国立病院がさらにさびれていくという危機感が私にはありました。なんとかしなきゃいけない、何か新しいものを始めなければと思っていました。そんなとき、市民と一緒に何かをつくるのがいいのかなと思って、市民運動のみなさんと一緒になって動き出したというのがはじまりですね。私は普通の外科医だったのですが、ただ外科で手術をやっているだけでは、きっと国立病院は変わっていかないだろうと思っていた時期に、市民と手を組んで何かを創ろうと思い、動きはじめたわけです。

外科医として患者さんと向き合って

それで最初に豊橋ホスピスを考える会のメンバーから「先生、何か講演をやってくれませんか」と頼まれて始めたのが九七年ですが、その当時、私はまだ自分がホスピスをやるということは考えていませんでした。その頃はただ、外科医としてがんの手術をたくさんやっていた。だから自分が手術して治せなかった末期がんの患者さんもたくさん診ていたわけですね。そういう患者さんと接するのは当時の私には非常に辛いことでした。何をしていいかわからなかった時代です。でもそれなりに、自分が取り組んできたことを振り返ってみたのです。

そのとき最初に考えたのが「がん治療～根治不能とされた時から終末期までの医療とは～」というタイトルです。二〇年以上前ですから、ホスピスという言葉を私はまだ使えなかった時代ですね（図2）。

実はこの講演を考えたとき、自分のやってきたがん医療をずっと振り返ってみました。その中で、思い出に残る人たちとのエピソードを交えて講演を組み立てたのですが、今思えば、そこが私のホスピス運動のスタートだったのだと思います。

その後、死の臨床研究会や緩和医療学会、ホスピス在宅ケア研究会などに参加するようになり、

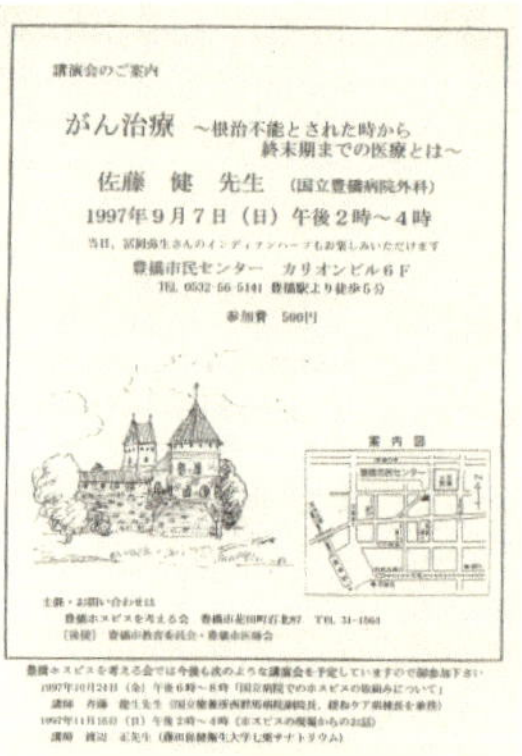
講演会のご案内
がん治療 ～根治不能とされた時から
終末期までの医療とは～
佐藤　健　先生　（国立豊橋病院外科）
1997年9月7日（日）午後2時～4時
豊橋市民センター　カリオンビル6F
参加費　500円
案内図
主催・お問い合わせは
豊橋ホスピスを考える会

図2「豊橋ホスピスを考える会」での最初の講演のチラシ（1997年）

ホスピス関係の本を読み漁るようになりました。そして豊橋ホスピスを考える会は、あのアルフォンス・デーケン先生がつくった生と死を考える会全国協議会の構成員のグループでした。

そこでデーケン先生の著作から、「死への準備教育への一二〇冊」という本を見て、いろいろな本を探し、そこから読み始めました。キューブラー・ロスの本には強く惹かれるものがありました。当時、「死」という文字がタイトルにある本ばかり読んでいた時期があって、まだ息子も小さかったのですが、「最近お父さん、死ぬっていう本ばっかり読んでいるけど、大丈夫なの」と心配していたようなことがありました。そういったことが、私が始めた頃の話ですね。このようなところから動いていくわけです。こういう本を読んでいくうちに、自分は末期がん患者とどう向き合っていいか、とまどっていたのに、すでにこの問題に早くから取り組んでいた人たちがいたことを知りました。自分は気づくのが遅すぎたと思いました。こうして自分自身がホスピス運動に向かっていくようになったのです。

そして生と死を考える会全国協議会全国大会へ初めて参加したとき、デーケン先生が基調講演の中で、「ホスピス運動は二一世紀の医療だけでなく、教育、文化をも革命的に創造発展させていく運動である」と言われました。この講演を最初に聞いたときに私は「そうだ」と確信して、その後の私のホスピス運動の指針にして取り組むようになっていきました。

豊橋ホスピスを考える会の仲間たちと始めた講演会である「癌の緩和医療」定期公開学習会というのを始めて二〇年経ちます。毎年、年六回でホスピス緩和ケア総論からがんの病態、告知の問題、症状緩和の問題、いろいろな視点で市民向けに講演を組んでいます。これをずっと続けてきました。またホスピスボランティア養成講座というのを別枠で設けて、全部通しで聴いてもらうかたちでも始めていきました（図3）。この講座を受けたみなさんが今、豊橋医療センターのホスピスや重症心身障害者病棟や外来受付などでボランティアとして働いています。

岡村昭彦との出会い

ホスピス関連の本ばかり読んでいた頃に出会ったのが『報道写真家　岡村昭彦――戦場からホスピスへの道』（松沢和正、ＮＯＶＡ出版、一九九五）という本でした。「戦場からホスピスへの道」というタイトルに衝撃を受けて、いったいなんだろうと思って読み始めたら、日本にホスピスを伝えた人とあります。

豊橋の隣町に舞阪というところがあります。浜名湖が海に交わるところですね。岡村昭彦はそこで暮らしていたことがあり、こんな近くにそういう人がいたということに驚きました。ベトナム戦争の頃は、私は小学生でしたから、まだ世界では戦争があるんだというくらいに捉えていて、

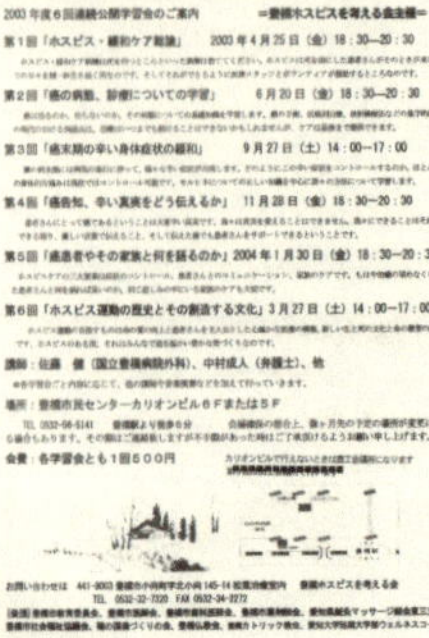
「癌の緩和医療」定期公開学習会
2003年度６回連続公開学習会のご案内　＝豊橋ホスピスを考える会主催＝
第１回「ホスピス・緩和ケア概論」　2003年４月25日（金）18：30―20：30
第２回「癌の病態、診療についての学習」　６月20日（金）18：30―20：30
第３回「癌末期の辛い身体症状の緩和」　９月27日（土）14：00―17：00
第４回「癌告知、辛い真実をどう伝えるか」　11月28日（金）18：30―20：30
第５回「癌患者やその家族と何を語るのか」2004年１月30日（金）18：30―20：30
第６回「ホスピス運動の歴史とその創造する文化」３月27日（土）14：00―17：00
講師：佐藤　健（国立豊橋病院外科）、中村成人（弁護士）、他
場所：豊橋市民センターカリオンビル６Ｆまたは５Ｆ
会費：各学習会とも１回５００円

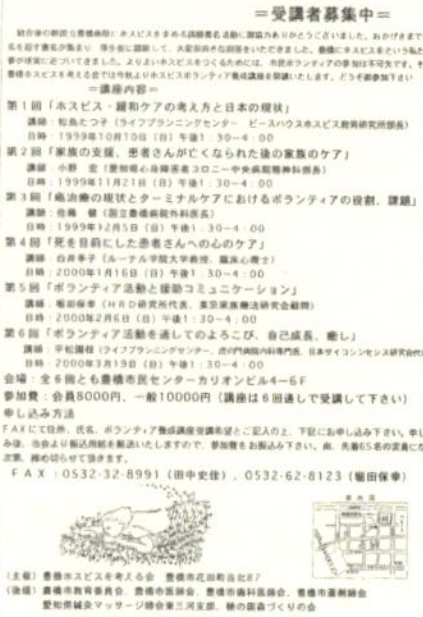
豊橋ホスピスを考える会主催
「ホスピスボランティア養成講座」
＝受講者募集中＝
＝講座内容＝
第１回「ホスピス・緩和ケアの考え方と日本の現状」
日時：1999年10月10日（日）午後1：30−4：00
第２回「家族の支援、患者さんが亡くなられた後の家族のケア」
日時：1999年11月21日（日）午後1：30−4：00
第３回「癌治療の現状とターミナルケアにおけるボランティアの役割、課題」
日時：1999年12月5日（日）午後1：30−4：00
第４回「死を目前にした患者さんへの心のケア」
日時：2000年1月16日（日）午後1：30−4：00
第５回「ボランティア活動と援助コミュニケーション」
日時：2000年2月6日（日）午後1：30−4：00
第６回「ボランティア活動を通してのよろこび、自己成長、癒し」
日時：2000年3月19日（日）午後1：30−4：00
会場：全６回とも豊橋市民センターカリオンビル4−6F
参加費：会員8000円、一般10000円（講座は６回通しで受講して下さい）
申し込み方法
ＦＡＸ：0532-32-8991（田中史佳），0532-62-8123（堀田保幸）

図３　「癌の緩和医療」定期公開学習会・ホスピスボランティア養成講座チラシ

どちらが正しい戦争なのかもよくわかっていませんでした。その当時、戦場の写真家として有名になった彼がいて、その晩年にアイルランドに渡り、アイルランドで生まれたホスピスの歴史を、一九八〇年代に名古屋地区で当時の看護師を集めて伝えたという話ですね。

実はこれを読んだときに、岡村昭彦の『ホスピスへの遠い道』を知ったのですが、すでに絶版になっていました。手に入らないと残念に思っていた頃、九九年に再版されたので、飛びつきました。そして、こういったものを読みながら、ホスピスへの原点というものを考えたわけです。

私が、岡村昭彦に共鳴している部分は、平等意識です。それを脅かす権力に対しては闘う姿勢を持っている部分です。本当の正しい情報というのはやはり権力の側が握っている。それを自分たちで学び取っていくことが大切であり、権力側以上に勉強していく姿勢が重要だという信念を貫いていることです。岡村には「もっともっと勉強しろよ」と言われている気がします。そういう中でホスピス運動の本質というのが見えてくると考えるようになったのです。

そして二〇〇〇年にデーケン先生のツアーに参加させていただき、アイルランドに行ってきました。現存する世界最古のホスピスであるアワー・レディス・ホスピス（聖母マリアホスピス）がダブリンにあ

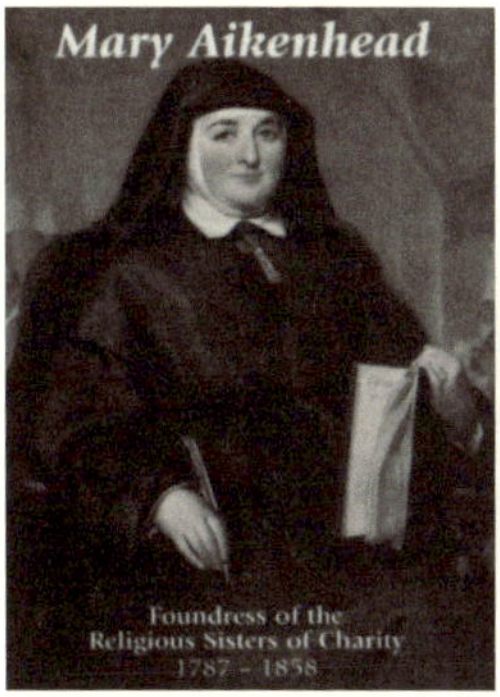
Mary Aikenhead
Foundress of the
Religious Sisters of Charity
1787 - 1858

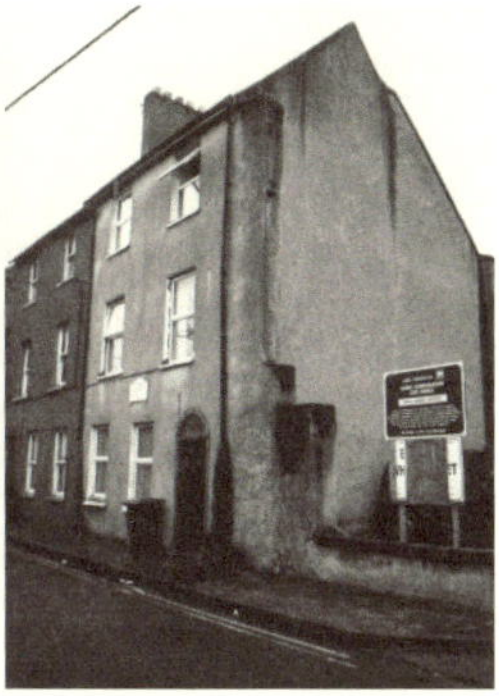

図4　マザー・エイケンヘッドの肖像画のカード（左）
写真4　マザー・エイケンヘッドの生まれた街、コークと生家（右）

ります。そこを訪ねたとき、ホスピスの原点の場所に立ったという感慨深いものがありました。そのとき、近代ホスピスの母、マザー・メアリー・エイケンヘッドの肖像画が描かれた二枚のカードをいただきました。とても美しい人だったようです（図4）。

『ホスピスへの遠い道』にも載っていたエイケンヘッドの生まれた家と言われるところを、アイルランドの第二の都市であるコークへ行ったときに訪ねてみました。本当に安いアパートのような古い感じの建物に、パネルが貼ってあるだけのところです（写真4）。マザー・エイケンヘッドが幼い頃住んでいたということですね。その頃、岡村の次に来たのはわれわれくらいしかいないだろうと思っていました（講演の後、ホスピス署名でがんばっている隈崎行輝さんが、自分はもっと前にそこを訪ねたと私に自慢してきました（笑））。

マザー・エイケンヘッドの弟子たちが一九〇五年、イギリスに渡って、ロンドンにセント・ジョセフ・ホスピスをつくり、そこで若い頃学んだのがシシリー・ソンダースだったという歴史の流れがあるわけですね。

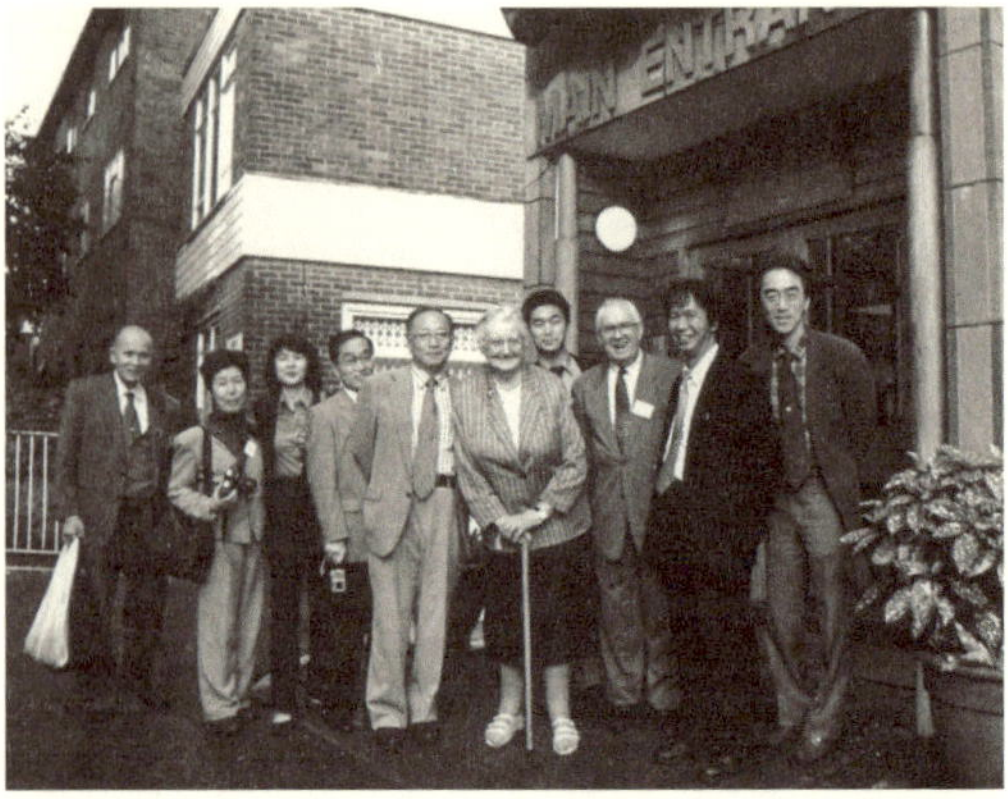

写真5　2000年、セント・クリストファー・ホスピスにてシシリー・ソンダース（中央）を囲んで。デーケン先生（右から3人目）、渡辺正先生（右から1人目）、筆者（右から2人目）。

そして、そのツアーではアイルランドの次にイギリスに渡り、ロンドンのセント・ジョセフ・ホスピス、続いてセント・クリストファー・ホスピスを訪ね、シシリー・ソンダースに出会うわけですね。ホスピスの玄関前での記念撮影です。これも私の宝物になっております（写真5）。

2 医師として、市民として

国立病院にホスピスを

こういう運動をしていく中で、国立病院にホスピスをつくりたいということを豊橋市医師会での講演で私は宣言しました。その当時、ホスピスの有名な先生をこの地域に講演でいろいろとお呼びしていましたが、そのとき、ある先生がこう言われました。「先生のホスピスをつくりたいという情熱はよくわかりますが、市民運動で変えられるのは市民病院などの公立病院クラスまでで、国の病院を市民運動で変えることは無理です」。

これにはかなりショックを受けましたけれども、かといってしょげていてもしょうがないので、もう運動は始めているのだから、なんとかやってみようと動き出しました。市民のみんなも後押しをしてくれていたということもあります。逆にこの言葉が私を奮い立たせたのかもしれません。

「国立病院にホスピスをつくるということ。とても難しいことかもしれません。しかし病院にホスピスをつくりたいと考える医師がいて、それを望む看護師や職員たちがいて、市民の声が大きくなればきっと実現する。そう信じて私は行動していきたいと思います」と宣言してしまいました。

そしてあるとき、署名活動を始めようと、ホスピスを考える会のメンバーが言い出しました。大丈夫かなと不安に思いながらも、始めることにしました。というのは、国の病院にホスピスをという市民の署名活動に、公務員、

年　月　日

厚生大臣　殿

国立豊橋病院、国立療養所豊橋東病院統合後に建設される新病院に緩和ケア病棟（ホスピス）を求める請願書

〈請願趣旨〉

がんは現在、死因の第一位であり、それは年々増加し、日本人の3人に一人が、がんで亡くなるという時代が近づいています。その終末期はがん特有の痛みや苦しい症状が表れ、患者さんとその家族に多大な不安と苦悩をもたらすことがあります。

緩和ケア病棟（ホスピス）の医療は一般病院の医療と異なり、末期がん患者さんの身体的、精神的な苦痛を取り除くことに努め、同時に家族をもケアし、患者さんが最期までその人らしく生きられるよう援助することを目的としています。また緩和ケア病棟の存在はその地域の他の医療機関の終末期ケアの質の向上にも寄与するものと考えます。

現在このような施設は豊橋および東三河地区にはなく、身近な所にホスピスができることを強く望むものです。このたび豊橋の二つの国立病院が統合され、新しい病院が建設される計画が進んでいますが、この新病院に緩和ケア病棟（ホスピス）が併設されることを望み、請願致します。

署名取り扱い団体：愛知県豊橋市花田町百北87
豊橋ホスピスを考える会
代表　田中史佳

〈右面にご記入お願いします〉

〈請願事項〉

国立豊橋病院、国立療養所豊橋東病院の統合後に建設される新病院に緩和ケア病棟（ホスピス）を設置して下さい。

【請願者】

氏　名	住　所

署名のご協力ありがとうございました。

図5　国立新病院にホスピスを求める請願署名用紙

国の職員である私が加わっていいのかなという心配がありましたので、当時の病院長にかけあってみました。

「国立病院にホスピスを求める署名活動を市民がやろうとしておりますが、私には彼らのエネルギーを止めることができません。どうしたらいいでしょう」と言ってみました。そしたら院長は「どうせおまえやる気だろう。やるなら早くやれ」と言ってくれましたね（笑）。

そういったかたちで、厚生大臣（現・厚生労働大臣）向けに、当時の国立豊橋病院と国立療養所豊橋東病院が統合後に建設される新病院に、緩和ケア病棟を求める請願書を出そうと運動を開始しました（図5）。地域のいろいろな方に賛同者になっていただくようお願いに上がりました。本当に多くの方にお会いしました。全国のホスピス関係の著名な方々の名前もお願いして使わせていただきました。署名用紙の裏面には多くの賛同者の方々の名前が掲載されています。

地元の東海日日新聞社なのですが、新聞の一面を使った記事です（図6・7）。「ホスピスのある町、豊かな街づくり」ということを私はずっと訴えていたんですね。

最終的には署名は一三万を超えて集まったのですが、一一万二九〇一名というところで、みんなで厚生省へ持って行ってきました。その出発時に豊橋駅で撮った写真です（写真6）。

その結果、国がホスピスをつくることを認めてくれたわけですが、いきなりつくるといっても、経験もありませんので、実際に新病院ができる前に、旧国立豊橋病院の中で実践していこうということになりました。そこで担当する病棟を決め、緩和ケアの専用病室として四つだけベッドを

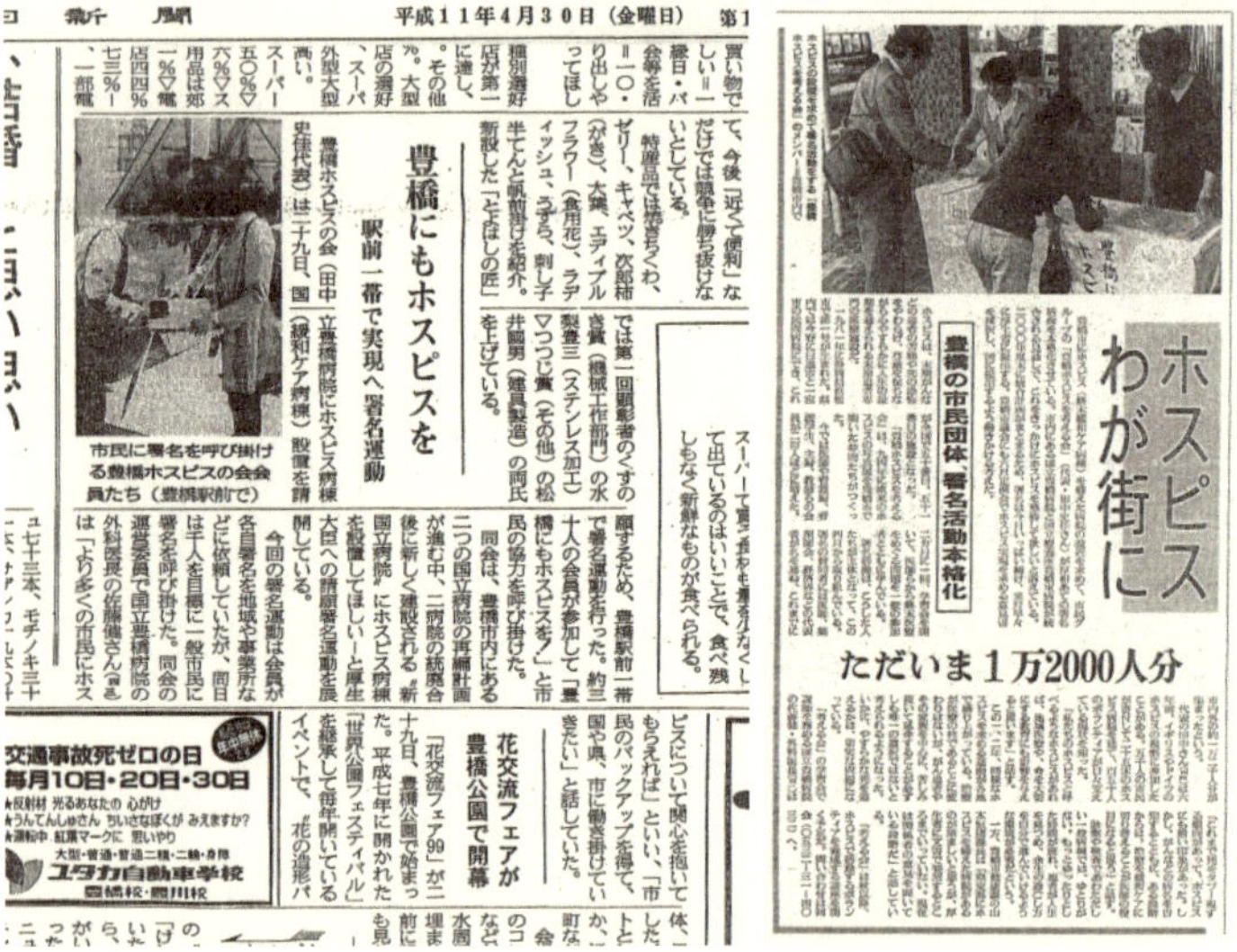

平成11年4月30日（金曜日）

豊橋にもホスピスを
駅前一帯で実現へ署名運動

豊橋ホスピスの会（田中史佳代表）は二十九日、国立豊橋病院にホスピス病棟（緩和ケア病棟）設置を請願するため、豊橋駅前一帯で署名運動を行った。約三十人の会員が参加して「豊橋にもホスピスを！」と市民の協力を呼び掛けた。

同会は、豊橋市内にある二つの国立病院の再編計画が進む中、二病院の統廃合後に新しく建設される"新国立病院"にホスピス病棟を設置してほしい―と厚生大臣への請願署名運動を展開している。

今回の署名運動は会員が各自署名を地域や事業所などに依頼していたが、同日は千人を目標に一般市民に署名を呼び掛けた。同会の運営委員で国立豊橋病院の外科医長の佐藤健さんは「より多くの市民にホスピスについて関心を抱いてもらえれば」といい、「市民のバックアップを得て、国や県、市に働き掛けていきたい」と話していた。

市民に署名を呼び掛ける豊橋ホスピスの会会員たち（豊橋駅前で）

花交流フェアが豊橋公園で開幕

「花交流フェア99」が二十九日、豊橋公園で始まった。平成七年に開かれた「世界公園フェスティバル」を継承して毎年開いているイベントで、"花の造形パ

ホスピス わが街に
豊橋の市民団体、署名活動本格化
ただいま1万2000人分

図6　1999年のホスピスを求める請願署名活動は、毎日のように地元新聞に掲載された。

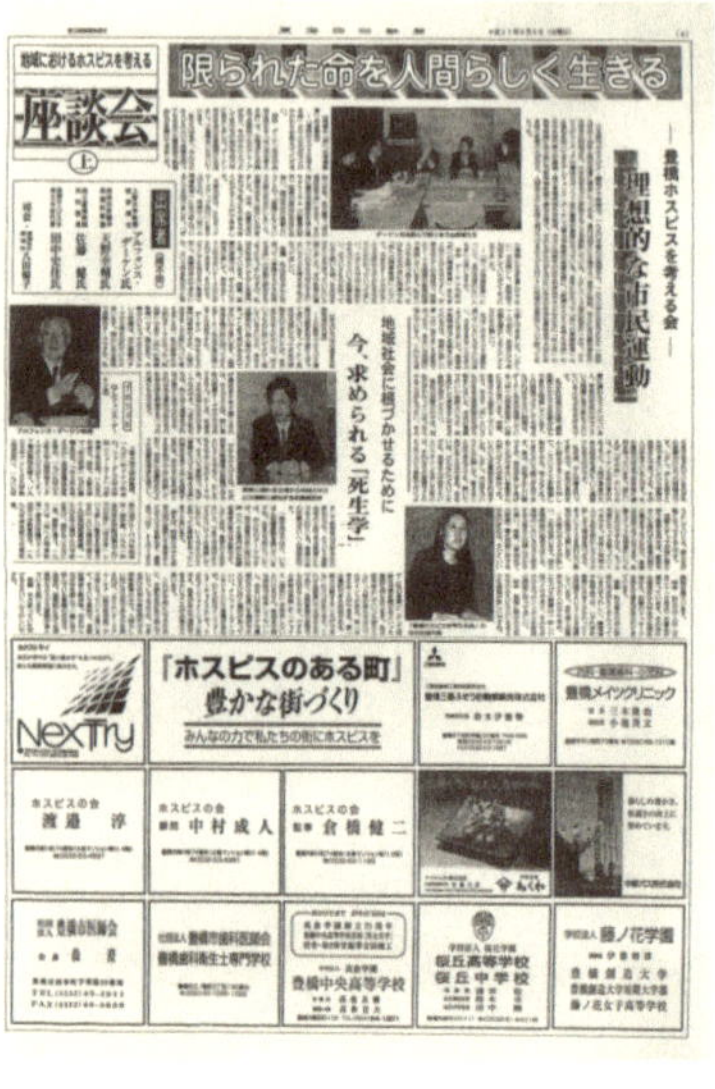

地域におけるホスピスを考える
座談会（上）
限られた命を人間らしく生きる

豊橋ホスピスを考える会
理想的な市民運動

地域社会に根づかせるために
今、求められる「死生学」

「ホスピスのある町」
豊かな街づくり
みんなの力で私たちの街にホスピスを

図7　豊橋医師会、歯科医師会、薬剤師会、豊橋の三つの私立高校、豊橋を代表する企業が応援の広告記事を出稿してくれて、三段にわたる広告が「ホスピスのある街、豊かな街づくり」というタイトルのもと三日間にわたり連載された。

もらい、開始したのが二〇〇二年です。当時、古い病室の一室の壁紙を張り替えたり、調度品を入れ、きれいにして、四床だけのホスピスを始めました。病院の外には庭園があり、そして談話室もひとつ作っていただきました。

そして、国立病院が新しく移転する前の、旧国立病院の最後の年が二〇〇四年でした。そのときに生と死を考える会全国協議会の全国大会を豊橋で開きました（図9）。たまたまデーケン先生が定年になってドイツへ帰られているときだったのですが、会長の高木慶子先生と、ゲストに日野原重明先生、徳永進先生をお呼びしました。

座談（Ⅵ章）で、日野原先生のエピソードを少しお話しさせていただいたんですが、私と先生方の四人で講演を組み立てて、多くの分科会や会議、懇親会を交えて大会を行いました。多くの市民のみなさんに集まっていただきました。豊橋ホスピスを考える会のメンバーを中心に大会実行委員会を組織し、運営にあたりました。特に私の小学校、中学校時代の同級生の仲間が応援してくれて、同窓会を開いてくれました。「こういうのやるぜ、集まれ」という感じで、実行委員として活躍してくれました。青春を取り戻すような雰囲気でやり、楽しい実行委員会だったのを覚えております。

そうして、二〇〇五年に国立病院機構豊橋医療センターというかたちで、統合した新病院ができたわけです（写真7）。

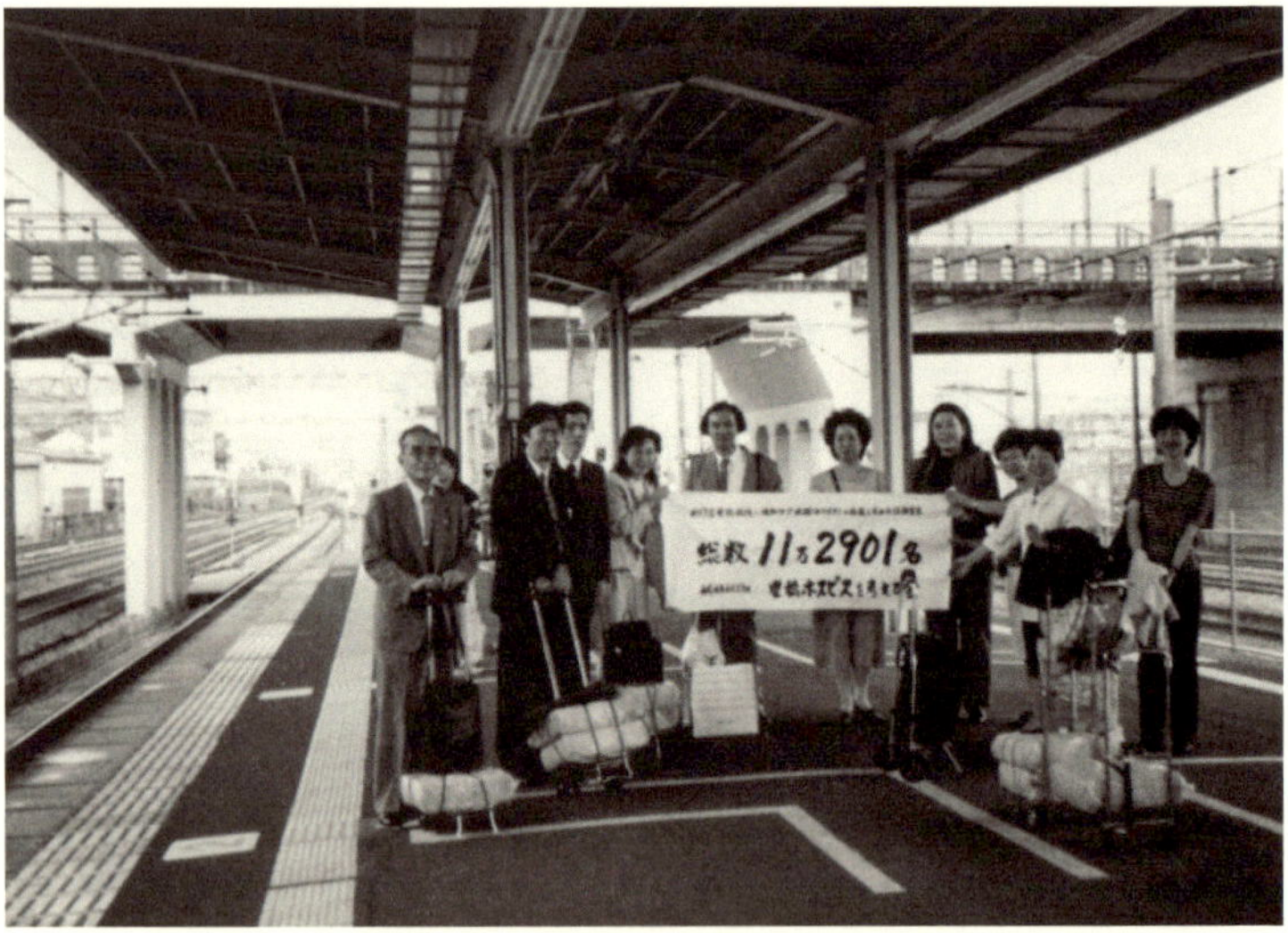

写真６　厚生省へ 11 万 2901 名の署名を届けに行く（豊橋駅にて）

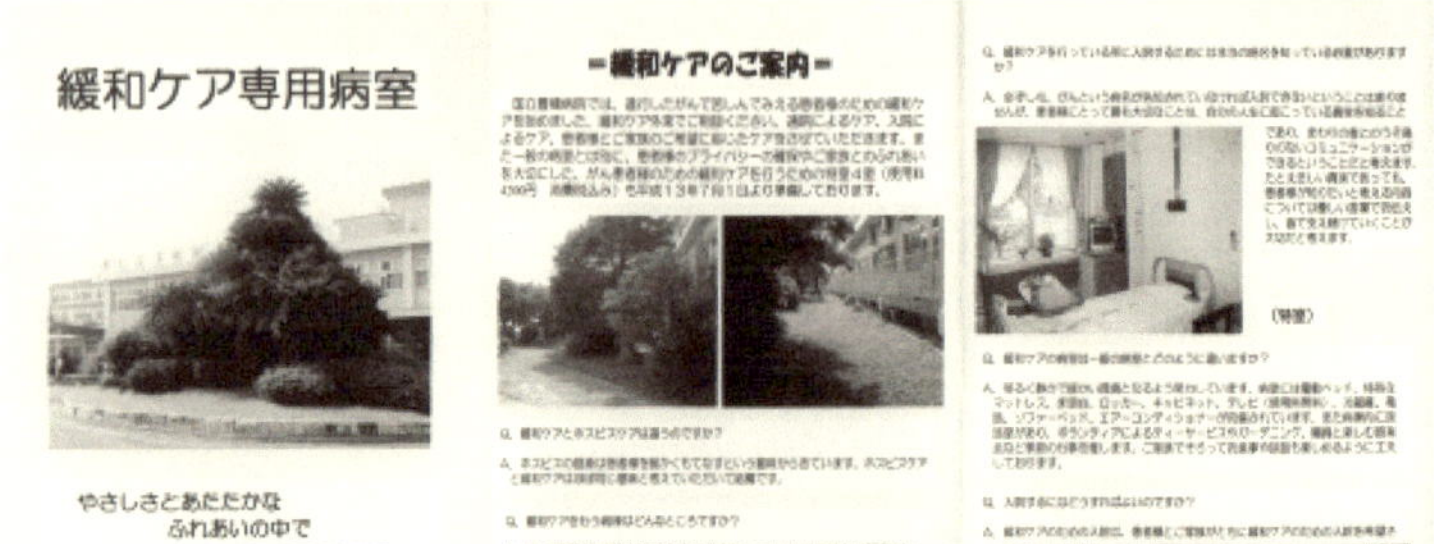

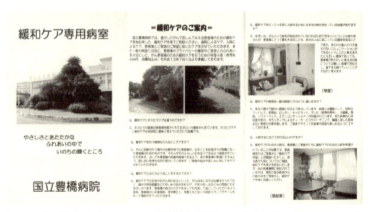

図８　当時の筆者が手作りした旧国立豊橋病院緩和ケア専用病室のパンフレット。キャッチフレーズは「やさしさとあたたかなふれあいの中でいのちの輝くところ」としている。

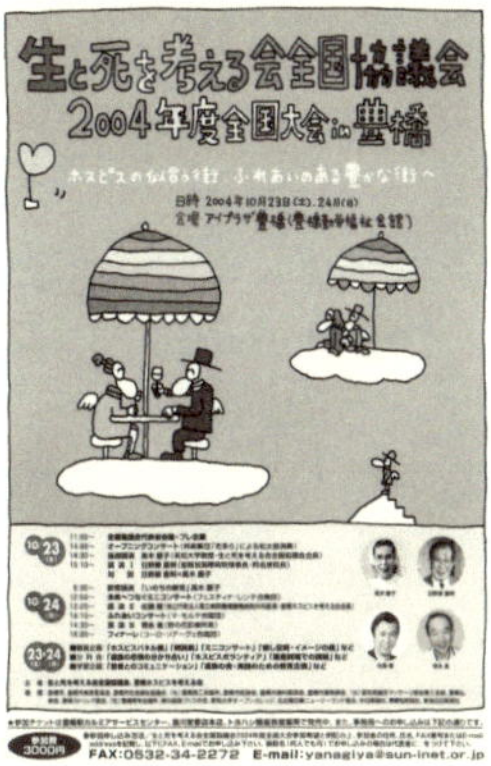
生と死を考える会全国協議会
2004年度全国大会in豊橋
ホスピスの似合う街 ふれあいのある豊かな街へ
日時 2004年10月23日(土)、24日(日)
会場 アイプラザ豊橋(豊橋勤労福祉会館)
参加費 3000円
FAX:0532-34-2272 E-mail:yanagiya@sun-inet.or.jp

図９　生と死を考える全国協議会 2004 年度全国大会 in 豊橋ポスター

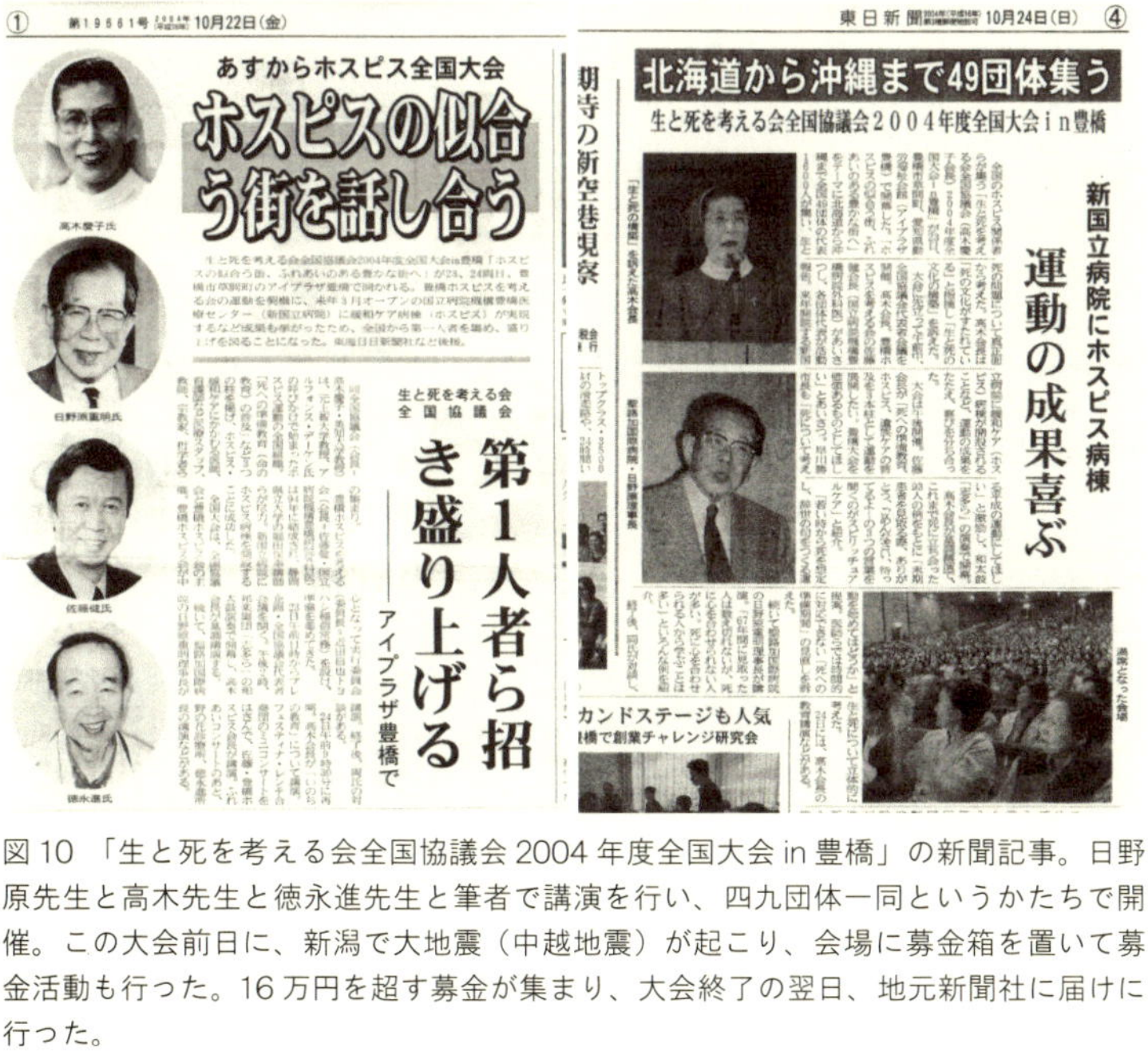

①　第19661号　10月22日(金)

あすからホスピス全国大会

ホスピスの似合う街を話し合う

生と死を考える会全国協議会2004年度全国大会in豊橋「ホスピスの似合う街、ふれあいのある豊かな街へ」が23、24両日、豊橋市草間町のアイプラザ豊橋で開かれる。豊橋ホスピスを考える会の運動を契機に、来年3月オープンの国立病院機構豊橋医療センター（新国立病院）に緩和ケア病棟（ホスピス）が実現するなど成果も挙がったため、全国から第一人者を集め、盛り上げを図ることになった。東海日日新聞社など後援。

高木慶子氏

日野原重明氏

佐藤健氏

徳永進氏

生と死を考える会全国協議会

第1人者ら招き盛り上げる

―アイプラザ豊橋で

東日新聞　10月24日(日)　④

北海道から沖縄まで49団体集う

生と死を考える会全国協議会2004年度全国大会in豊橋

新国立病院にホスピス病棟

運動の成果喜ぶ

図 10 「生と死を考える会全国協議会 2004 年度全国大会 in 豊橋」の新聞記事。日野原先生と高木先生と徳永進先生と筆者で講演を行い、四九団体一同というかたちで開催。この大会前日に、新潟で大地震（中越地震）が起こり、会場に募金箱を置いて募金活動も行った。16 万円を超す募金が集まり、大会終了の翌日、地元新聞社に届けに行った。

ホスピスと三つの入院

旧国立病院で緩和ケア病室の運営を始めた頃、紹介されて来る患者さんが一週間以内にどんどん亡くなっていくことがかなり多かったんですね。そうすると看護師さんたちもとても消耗して、「先生、なんでこんな患者さんばっかり受けるの」と言われることもよくありました。

やはりホスピスというところは、死にゆく場所だからあまり行きたくないところ、というイメージがかなり強かったんですね。入ったら帰れないところみたいに思っているところがあります。そういう偏見を払拭するために、元気になれば退院できるところ、入退院をしっかり繰り返しながらやっていく形がいいだろうと思いました。これは一般の急性期病院の運営の仕方と同じです。

私もホスピスを始めたものの、患者さんはやっぱり過ごせるものならば家で過ごすのがいいと思っている人が多いだろうなと考えています。家がいいけれども、家にいられないときにはホスピスで、そして家で過ごせるときは家で、というかたちですね。

ですから私は「痛みを止めて、家で過ごせそうな環境が整ったら家に帰ったほうがいいよ」と

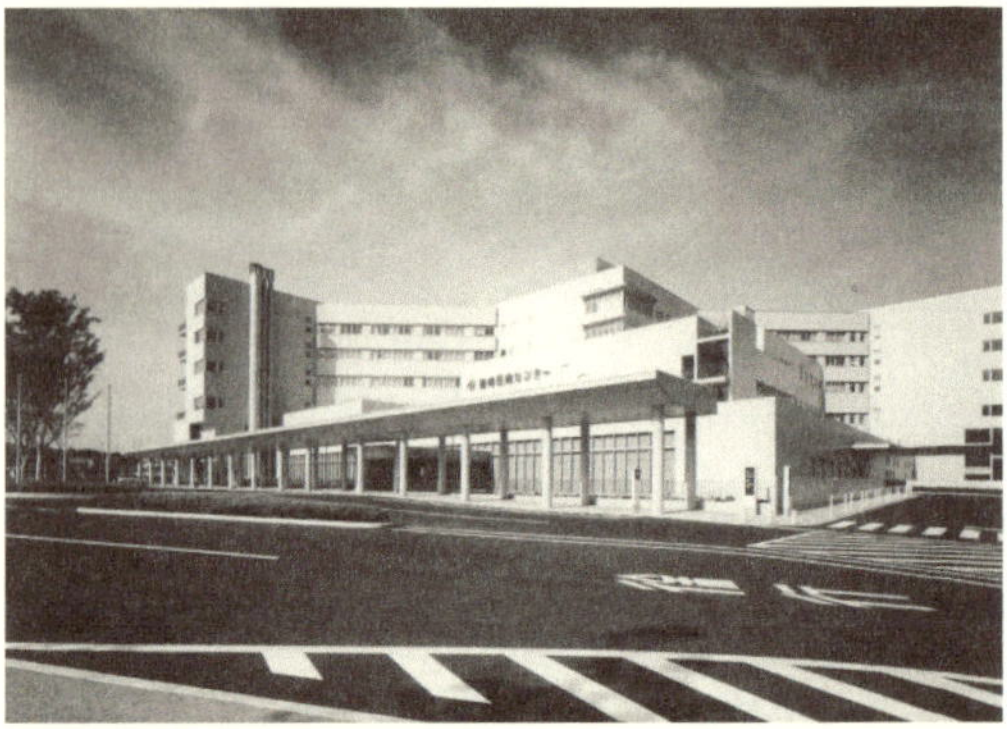

写真７　豊橋医療センター

いう話をしています。

「三つの入院」ということで、最初に入院するということがまず大事です。ホスピスに入ったことによってホスピスの温かいケアを体験することで、患者さんが「ああ、こんないいところがあったんだ」と思ってくれることが重要なのです。そして、退院した後、「何かあったらここへ戻ってくればいいんだ」という安心感を持って帰るということですね。つまり、「入院しているときも退院した後も、ホスピスが後ろからあなたを支えていますよ」という、そんなイメージを持っていただいて、最初の体験入院をしてもらうのです。

二つ目として、レスパイトケアというものがあります。在宅で家族が看ていて、その期間が長くなってくると、家族はどうしても疲れますよね。ですから、一時的に入院でケアし、家族に休んでいただく必要があります。患者と家族に在宅ケアの休息を与えるレスパイトケアも重要だと考えます。

そして、三つ目は看取りのとき。症状が進んで在宅ケアが困難になってきたときから、看取りのときまでをみる。この三つを唱えているわけです。

ホスピスのイメージというと、この三つ目の看取りしかないようなところがあったわけですね。終末期の何カ月間というのは患者さんの人生の総決算の時期であり、患者さんにとっても家族にとっても、とても貴重な時間です。最期の一カ月だけというのは、やはり寂しいだろうというふうに思います。抗がん剤治療をギリギリまでやって、最期のときだけホスピスに飛び込んでく

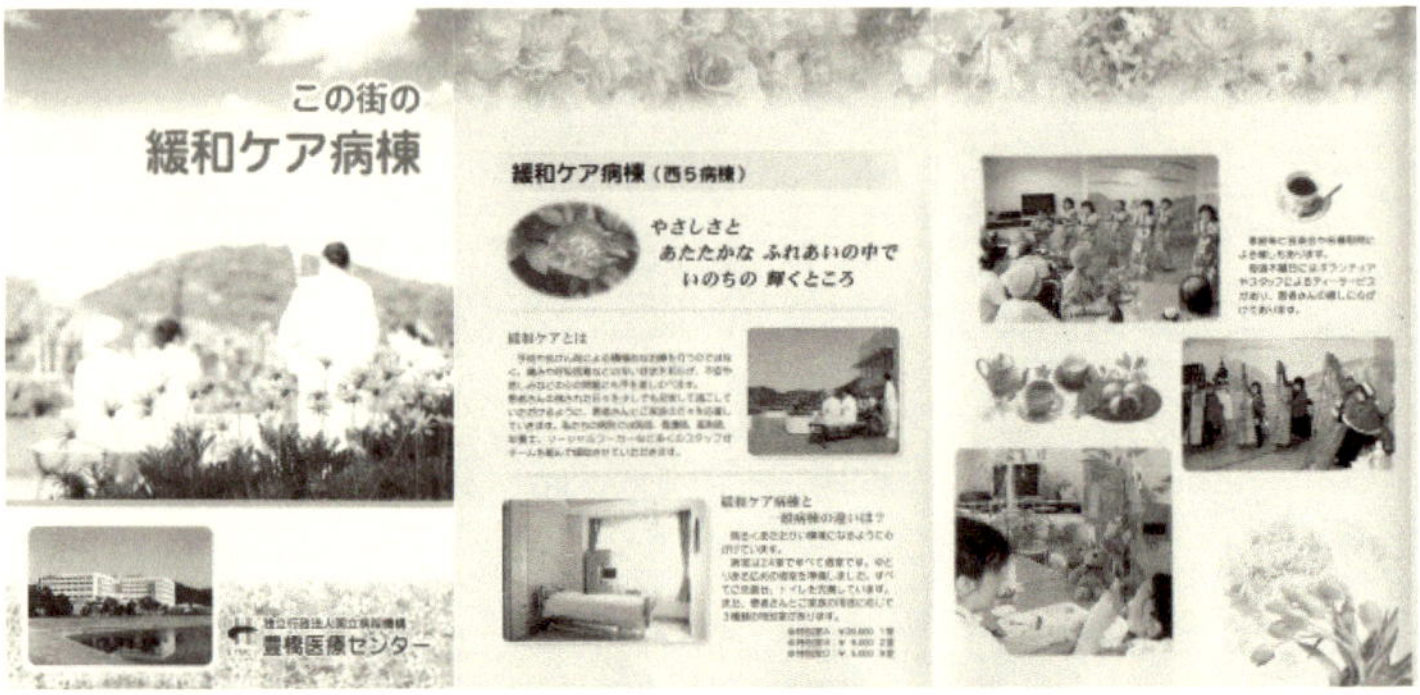

図 11　新しく作成した、豊橋医療センター緩和ケア病棟のパンフレット。昔から変わらないキャッチフレーズ「やさしさとあたたかなふれあいの中でいのちの輝くところ」に、「この街の」という言葉を頭につけた。パンフレットにはボランティアなどの企画もいろいろ載っている。現在、二代目のパンフレットを使用中だが、もっとよいものを目指し三代目の改訂作業中。はじめの頃は筆者が中心に作成していたが、現在はほとんど看護師が改訂作業を担ってくれている。

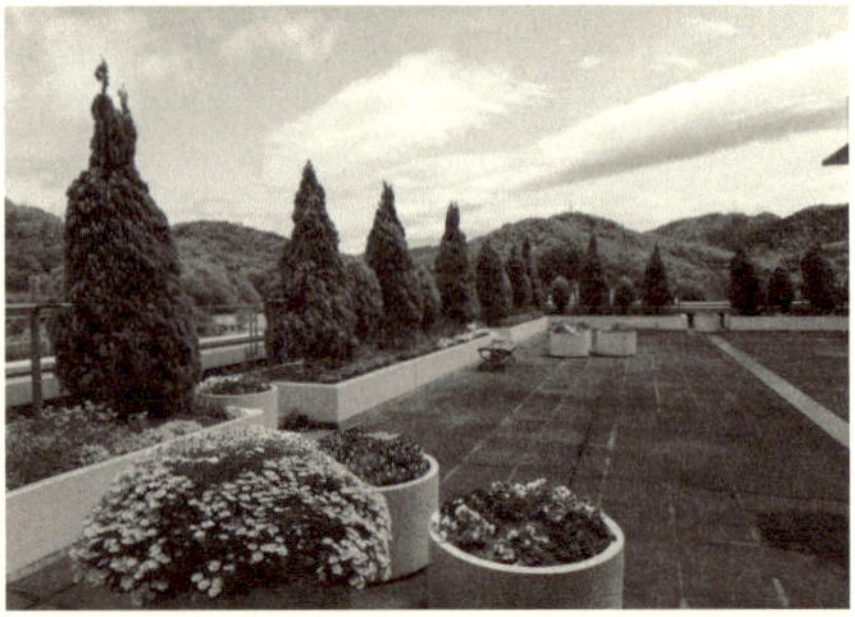

写真 8　医療センターの山側を臨む庭園。弓張山地と言って、ちょうど南アルプスが海に落ちていくところのはずれ、愛知県と静岡県の県境。山を越えると静岡県。

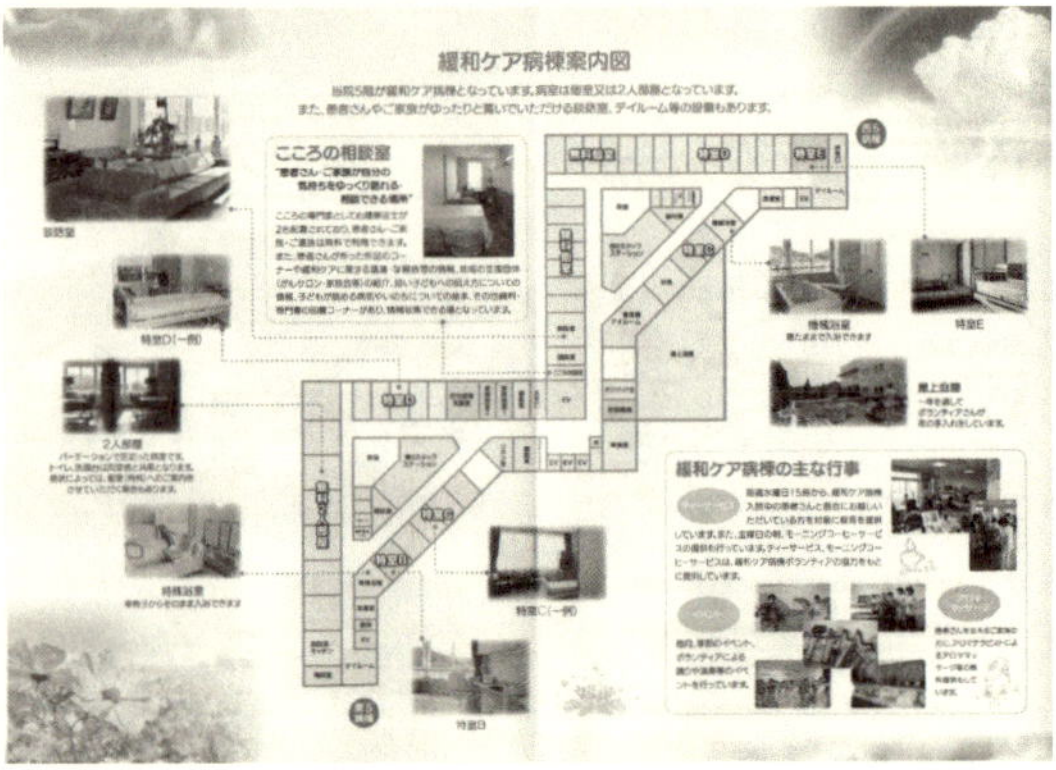

図 12　三角形の建物。西五階は緩和ケア病棟だったが、10 年やってきて、患者が非常に増えたので、東の内科病棟だったところも全フロアを緩和ケア病棟に変更。ベッド数も 24 床から 48 床に増えた。

るということではなくて、早い時期に来ていただく必要があるということを唱えるようになったのです。

まだまだ当時の全国のホスピスでは、こういうことをやらずに、入院したら亡くなるまで入院し続けて、最期の看取りを行う。誰かが亡くなって、ベッドが空いたら次の人が入院する。ですから入院が長くなったりするとなかなかベッドが空かない、ということが多かったわけです。「ホスピスって何カ月も待たされる。結局入れない」ということをよく聞かされました。

私も旧国立病院で緩和ケア病室を開始した二〇〇二年頃、当時の病院職員一〇名ほどで、国立がんセンター東病院緩和ケア病棟（千葉県柏市）を見学しました。ホスピスの先駆的な施設として学ぶためと、同じ国立病院であるということで事務方が連絡を取って実現しました。そのときに患者さんが二〇〇人ぐらい入院待ちで登録していると聞きました。ベッド数が二五ということで、八割ぐらいは入れないまま亡くなっていくという話を聞いて、こんなに人気で患者さんが集まってきているのはすごいと思う反面、ほとんどが入れないというのは残念でしかたがありませんでした。人口の多い地域でベッドが足りないというのが実情でした。その頃は全国のホスピスのベッドの絶対数が少なく、人口比や地域差もありますが、どこのホスピスも待ち時間が長く、入院できずに亡くなっていく人が多かったと言われていました。

そこで、「三つの入院」という運営方式を考え、どんどん入退院を繰り返しながらケアしていくことが大事だと考えて、患者さんを待たせない努力をしました。それは救急の病院が患者を断らない姿勢と同じだと考えたからです。これは私が外科医として救急をつねに断らずにやっていたというのがあるのかもしれません。

家で過ごせない人もいる

最初に入院してきたとき、患者さんについてカンファレンスをします。そのときにたとえば余命が一カ月以上あるだろうと予想されるときには、患者のケア、家族の介護力というものを見極めて、教育していきながら、福祉制度の利用だとか、訪問診療、訪問看護の援助を得て、在宅で過ごせるかどうかを検討していくわけです。ですから私たちのスタッフカンファレンスでは帰る方向へ持っていけるのか、このまますぐ看取りになるのかということを、早い時期に判断していくわけです。

退院を勧める際に大事なのは、いつでも再入院できることをしっかり伝えることです。いつでも戻ってきていいということを話すのです。その上で、家で看取るか再度ホスピスに入院するかは、本人と家族に委ねるというかたちをとります。どちらかに決めつけて無理をさせないという方針です。

なかなか家で看られないという家族も結構います。そういうときは、私はご家族である息子さん、娘さんたちに、最期の親孝行をするときですよ、ということをよく話します。今を逃すな、と。

　家で看るというのは多少苦労すると思います。でも、苦労することがあっても、患者さんと一緒にいられる時間はたぶん入院しているよりは長いだろうと思います。親が家で過ごしたいと言っているときは、がんばってみたらどうかと。一週間で音《ね》をあげたら戻ってきてもいいよという話もします。ちょっとだけがんばってごらんと、家族の肩を押すということをやっています。

　どうしてもダメだという場合はホスピスで看取りますし、家ではどうにもできないという家族もいるわけですね。やっぱり何が違うかというと、入院していると、看護師さんがいつでもそばにいるという安心感が大きいんですね。

　在宅では、患者と家族が一緒に隣で寝るということもできます。しかしホスピスに毎日泊まりにくる老夫婦もいます。そういう人たちには、家で一緒に寝たほうが楽ですよと言ってそちらをすすめることがあります。病院のホスピスの一室で、慣れない寝床でお年寄りが寝泊まりするよりは、住み慣れたご自宅で寝泊まりしたほうがいいと思って説明するのですが、不安でしょうがない、怖くてしょうがないという人も中にはいます。また

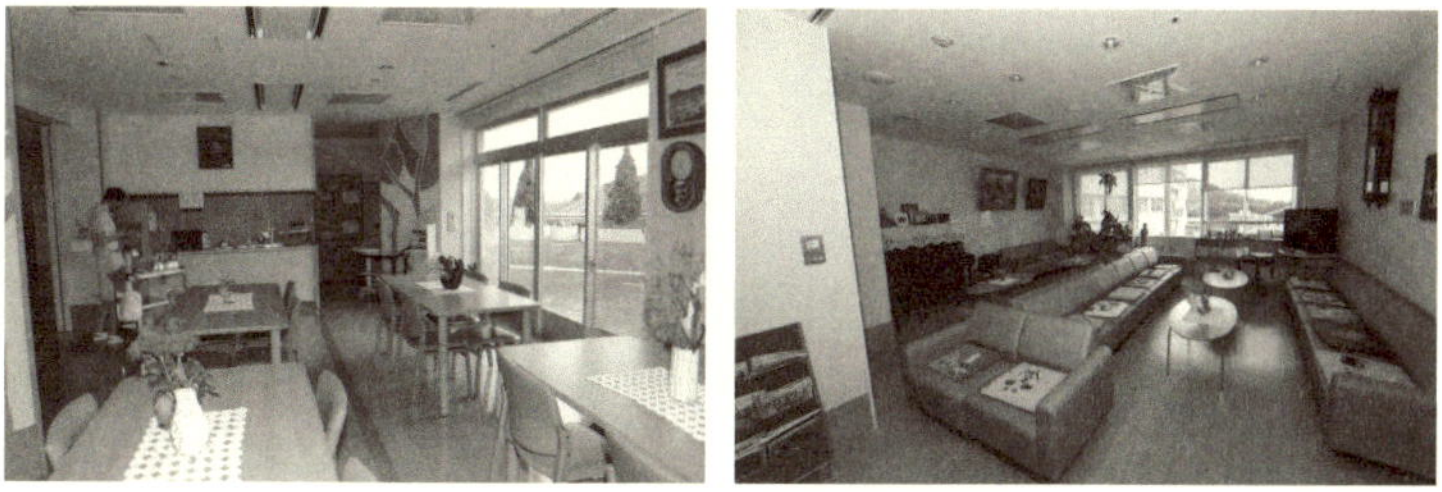

写真９　キッチン（左）と談話室（右）。座布団は地元・豊丘高校の生徒たちがボランティアで提供してくれている。絵や彫刻、その他の飾りや、ピアノ、オーディオなどはボランティアのみなさんの手作りのものや、地域のみなさん・患者さんの家族などからの寄付。

やっぱり自宅のほうがいいと思って帰っていく人もいます。それはそれぞれの家族に委ねるようにして決めています。

市民との連携こそ地域連携

地域連携ということに関して、一般には病院では病診連携（病院と診療所の連携）、あるいは病病連携（病院と病院との連携）ということがよく言われますが、私はつねに、地域連携という言葉は広く市民との連携だという話をします。

地域に出て行こうというのはもう当たり前で、もっと進んで地域でホスピスをつくるんだ、地域でホスピスを育てるんだということで、地域の人々とともにいろいろな講演を中心にホスピス運動を続けてきているわけです。

定期公開学習会など市民向けに定期的に講演を継続する一方、地域の病院や団体、学校などでも呼ばれればいつでも講演に行きます。医師会とか保険医協会といったところからもよく呼ばれて講演をやってきました。歯科医師会、薬剤師会、病院薬剤師会といったところもそうです。実は薬剤師会で講演したとき、薬剤師のみなさん五〇人が一気にホスピスを考える会に入ってくれたことがありまして、一気に加速していったという時代でもありましたね。

ほかにもいろいろな福祉施設や宗教団体だとか、学校の生徒向け、学校の校長会とか教頭会、

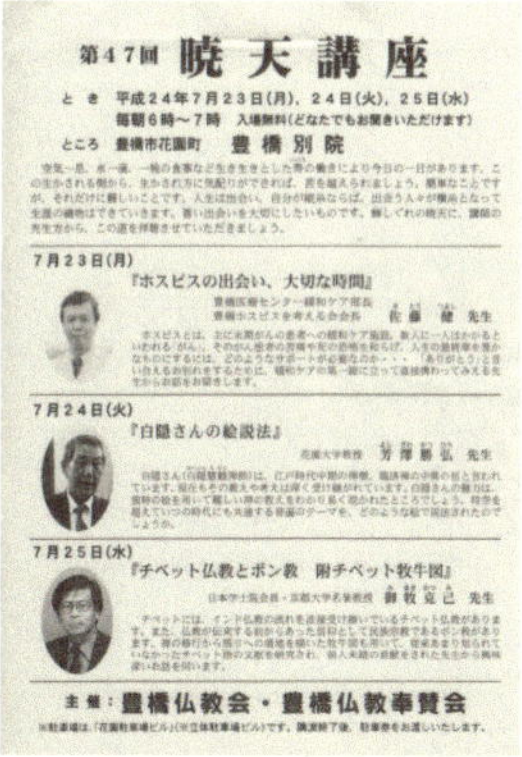
第47回 暁天講座

とき 平成24年7月23日(月)、24日(火)、25日(水)
毎朝6時〜7時 入場無料(どなたでもお聞きいただけます)

ところ 豊橋市花園町 豊橋別院

7月23日(月)
『ホスピスの出会い、大切な時間』
佐藤 健 先生

7月24日(火)
『白隠さんの絵説法』
先生

7月25日(水)
『チベット仏教とボン教 附チベット牧牛図』
先生

主催:豊橋仏教会・豊橋仏教奉賛会

図13 仏教会での暁天講座にも呼ばれた。ホスピスとの出会いの大切な機会だということで引き受けたが、「六時から」というのは当然夕方の時間だと思っていたら、朝の六時だった(笑)。聴講者の方は朝早くにお寺での勉強会に参加して、おそらくそれから仕事に出かけるということだろうが、当時は驚いた。

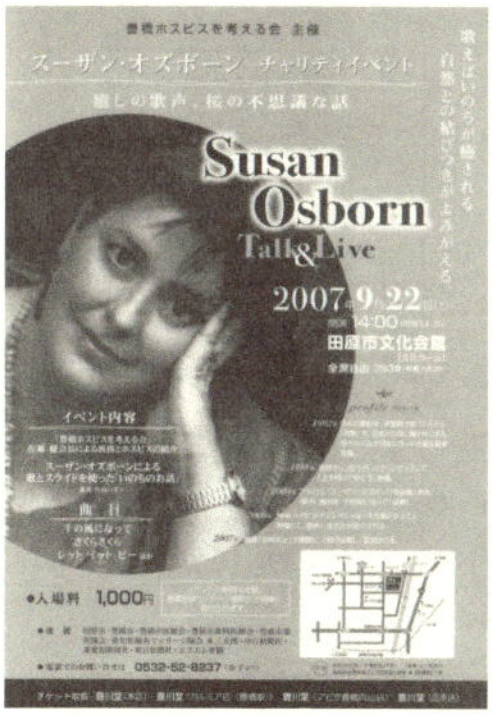

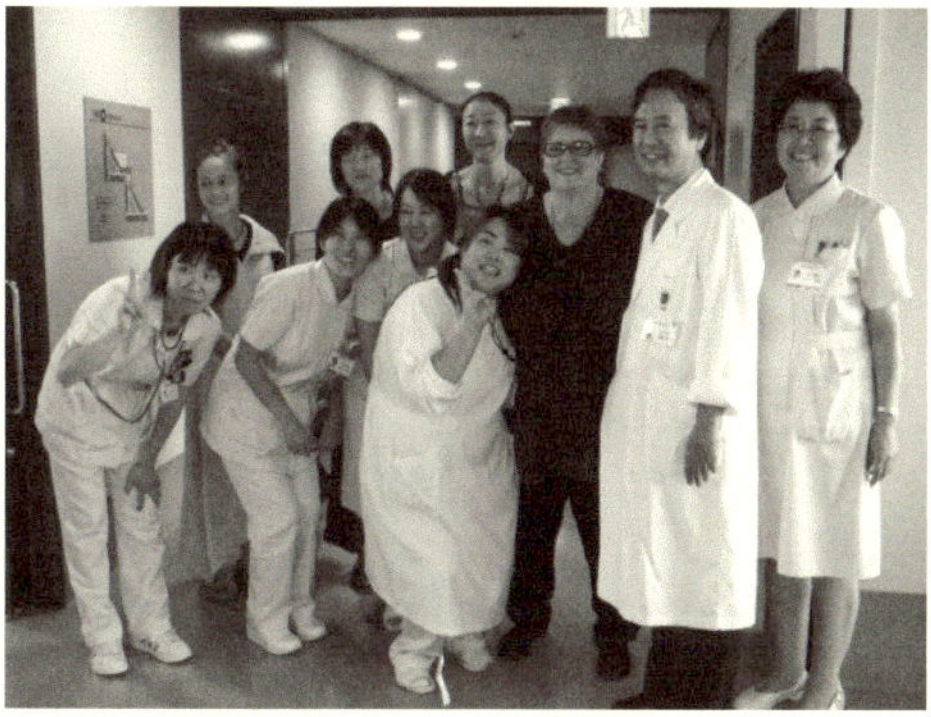

写真10 天使の歌声といわれるアメリカの歌手、スーザン・オズボーンを呼びチャリティーイベントを開催。彼女の専属の日本の通訳が豊橋ホスピスを考える会のメンバーにいた縁で、ほぼボランティアに近い料金で実現した。病院内でもミニコンサートを開いた(写真右)。

ＰＴＡ、ロータリークラブとか、ライオンズクラブ、国際ソロプチミスト、などいろいろなところから声がかかりますが、声をかけられたときはすべてチャンスだと思って、多くの団体とつねにつき合うようにして講演会活動をやってきました。

生と死を考える会の全国協議会の大会で二〇〇四年と一〇年後の二〇一四年の二回、大会長をさせていただき、豊橋で開催しました。また間の五年目ということになりますが、二〇〇九年には第三十三回日本死の臨床研究会年次大会の大会長をやらせていただきました。これは名古屋開催でしたが、日本死の臨床研究会の運営に豊橋ホスピスを考える会の仲間をたくさん引き連れて参加させていただきました（図14）。私が大会長としてテーマを考えたとき、迷わず岡村昭彦とマザー・エイケンヘッドを取り上げようと決めました。当時全国のホスピス運動の仲間の中で、岡村昭彦やマザー・エイケンヘッドのことがあまり知られていないことが残念で、みんなに知ってもらおうとシンポジウムや写真展、文庫展などメイン企画を考えたのです。

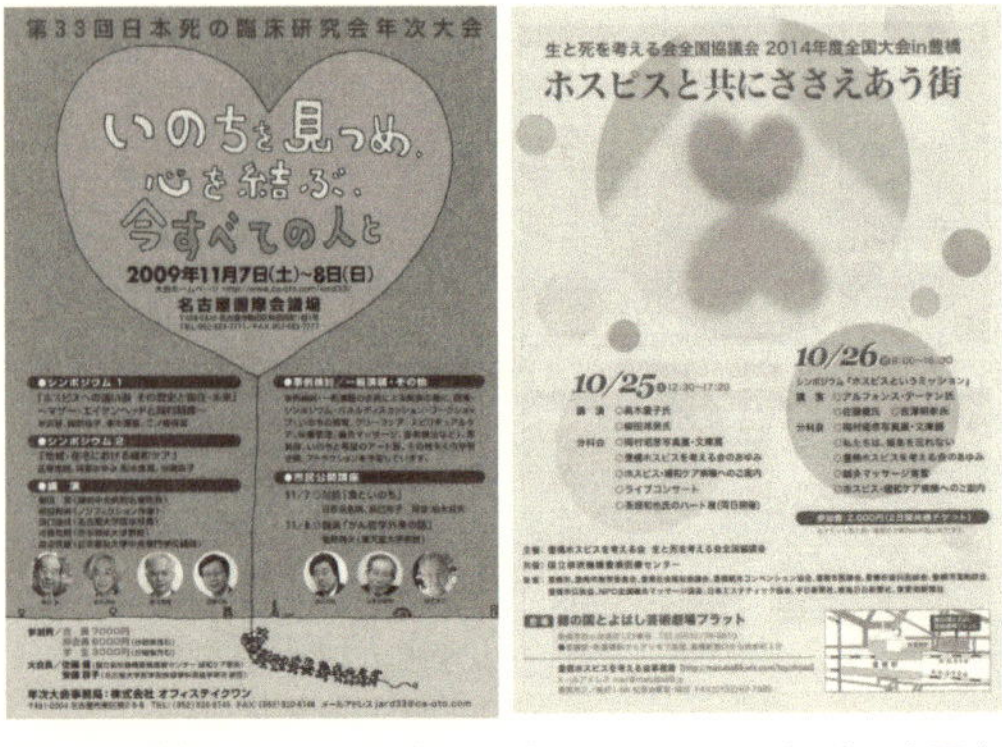

図14　豊橋ホスピスを考える会と共につくりあげた全国大会

3　医療の本質——いのちに向き合うということ

一般病棟と緩和ケア病棟の違い

がん専門の病院の一般病棟と緩和ケア病棟（ホスピス）とは何が違うかとよく聞かれます。実際にがんの治療はできなくなっているのに何が違うのですか、と。

私はこう答えています。手術や抗がん剤治療を専門としている病院は、手術や抗がん剤を受けることのできる患者さんのみを診ています。そこではこれらができる、元気の良い患者さんを対象にしています。そしてこれができなくなって元気のなくなった患者さんが、われわれのところに紹介されて来ています。つまり一般病棟では元気のいいがん患者さんを、ホスピスでは元気のなくなったがん患者さんを専門で診ています。ですから、元気の良い患者さんばかりを診ている病院の医療スタッフと、元気のない患者さんを中心に診ている医療スタッフとで、患者の見方や経験が違います。弱った患者さん、辛い思いをしている患者家族と向き合ってきた経験が豊富なのは、ホスピスのスタッフなのです。ですから一般病棟とホスピスではスタッフの専門性という点でケアがまったく違います。どちらがいいというものではなく、これは内科病棟と外科病棟が違うというのと同じで専門性が違うということなのです。

医療の本質で本当に大事なのは、元気のいい患者を診る医療と、元気のない患者を診る医療、どちらでしょうか。患者さんが本当に助けてほしいときというのはどちらですか、と。医師や看護師に求めているのは、元気のないときにこそ助けてほしいということではないでしょうか。

ですから、医療の本質というのはわれわれのやっている医療にあるということを、私はつねに看護師さんや仲間の医師たちにも伝えるようにしています。緩和ケアはがん治療の専門病院の下請けのように見られるところもありますが、そうではなくて医療の本質というのはこちらにあるということをつねに話すようにしています。そういうかたちで、自分自身に言い聞かせ、スタッフに語り、誇りをなくさないようにしたいとも思っています。

がんで死ぬということ

だから私たちホスピスの医療は、現在の一般の病院の医療とは違うという話をさせていただいています。ずっとそうやって話をしてきていますが、ただ最近の状況として、やはり高齢化がかなり進んでいるということがあります。これはホスピスだけでなく、一般の急性期、慢性期の病院医療にも言えます。

私は患者さんたちには、がんで最期を迎えるというのは、ごく普通の、当たり前の日本人の一生なのですよ、という話をします。私のところへ来る患者さんには、がん患者さんですので特にお年寄りが多いのです。がんというのは五〇代より六〇代、六〇代より七〇代、七〇代より八〇代、と増えていくわけです。ですから、もう老化のひとつだというふうに捉えています。三人に一人ががんで亡くなる時代と言われていますけれども、三人のうちの一人に入りたいか、がん以外の二人に入りたいかということを聞いてみると、がんでは死にたくないという人が多いのが実情です。でも、実はがん以外で死ぬというのは、がんになる前に死んでいるということなのですよね。たとえば、交通事故で亡くなった人は、がんにはなれないのですね。

そんな話を、お年寄りとよくします。それでもがんがいやだという方もいらっしゃいます。死ぬのは怖くないけど、がんは怖い。それは、痛みに苦しんで死んでいくという、がんの悲惨なイメージがあるからです。

現実に私は多くのがん患者さんを診てきています。鎮痛のためにモルヒネを使いますが、患者さんのデータを出してみたところ、肺がんが一五〇〇人ぐらい、大腸がんも五〇〇人以上、胃がんもたくさん診ていますが、どれも興味深いことにモルヒネ、あるいはモルヒネに準じたオピオイドという麻薬性鎮痛剤の使用率が八割でした。

つまり、二割は麻薬性鎮痛剤を使っていないということです。つまり、あまり痛がらずに寿命を迎える人たちもいるということです。これらの人たちの内訳を見てみると、ほとんどが八〇歳以上なんですね。だから、年をとってくると、痛くはないのですよと。八〇を過ぎたお年寄りには、がんは痛くはないのだという話をします。それだけでも安心されます。そう言った以上は、もし痛くなったら私が責任持って痛みを止めるから心配しなくていいですよという話も付け加えるんですけれど。

そういったかたちで、お年寄りとつき合っていくということも増えています。最近特に、認知症を合併している方が多いことも感じます。

私が患者さんに最初に質問するのは、ご自分がどういう病気でここへ紹介されてきましたか、今までの治療経過をご自分なりに説明してくれませんか、と聞いてみるんですね。すると、病名を言えないお年寄りが結構多いのです。自分自身ががんであるというのは、とても重大な事実です。そんな大事なことを覚えていないというのは、認知症が進んでいると考えていいでしょう。ところが、家族は認知症だとは思っていないわけですね。ご本人に病気のことを知らせてないのですかと家族に確認してみると、いや、がんだって説明してあるはずなんですけど、と家族は言います。つまり、本人が忘れているケースは多くあり、認知症を家族が認識していないケースもよくあるのです。認知症もある場合は病状の理解が難しいかもしれませんが、むやみにがんの告知を恐れるということではなく、正直なつき合い方をするようにしています。そしてがんを怖がらせないように話を進めるようにしています。

ホスピスの中では、死を前にした苦悩と向き合うといったいろいろなケースがありましたけども、そういった意味でいうと、今は認知症も合併しているがん患者さんがかなり多い印象を受けるので、あまりご自分の状況を理解できないままつき合っていくケースなどもだんだん増えてきている気がします。死との向き合い方について、考え直さなければならないことも出てきていると思います。

今までに経験したことのない高齢化、高齢社会の出現、家族の介護力の低下など、いろいろな問題が起こってきています。この国、この地域、コミュニティがどこに向かっていくのか、ということを考えていかなければいけないということですね。だから、ホスピス運動も新たな展開をしていかなければいけない時期にきているということを感じています。

緩和ケア患者の推移

当院の二〇〇五年からの一二年間の緩和ケア病棟入院五三〇四件の統計を出してみると、肺がんで一七一八、大腸がん五〇〇、胃がん四四三ということで、肺がんが圧倒的に多いです。あらゆる種類のがんを診ますというかたちで受けています。ですが、肺がんが圧倒的に多いですね（図15）。

これは紹介してくる病院との関係性もあるんですが、傾向として、大腸がんは最近抗がん剤治療を長く、粘って続けるようになってきているという事情もありますし、肺がんは手術適応になるケースが少なく、早い時期に紹介があるという傾向もあります。

あるいはお年寄りですと、がんが見つかったら余計な治療はせずに緩和ケアをすすめられるケースも多くあります。大腸がん、胃がんというのは年齢を問わず、症状緩和の手術をしたりするケースもあるので一概に言えませんが、膵がんは手術できないことが増えてきています。おそらく全国的な統計もこれに近いと思いますが、地域の特色、他の病院との関係ということも多少は反映されていると思います。

図16は紹介元の病院です。このA病院というのは、地元の八〇〇床クラスの大病院です。ここが圧倒的に多くのがん患者さんを抱えているので、当院への紹介も非常に多くなります。ここの病院の先生の個性が、たとえば何科の先生はすぐに紹介してくるといった事情もいろいろあって、疾患ごとのばらつきは出ているかもしれません。当院内から来るのは二割ほどです。他にも近隣市や市内の大病院、東海地区の多くの病院から紹介があります。実は日本全国から来ています。一番遠いのは北海道の旭川、南は鹿児島からというケースもありました。

遠くから来るのは、基本的にはこちらに地元があるというケースが多いのです。あるいは当院で診てほしいからということでいらっしゃる人も時々いるのですが、あまり遠くから来られても、知っている人が誰もいないところでは寂しいですよという話はよくします。家族が近くにいるところの病院を選ぶのが一番いいのではないでしょうか、ということですね。

年間の緩和ケア患者数の推移を見ていくと、最初の年が二六四から、年々増えて、今、六七九というところまで来ました。実は二〇一四年にベッド数を倍に（二四から四八床に）したときに

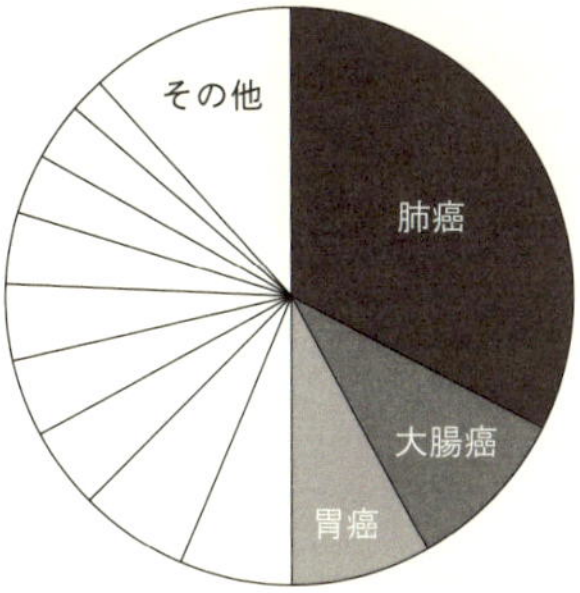

1	肺癌	1718
2	大腸癌	500
3	胃癌	443
4	膵癌	338
5	子宮頸・体癌	332
6	乳癌	231
7	腎・膀胱・尿管癌	227
8	肝癌	222
9	前立腺癌	213
10	胆管・胆嚢癌	174
11	卵巣癌	168
12	食道癌	105
13	その他	633

※その他は悪性リンパ腫、白血病、甲状腺癌、咽頭癌、耳下腺癌、顎下腺癌、平滑筋肉腫、胸腺癌、舌癌、鼻腔癌、瞼腫瘍、神経腫瘍、小腸癌、十二指腸癌、悪性黒色腫、喉頭癌、副鼻腔癌、口蓋癌、肛門癌、原発不明の悪性腫瘍など多種類の疾患がある

図 15　豊橋医療センター緩和ケア病棟入院患者の疾患別内訳(2005 年 3 月～ 2017 年 3 月)

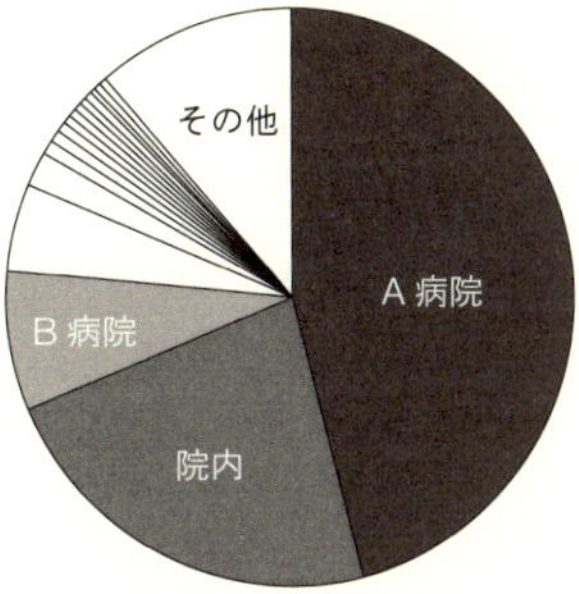

1	A 病院(市内がん拠点)	1792
2	院内	882
3	B病院(近隣市外)	311
4	C 病院(市内)	188
5	D 病院(県内がん拠点)	77
6	E 病院(大学病院)	29
7	F 病院(県外がん拠点)	27
8	G クリニック(市内)	22
9	H クリニック(市内)	18
10	I 医院(近隣市外)	18
11	J クリニック(市内)	17
12	K 病院(近隣市外)	16
13	L 病院(県外がん拠点)	15
14	M 病院(近隣市外)	15
15	N 病院(近隣市外)	14
16	O 病院(県内)	14
17	その他	422

※その他は 10 名以下の紹介医療機関で 10 名紹介（4 機関)、9 名（3 機関)、8 名（3 機関)、7 名（1 機関)、6 名（4 機関)、5 名（5 機関)、4 名（11 機関)、3 名（15 機関)、2 名（33 機関)、1 名（120 機関)、の全 217 医療機関からの紹介がある。市内、県内、近隣県外が中心であるが、僅かであるが北海道から鹿児島まで全国の医療機関よりの紹介がある

図 16　豊橋医療センター緩和ケア病棟への紹介元別患者数(2005 年 3 月～ 2017 年 3 月)

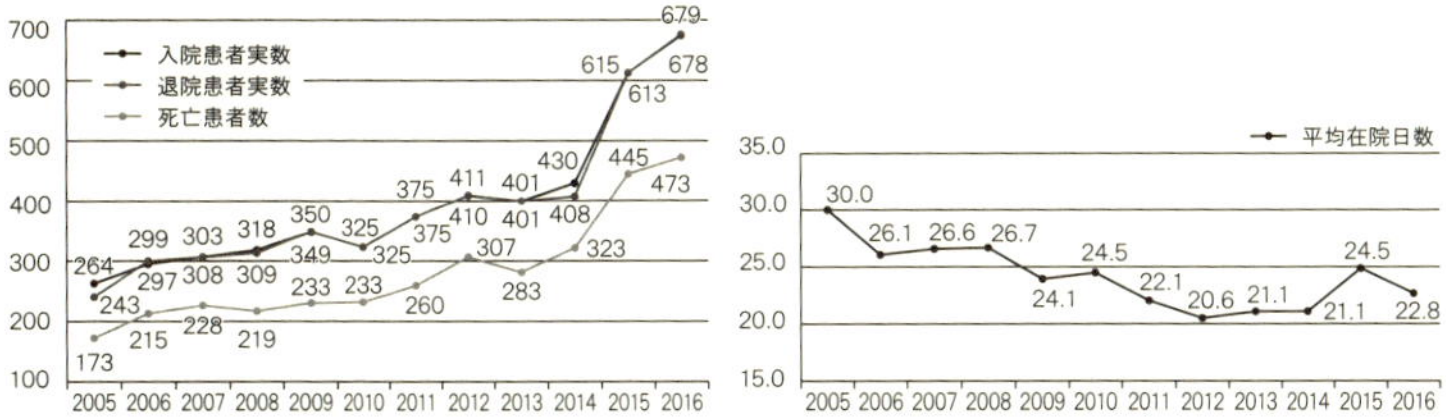

図 17　豊橋医療センター年間緩和ケア患者数の推移

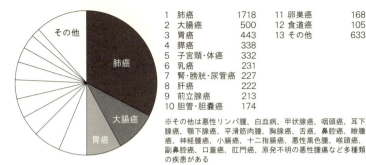

急激に伸びたというのもあります。在院日数は開院当初三〇日前後だったのが、だいたい二〇日前後に減りました。病棟を増やしたときに在院日数が少し伸びたのですが、またちょっと減ってきています。実はこの時点で、日本一の患者数ということになっています（図17）。

昨年発表された日本ホスピス緩和ケア協会の統計資料で見てみると、当院の年間入院患者数六七九人というのは全国一位で、二年連続の一位です。二位の病院の五六五人とかなり差があります。五〇〇人以上が当院を含めて三施設、四〇〇人以上が、上位七施設、三〇〇人以上は協会加盟三二四施設のうち二一施設です。三〇〇人を超える施設はほとんど、昔から有名なホスピスやがんセンターのホスピスが多くなっています。がんセンターはやっぱりがん患者さんをたくさん抱えていますので多いとは思います。もちろん、数が多ければよいというものではなく、やはり質が重要です。質は評価の基準が難しく他施設との比較の話はできませんが、数が多いというのは一定の評価にはなります。これは患者さんを待たせない、断らないという努力をしてきた結果だと思います。質という点では患者を断ることがある施設は問題外で、ホスピスの精神から外れます（図18・19）。

愛知県下では二位の施設の年間入院患者数が二九三人で三〇〇を超えるところはありません。県内には今、一八の緩和ケア病棟がありますが、協会に未加盟のところが一施設あり、公表しているのは一四施設ということになります。

これからも緩和ケア病棟では、先ほどの三つの入院の方針に加えて、患者を選ばない、差別し

	施設名	病床数	年間入院 患者数	年間退院 患者数	年間死亡 患者数	平均在院 日数
1	豊橋医療センター	48	679	678	470	22.7
2	栄光病院（福岡）	71	565	561	483	42.8
3	愛和病院（長野）	48	534	534	416	27.1
4	国立がん研究センター東病院	25	478	489	321	17.2
5	東札幌病院	58	444	442	398	46.6
6	静岡がんセンター	50	443	435	393	38.8
7	埼玉県立がんセンター	36	439	427	326	21.3
8	松山ベテル病院	38	378	373	334	32.7
9	千葉県がんセンター	25	374	378	293	19.5
10	公立富岡病院（群馬）	18	364	364	220	13.1
11	四国がんセンター	25	335	329	257	20.1
12	ガラシア病院（大阪・箕面市）	51	325	317	233	41.6
13	那須赤十字病院	20	323	303	201	21.0
14	外旭川病院（秋田）	34	319	323	290	34.3
15	昭和大学横浜市北部病院	25	318	304	276	22.0
16	藤田保健衛生大学七栗記念病院	20	313	310	262	22.4
17	群馬県立がんセンター	25	313	310	172	13.1
18	聖隷三方原病院	27	312	285	271	23.8
19	川崎市立井田病院	23	304	309	274	23.1
20	那珂川病院（福岡）	24	302	302	240	26.1
21	聖路加国際病院	23	300	313	241	22.3

協会加盟全国 324 施設　全国平均　病床数：203 入院患者数：1872 死亡患者数：153.7 平均在院日数：32.2

図 18　2016 年度　全国緩和ケア病棟利用状況（日本ホスピス緩和ケア協会 2017 年度年次大会資料をもとに作成）

	施設名	病床数	年間入院 患者数	年間退院 患者数	年間死亡 患者数	平均在院 日数
1	豊橋医療センター	48	679	678	470	22.7
2	安城更生病院	17	293	295	241	17.6
3	愛知県がんセンター愛知病院	20	288	287	230	20.9
4	名古屋第一赤十字病院	20	268	255	246	26
5	江南更生病院	20	243	230	193	23.9
6	南生協病院	20	237	237	184	28.3
7	名古屋掖済会病院	19	232	235	192	19.8
8	海南病院	18	230	218	202	21.6
9	豊田更生病院	17	215	227	198	23.1
10	協立総合病院	16	210	197	177	25.8
11	名古屋徳洲会総合病院	18	188	184	168	28.2
12	小牧市民病院	14	164	162	156	22.2
13	聖霊病院	15	152	144	149	17.7
14	愛知国際病院	20	107	114	111	44.7

図 19　2016 年度　愛知県下緩和ケア病棟利用状況（日本ホスピス緩和ケア協会 2017 年度年次大会資料をもとに作成）

ない、待たせないを原則に、どんな患者さんでもここへ来たいと意思表示された人は受け入れていきます。

「我が街をホスピスに」

がん以外にもホスピスケアを、とも言われています。とても大切なことです。これからは認知症のケアがもっと重要になっていくでしょう。ほかの分野のホスピスということについては、神経内科やがん以外の領域の先生たちにも、ホスピスの精神を広め、いろいろな領域でホスピスのあり方を考えてもらうようになることが大切だと思います。がんに特化したホスピスだけではいけませんが、がんのホスピスは、ホスピスの先行分野としてさらに伸びていってほしいと考えます。そして他の分野のホスピスケアを牽引していってほしいと考えます。がんのホスピスは、現代のがん治療病院の下請けのようなものでなく、本物のがんホスピスはこうだというものを目指してほしいと思います。また老人ホームや施設、療養型の病院を、どうホスピス的なものに転換していくかということがこれからの課題だと考えます。おそらく、そこにいる医師と看護師、スタッフがその気になれば、どこでもホスピスはできると思います。地域のすべての医療機関、施設に本物のホスピスの思想を広めていくことが重要なのです。

つまり、地域の人たちの考えを変えていく活動を続けていくことが大切だと思います。地域を発展させるためのセンターとしてのこの街のホスピスがあるというかたちで、伸ばしていけたらと考えています。

ホスピスのある街をつくって気づいたこと、まだまだ課題はたくさんあります。やってきて気がついたことはいろいろあります。ホスピスを開設して一三年間で患者さんはたくさん増えてきましたが、一緒にやってきた看護師さんたちの力がすごく伸びて、私自身は、おそらく開院したとき、今より患者さんがかなり少なかった当初より、ずいぶん楽をさせてもらっているという気がしております。

よく、患者さんが多くてものすごく大変そうに言われますが、年月と共に私自身が力をつけたこともありますが、多くは看護スタッフやいろいろなスタッフがかなり力をつけてきて、みんながいろいろなことをやってくれるようになったのです。チームとしての力が伸びたのです。私もホスピスの現場以外の病院の管理業務も増えてきていて、両方ともなんとかこなしながらやってきていますが、基本的には地域とともに、この街のホスピスと医療を育てていきたいと思っています。

この地域で二〇年以上「我が街にホスピスを」という運動を展開してきましたが、次の課題として「我が街をホスピスに」というテーマに変えて仲間とともに運動をつくっていきたいと思っております。

ホスピス運動は医学教育も変えていく

本講演会と同じ時期に、岐阜大学医学部の学外実習で、当院ホスピスを選ばれて実習していた瀧井未来さんから嬉しい便りが届きました。

彼女は一カ月間当院の施設に宿泊して病院実習をしていました。私は実習の一環として本講演会のチケットをプレゼントしました。熱心に聴講し、病院内でも熱心に勉強していました。緩和ケア外来、病棟回診、看取りへの立ち合い、患者とのコミュニケーション、デスカンファレンス、多職種カンファレンス、ボランティア行事への参加、課題図書を読むこと（キューブラー・ロス『死ぬ瞬間』、アルフォンス・デーケン『死とどう向き合うか』、拙著『ホスピスという希望』の三冊が私の出した課題図書です）、症例報告レポート提出など、多くのことを経験し、色々なことを学ぶことができたのではと思います。

彼女の許可を得て、手紙を掲載させていただきます。

佐藤　健　先生

拝啓　暦の上では立春ながら、厳しい寒さが続いております。いかがお過ごしでしょうか。

先日は臨床実習において、ご多忙中にもかかわらず懇切丁寧なご指導をいただき誠にありがとうございました。

私がホスピスに学びに行こうと決めたのは、大学病院で出会った患者さんがきっかけでした。外科には手術できると判断されている患者が多い一方、手術ができないと判断された場合はどうなるのか。状態が悪い中、希望を持ちながら入院している患者さんにとって、幸せな最期は何なのだろうか。病気や治療の勉強はしても、なかなか教わらないことで、気になっていました。

先生の外来や回診につかせていただき、ホスピスに対する誤解、ホスピスはどうあるべきか、終末期の医療の現状、医療者の心構えなど、様々なことを教えていただきました。不必要な医療は患者にとって不利益であり、医療者はもっと謙虚にならなければならないと思いましたし、医療に携わる者として皆が身につけるべきことを学んだように思います。日々お会いする患者さん、ご家族の笑顔を見るたびに、本当に必要な医療は何か、またその医療を提供することのすばらしさを感じることができました。

私の中のホスピスのイメージが変わりましたし、ホスピスに対する知識、理解が深まりました。医療に対する価値観、ひいては人生観が変わったように思います。

大変有意義な実習をさせていただきましたことを心より感謝いたしております。(中略)

今後はこの貴重な経験を活かし、患者さんに寄り添える医師になり、温かい医療を提供できるよう精進していきます。(以下略)

平成三〇年二月一〇日　　岐阜大学五年　瀧井未来

お世辞も入っていると思いますがとても嬉しい手紙でした。大学病院では学べないことを学んでいってほしいと思っていました。残念ながらまだ大学病院ではホスピスを学べる施設は少なく、実践の現場を学ぶことは大切で、地域の施設ホスピスでの実習をもっと推奨するように、大学の教官は考えてほしいと思います。ホスピスでの学外実習は学生を大きく成長させる場であると私は確信しています。

ホスピス運動は医学教育を変革する力をも持っています。施設ホスピスは学生教育だけでなく、医師教育、看護師教育の場としても重要な役割を担うようになっていくでしょう。もちろん、在宅ホスピスケアも組み合わせた教育も重要でしょう。

ホスピス運動は医療だけでなく教育、文化をも創造発展させていく運動です。街づくりです。次の時代をホスピスとともに。

佐藤　健

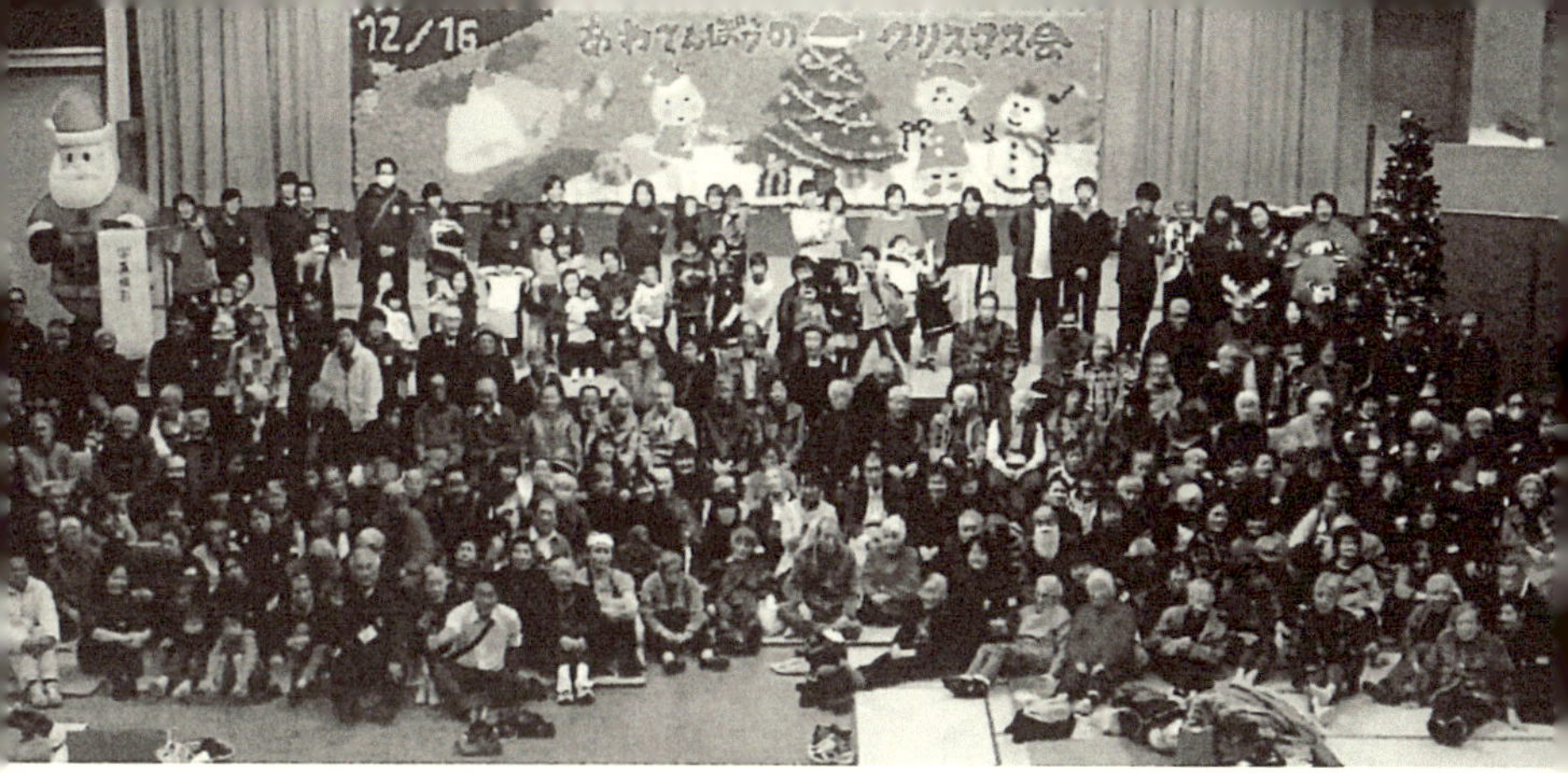

Ⅳ　地域とともにある〝ホスピス〟の試み

米沢 慧

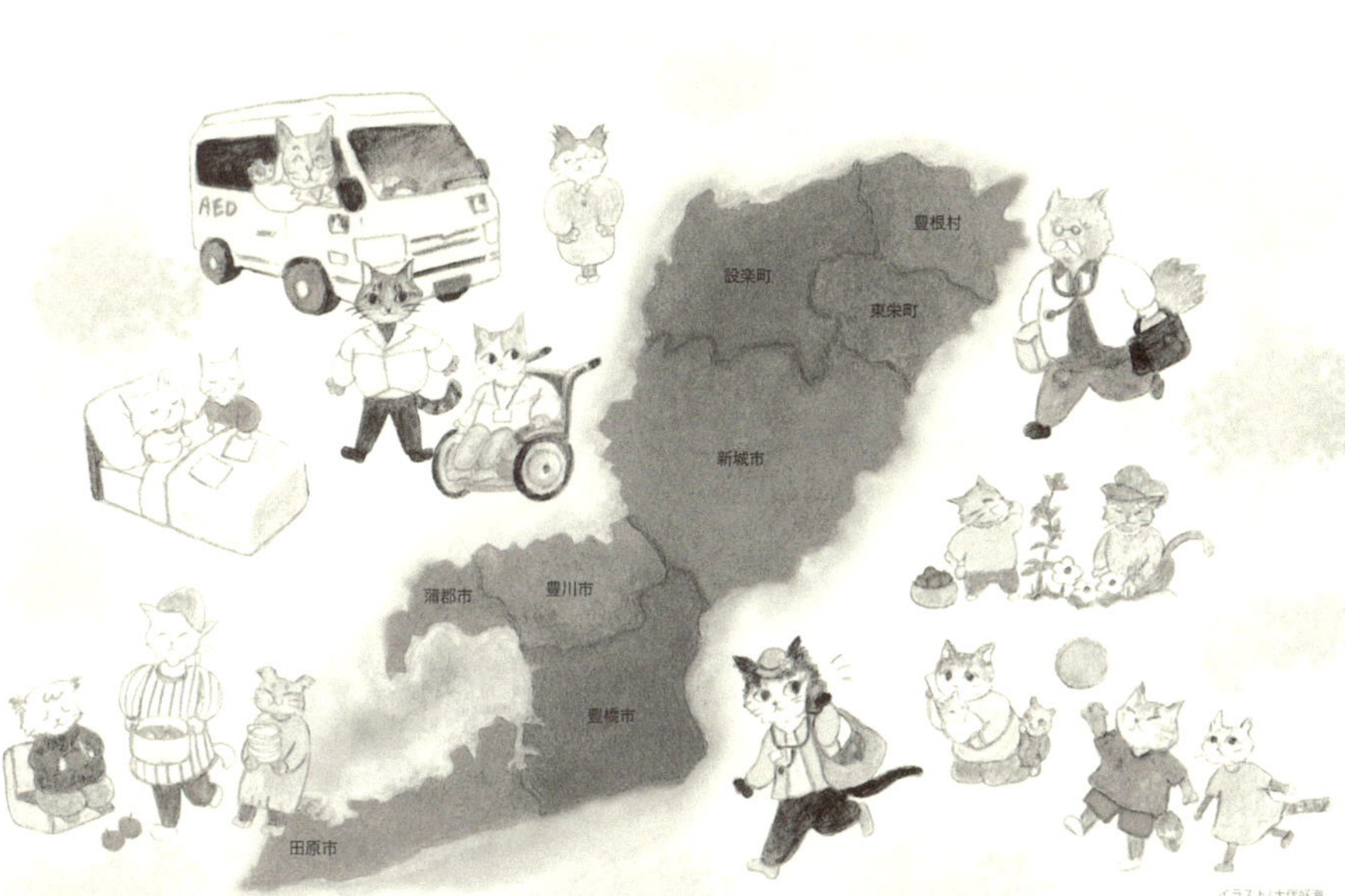

イラスト/大伴好海

「三人の会」活動の主眼は、前著のタイトルそのまま、「市民ホスピスへの道」をどうすすめていくべきかということにあります。一言でいえば、「地域とともにあるホスピス」への道ということ。つまり、ホスピスが日本に根付くためには何が大事なのかというメッセージでした。要約すれば次のようなことでした。

一つは、携わる人のすべてが平等・対等であること。
二つは、自分の住んでいる地域のなかで考え、手をつけるべきだ。
三つは、コミュニティのなかで一人一人が参加できるボランティア活動。
四つは、死にゆく人の世話を通して〈いのち〉を学ぶこと。

「地域とともにあるホスピス」運動といえば、第二部の「日本のホスピスが忘れてきたもの」に関連して取り上げられる「ホームホスピス」の活動が思い当たります。ここでは、私が出合った〈いのち〉にふれあう地域のオリジナルな活動から、右の四つのホスピス精神が読み取れる二つを紹介したいとおもいます。

1 地べたからの介護
――佐賀県唐津市「お世話宅配便」の活動によせて

数年前、佐賀ケアネットのシンポジウムに参加した際に、「佐賀に来て唐津の吉井栄子さんにお会いしないで『お世話宅配便』を素通りしたら、『何しに佐賀へ?』ということになりますよ」。そう言われてすぐに唐津市に足をはこび取材させていただきました。唐津市は人口一二万人ほど、歴史のある静かな海と田園風景の穏やかな土地柄です。そんな土地で「お世話」を宅配便? たしかにこの名称にまず興味をもちました。

ほんとうに必要なときに必要な手になりたい

お世話宅配便は一九八九年、当時歯科衛生士だった三〇歳代の吉井栄子さんが保健婦、看護師の資格をもっていた主婦六人でスタートしたといいます。介護保険法制定前（一九九五年）に「有限会社　在宅介護　お世話宅配便」（佐賀県唐津市神田《こうだ》　http://www.osewa.co.jp）となり、本格的に高齢者介護の分野に飛び込んでざっと三〇年になろうかという老舗といってもいいでしょう。業務は、在宅介護支援センター、訪問介護サービス、訪問看護、重度訪問介護（障がい者総合支援）、小規模多機能型居宅介護事業所、デイサービス、グループホーム、宅老所、有料老人ホーム、さらには移送サービス、障がい者就労支援に保育所まで。その多彩な福祉業務を笑顔が絶えない元気なスタッフ二〇〇名が市内で活動しています。

吉井さんの独自性と先見性は名称を「在宅介護　お世話宅配便」とコンパクトに命名したことにあるのはまちがいありません。

どうして、こんな名称にしたんですか。

「ほんとうに必要なときに必要な手になりたい」、そして「私がやりたかったのは、有料の介護サービスです」と実に明快な返事でした。

「宅配便」は今や全国どこでも通用しだれもが利用しています。理由は迅速な配達とわかりやすい運賃制度です。当時では老親介護といえば、まずは身内のしごと、家事労働だったわけです。

一人で食事ができない、お風呂に入れない、おしっこうんちができない。そんなたいへんな家族介護を宅配便で頼もう、手伝ってほしい、こんな頼みごとが家の外に向かっていえるのだろうか。でも、本当に困っているなら、手を挙げる人がいるはずだ、と。その人に応えて満足していただける仕事をすればいい。そんな人の手を借りたい人たちはいたのです。

「ほんとうに必要なときに必要な手になりたい」、その金額は当時二時間二〇〇〇円とした。たしかに、高いといわれたことはあります。けれど、吉井さんに迷いはなかった。表看板を堂々と掲げると、「ありがとう」「わが家も」「次もまた」と声がかかるようになったのです。介護保険法が登場する前のことです。お世話する・されるという後ろめたさは介護を労働という「商品」にすることにできたのです。

「介護を依頼する人（受ける人）」は「お客様」になり、介護労働からは解放された。つまり、介護の社会化の先端を切ったということになります。当人からも、家族からも安心と悦びの「ありがとう」の気持ちが伝えられたのです。「在宅介護」の宅配便は着実に地域共生の環境づくりの道を拓くことになったというわけです。

この発想はどこから手に入れたのでしょう

「お世話宅配便」について吉井さんの念頭にあったのは、〈自分よし、相手よし、第三者よし〉

という「三方善」の人間学だったといいます。これは、近江商人の経済道徳として知られていることばです。商品を売る側も買う側も、それを利用する周辺の者も同時に利益と幸福が得られる道を拓いていくというものです（『三方よしの人間学（モラロジー moralogy 道徳科学）』廣池千九郎、ＰＨＰ）。

「お世話宅配便」の試みは「自分、相手、そして第三者を生かす道」であって、「介護」労働を商品とすることで介護する人・してもらう人という関係ではなくなり、家族やお世話する人が、施し介護・介助からも解放されたということだとおもいます。介護保険法の制定以前に当事者が信頼し支えあうかたちになっていったのはこの地域の生活習慣をベースにした「おもてなし」がなされたからに違いありません。ケアの社会化や地域の福祉をうながすかたちになっていたのです。

このあたりを整理すると介護保険法の趣旨と重なっているように思われます。

・介護を「サービス（商品・時間）」として提供すること

・介護を家事労働から解放、社会化する

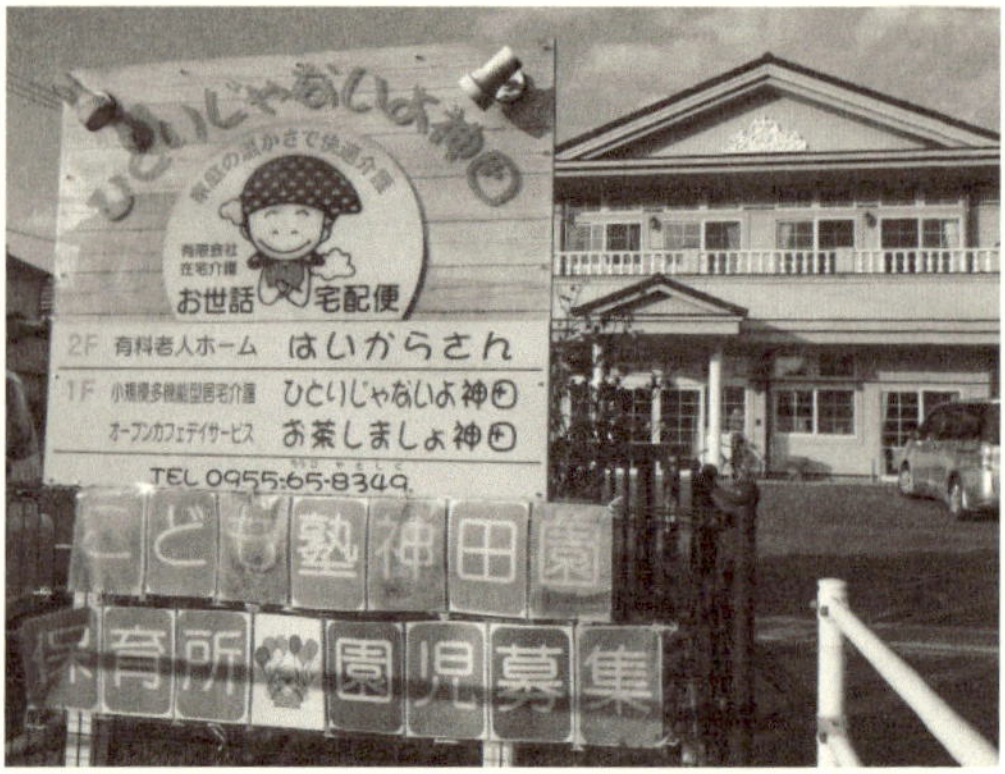

写真１　「お世話宅配便」の看板

・介護活動は地域共生の環境づくり

そして、この間の「お世話」事業の姿勢は、それぞれの業務の呼称・表現にも貫かれているのです。（写真1「お世話宅配便」の看板）

たとえばデイサービスは「お茶しましょ○○」、グループホームは「お茶ばたけ」、宅老所は「まんてん茶屋・虹の松原」、訪問看護ステーションは「行かなくっ茶」。お茶の産地を背景にして、行政用語でくくられてはいません。

小規模多機能型居宅介護の施設も「ひとりじゃないよ神田」だったり、介護福祉タクシーは「おせわさん」といったぐあい。また、働くスタッフの多くは若い女性や、軽自動車を軽快に乗りまわすおかあさんたち、なかには身重の人も。それだけに、スタッフの子ども預かりに始まった保育所「子ども塾神田園」は事業所内保育型（認可施設）に昇格して周辺との交流の場にもなって、幼老共生の環境が自然にうまれていく姿は他の介護法人施設にはないユニークな業務の広がりが見えています。

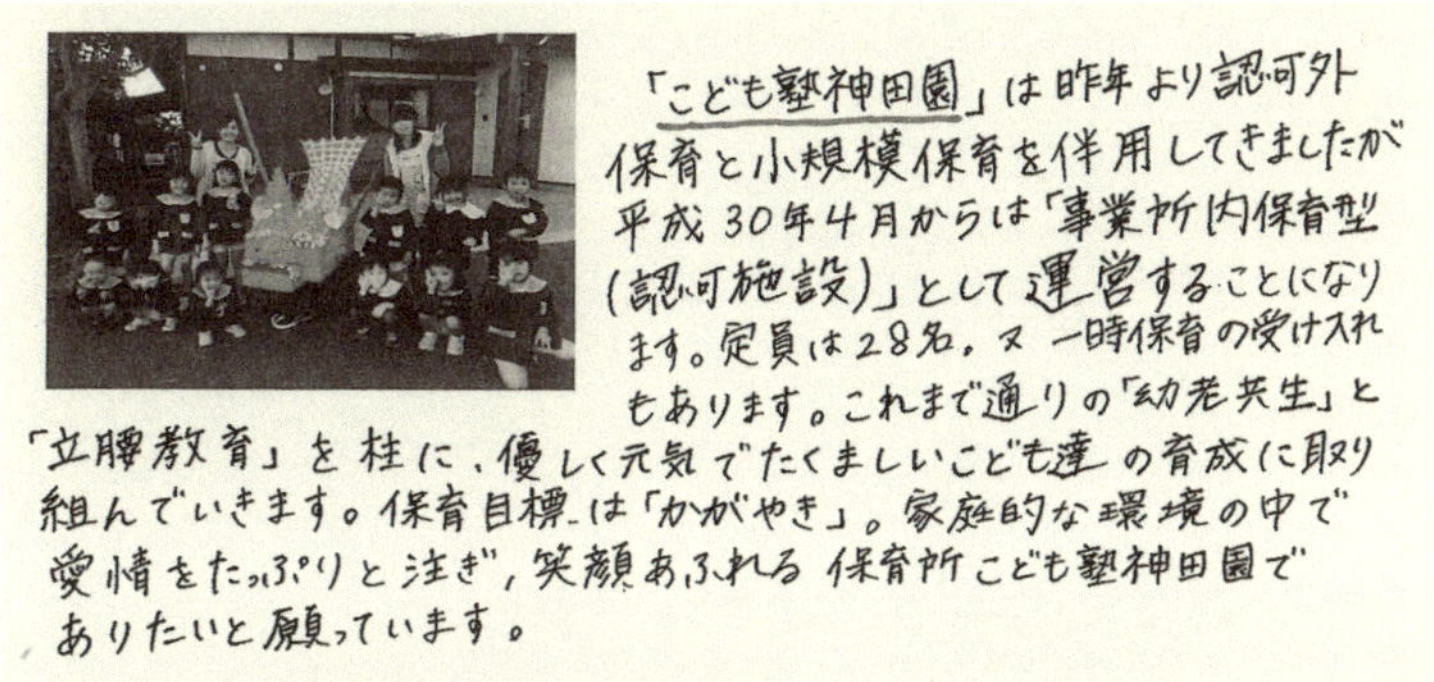
「こども塾神田園」は昨年より認可外保育と小規模保育を併用してきましたが平成30年4月からは「事業所内保育型(認可施設)」として運営することになります。定員は28名、又一時保育の受け入れもあります。これまで通りの「幼老共生」と「立腰教育」を柱に、優しく元気でたくましいこども達の育成に取り組んでいきます。保育目標は「かがやき」。家庭的な環境の中で愛情をたっぷりと注ぎ、笑顔あふれる保育所こども塾神田園でありたいと願っています。

図１　すべて手書きの広報誌「緑の風」より

地べたからの介護――「尊厳あるいのち」へのケア

この施設にはもう一つ特筆すべきことがあります。たとえば、デイサービス「お茶しましょ神田」の玄関ロビーには「ここは地べたからの介護です」という掲示板が大きく目につきます。「地べたからの介護」。ここには、車椅子や手すりがありません。

スタッフの手で支える①手引き介助、②いざり移動、③四つん這い移動によって身体機能の維持向上を図っています。これをあえて「地べたからの介護」と呼び、高齢者自らが自分の手足で床や壁の感触を確かめ、「自由と尊厳を自ら勝ちとる」ことを目指して、思い思いの人がうごめいていています。特徴を整理してみます。

①クルマ椅子や、机の代わりに座布団を用意し、背もたれなしのちゃぶ台（堀こたつ）を置くこと。

②階段や浴室、トイレなど必要最低限の場所以外には手すりはなくすこと。

③自分の手足で感触を確かめるためスリッパや上靴を履かないこと。

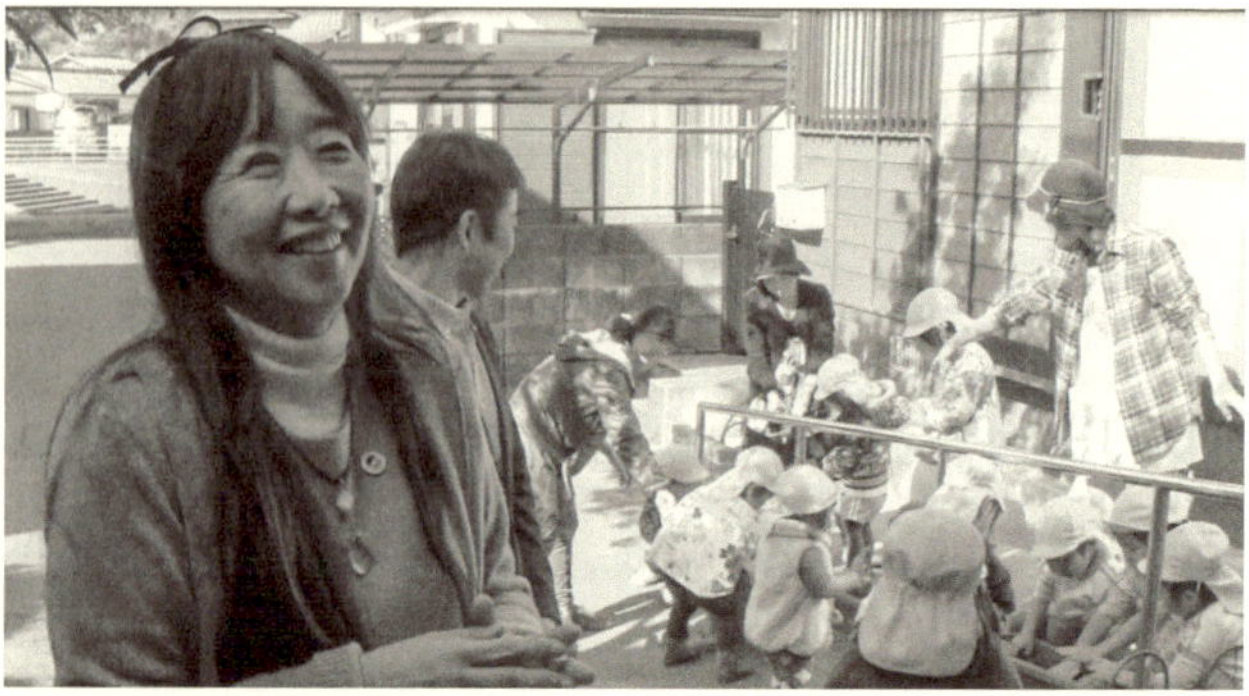

写真２「お世話宅配便」代表の吉井さん

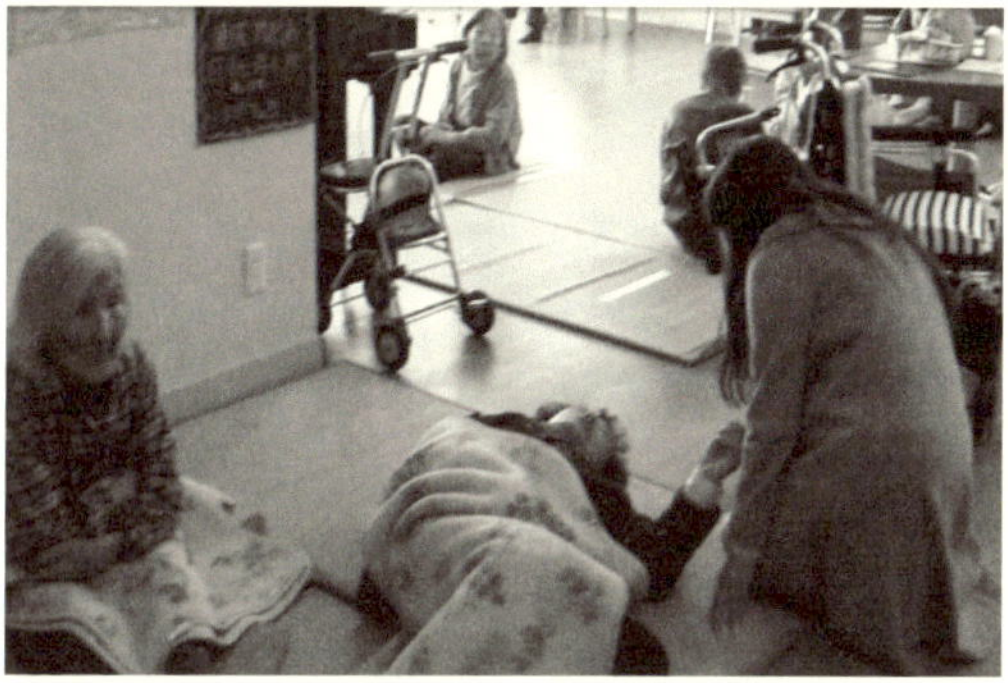

写真３　いざり、移動訓練

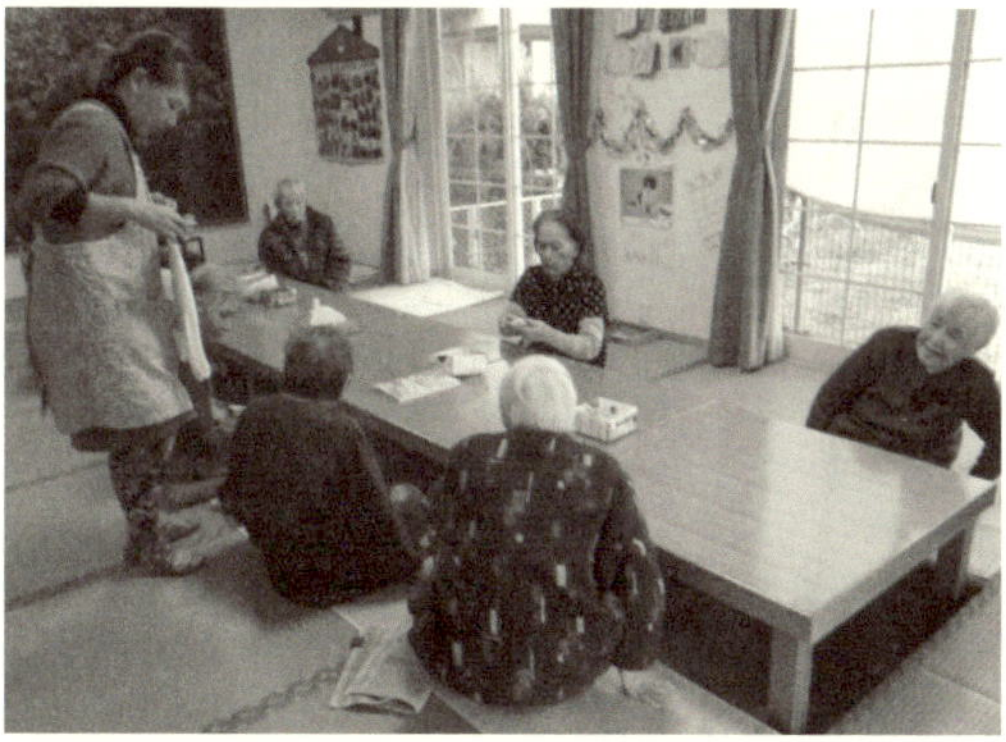

写真４　堀こたつ

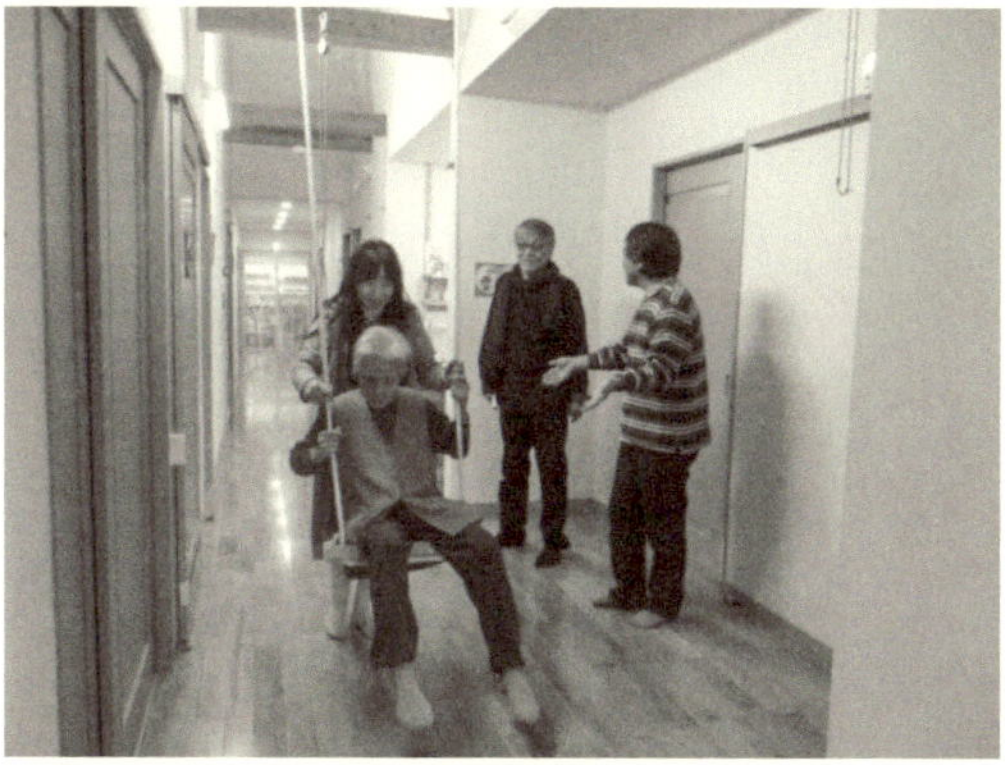

写真５　ブランコのあるグループホーム

吉井さんはいいます。「至れりつくせりの介護をして、お客様を車椅子に乗せてどこかへお連れするという情景は優しく美しく見えるかもしれません。杖をついてたどたどしく歩かれているお客様の姿を見て、車椅子に乗せてあげればいいのに、と思う方もいるでしょう。でもそれは違うんです。歩くということは、人間の大事な機能の一つで、歩けるうちは歩いていただかないと本当に歩けなくなってしまいます。排泄も入浴もしてもらうには、まず立てなければ」。

知らず知らずのうちに体を動かし歩くことでいつの間にか元気になってくる。これを実現するのが「地べたからの介護」。この主張は、老化に伴う廃用性症候群（生活不活発病）の予防対策リハビリとして語られています。けれど「リハビリ」を単なる身体回復の訓練として語られたのではありません。廃用、すなわち「使わない」ということは人間の身体にも精神にも、あらゆる面で種々様々な悪影響を及ぼすこと。リハビリテーションを「人間復権の医療」

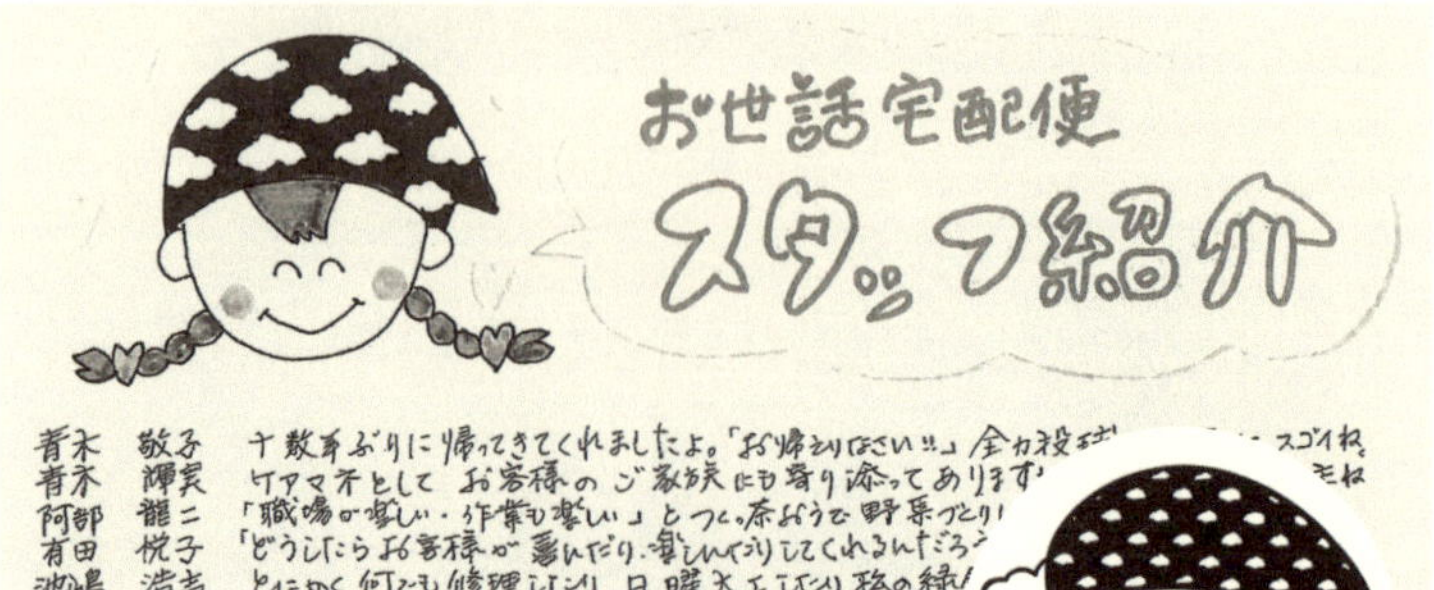

図2　広報誌「緑の風」のスタッフ紹介。200名近くのスタッフ一人ひとりをすべて吉井さんが手書きで紹介している。右は「お世話宅配便」のロゴ。

として語るリハビリテーション医学の権威上田敏の言説にもかなった主張（『科学としてのリハビリテーション医学』医学書院）です。これだけ明快な主張を掲げた活動は、これまで私は見たことはありませんでした。

さらに、ヒトが立ち上がるということはどういうことか？「からだ」から「生きる」ことを考え抜いた哲学者の竹内敏晴はこんな言い方をしています。

「サカナが陸に這いあがって両生類になり、爬虫類、哺乳類へと生きものはしだいに頭を、ついで胴体を大地から引きはがして天へ天へと伸び上がってきた。そしてヒトは四本足からしだいに頭をもたげ、前足を浮かばせて後ろ足二本で立ち上がった。ということは、一本の足にからだの重さをすべてゆだね、もう一本の足を前へ振り出すというまことに不安定な姿で歩み始めたということだ。…それが赤ん坊が手足を踏んばり立ち上がる力であり、伸びる力、生きる力、〈いのち〉ということになる」（『教師のためのからだとことば考』筑摩書房）と述べています。

見学した私には、まちがいなくいのちの回生に向けての〈いざり・四つんばい〉に見えたのです。それは揺籃期、赤ん坊がはいはいからいざり、立ち上がっていった、あの生命意思を呼びもどす力、または胎児の世界で培った生命記憶への呼びかけかもしれません。〈いのち〉と〝関わりあって育ち合おう〟。吉井栄子さんはたしかにそう呼んでいました。私も、唐津の「お世話」さんを訪ねるたびに元気をもらっています。

（Ⅳ章トビラ上写真は「お世話」さんのクリスマス）

2 東三河をホスピスの郷に
――介護福祉タクシー「かけはし」二〇年の夢

これから紹介するのは豊橋市（愛知県）で介護福祉タクシー開業二〇年になるという株式会社かけはしの山田和男さん（七〇歳）が立ち上げた「かけはしの会」です。介護福祉タクシーといえば、病気の人、障がいのある人、介護が必要な高齢の方などを送り迎えするのが仕事。東三河（愛知県の豊橋市、田原市など八市町村、約七五万人）なら、いつでもどこへでも二四時間の対応ができるといいます。現在スタッフは三人、四台の車両。近年は地域で唯一、医師や看護師が同乗して使用できる人工呼吸器や痰吸引器等を備えた大型車で、ストレッチャー（車輪付きベッド）や車椅子の重篤患者さんの搬送がほとんどだということです。

「かけはし」へのおもいはどこから

「介護タクシーも二〇年目を迎えます。この間にいろいろ学びながら来ましたが、ここ数年は終

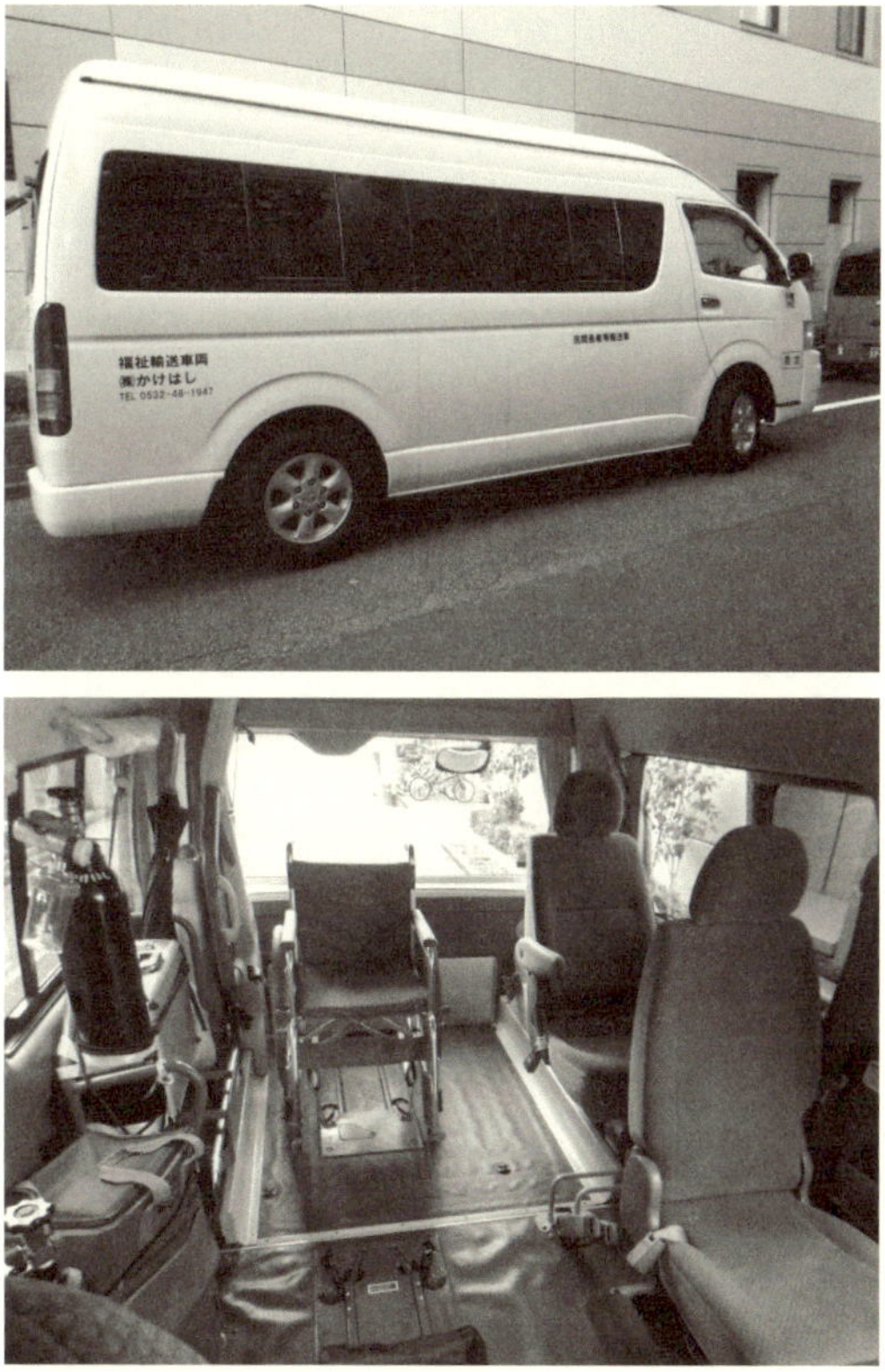

写真６　患者搬送を支える大型の福祉車両と車内

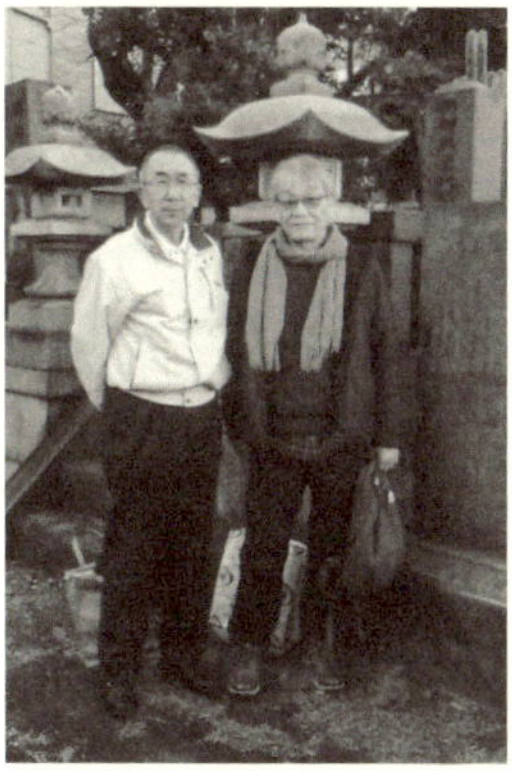

写真７　山田さん（左）と筆者

末期の方の搬送が非常に多くなりました」と山田さん。ちなみに二〇一七年一年間の利用者数は千人を超えており、病院から自宅へ、A病院からB病院へ、自宅から施設へ、施設から病院へ……。「そのときに必ず病棟のお部屋にご挨拶に参ります。そうすると、みなさん、本人も家族も非常に暗い顔されて、『次の病院行きたくない』っていう感じはすぐ伝わってきたりします。患者さんの移動する不安を取り除くためには、できたらお迎えする前日にお会いすること」だといいます。「『いま、何が一番必要ですか、何がほしいですか?』ってお話しすると、一番の思いが『痛みを取ってほしい』ということ。それから『お風呂に入りたい』っていうお話。ついで『食べられるようにしてほしい』。そして『お家へ帰りたい』っていうのがみなさんの願いですね。『じゃあ、わたしもすぐ病院行って事前にお伝えしてきますよ』と言うと患者さんも家族も喜ばれることがあるんですね。そして『先生も看護師さんも、よろこんで迎えていただけますよ』とことばを添えたりすること

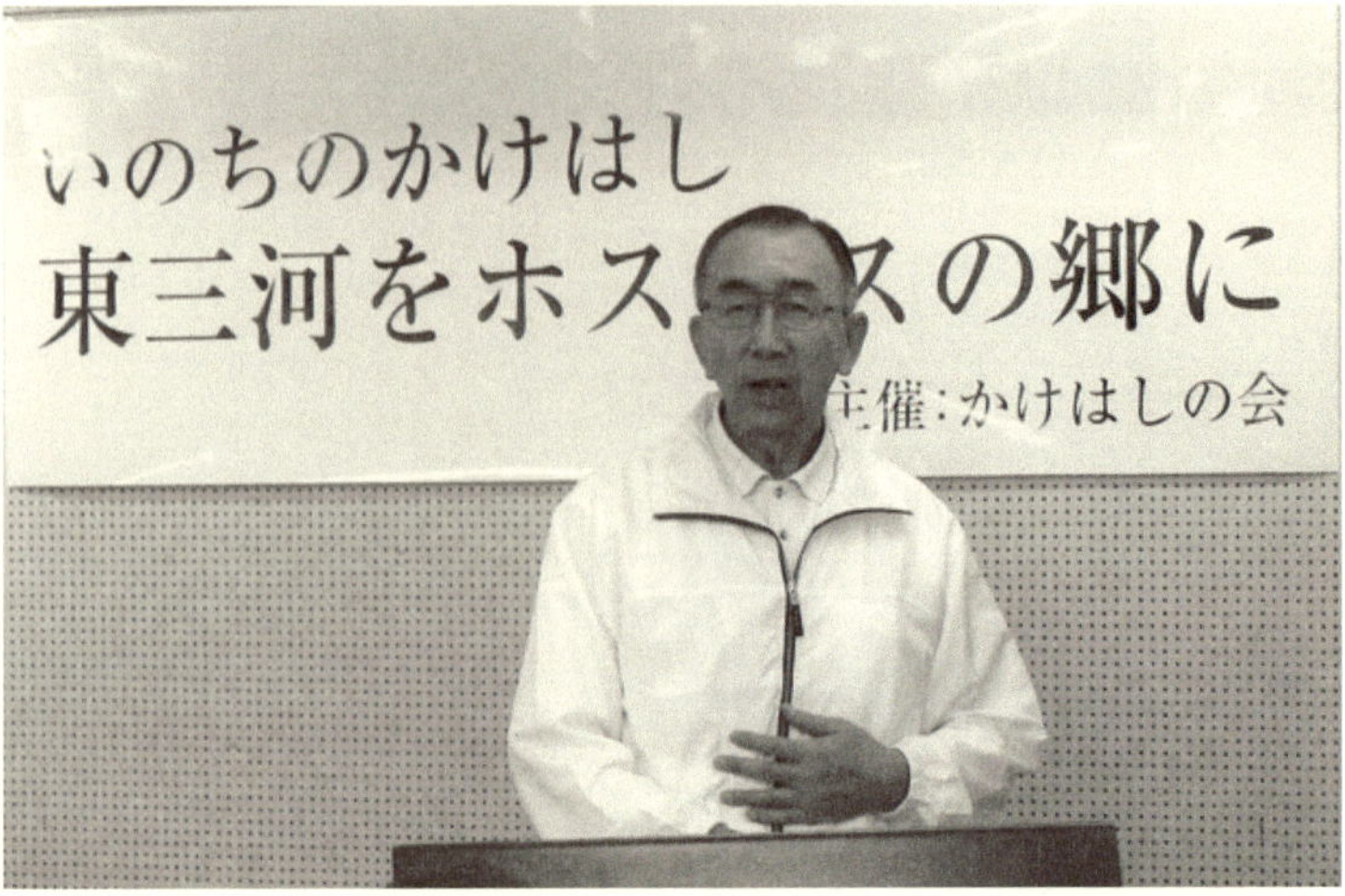

写真８　かけはしの会主催の講演・シンポジウム「いのちのかけはし——東三河をホスピスの郷に」で挨拶をする山田さん

もあります。

退院の日の病室では不安な表情だった患者さんが自宅に近づくにしたがって穏やかになり『ありがとう』と声をかけられることもあるんですが、こんなとき、『死を待つひとの家』を開設したマザー・テレサの言葉だときいているんですが、『人生の九九％が不幸だったとしても、さいごの一％が幸せならば、その人の人生は幸せなものにかわる』という言葉が気に入っているんですよ。こうして患者さんを送り迎えしている時間がそんなかけはしになればと思うんです」。そして最近「もっと自分が役に立てることがないか」という思いになったというのです。そして、山田さんは「私たちが暮らすこの地域がいのちの受けとめ手になるホスピスの郷にしたい」と。その願いから「かけはしの会」の集いを開始したのです。

ホスピスへとかりたてた「かけはし」へのおもい

発端は二〇年ほど前。「五〇歳になったら、社会に恩返しをしたい」とＮＰＯ活動を念頭に始めた搬送サービスは山田さんの妻かつ子さんが命名した「かけはし」への願いとともにあったのです。ところが二〇〇九年、最愛の妻であり仕事の右腕でもあったかつ子さんが五年の闘病のすえ乳がんで亡くなった。そのときに入院した豊橋医療センター（国立病院機構）でホスピス医の佐藤健医師からていねいな緩和ケアを受け、はじめてホスピス運動に出会い、様々な勉強会にも参加するようになった。なかでも、岡村昭彦の会の活動との出合いが大きかったといいます。私が山田さんとおつきあいが始まったのもその時期だったのです。

間もなくして山田さんから「私の仕事をいのちのかけはしにしたい」「東三河をホスピスの郷にしたい」という思いが伝えられ、その足場になる「いのちを考えるセミナー」を二年で六回ほど私が引き受けることになりました。この間、「支え、寄り添い、共にある」という山田さんの仕事ぶりと、その活動に共感する人たちの交流から教えられることがありました。その事例を二つふれてみようとおもいます。

▼その1 「かけはし」は「待つこと」にあること

福祉・介護タクシーの仕事といえば、介護運転資格取得者が、依頼を受けた患者さんを自宅から病院へ、あるいは病院から病院へ、安全かつ無事に送り届けることです。それには、乗車介助や降車介助、さらに目的地での移動サポート等は業務のうちであるのはいうまでもないことです。たしかに任務はそれで終わりです。けれど、私が気づかされたのは、介護輸送者の責任は無事に届けることの前に「安心」をどう届けるかが大事。山田さんのすごさはここにあったのです。依頼されたら事前（前日）に面通しの挨拶に出かけます。患者さんの様子や当日の付き添いの有無、道程の時間等をチェックするのは当然としても、「安心」をはこび届けることに力点がおかれているのです。無事に送り届けるため、そのための配慮だったのです。

私はそんな山田さんの「待つ」という立ち姿に何度か立ち会い圧倒されました。約束の時間を守ることではなく、(二時間前には) 見えないところで、邪魔にならない場所で待機している姿が山田さんでした。

ここで私が教わったのは「いのちへの配慮は、ただ待つこと」。「待つことこそがいのちへの配慮」というものでした。

▼その2　ホスピスの郷への願い

あらためて東三河とは、愛知県の東部、豊川流域および渥美半島で、遠州灘に面している地域で中心地は豊橋市。豊川市、蒲郡市、新城市、田原市、長野県に隣接した設楽町、東栄町、豊根村の八市町村で人口約七七万人。これらの地区は山田さんにとってはほとんどわが家の庭同然で、渥美半島では観光おみやげ店や、いちご栽培農家の人などからも親しく声をかけられ、立ち話ができる町のようでした。

山田和男さんの「かけはし」の夢は、この地で生まれ育ち、亡くなるときにもまた良かったなとおもう街にしたい。これが山田さんの描くホスピス運動だったのです。一九八〇年初めホスピス

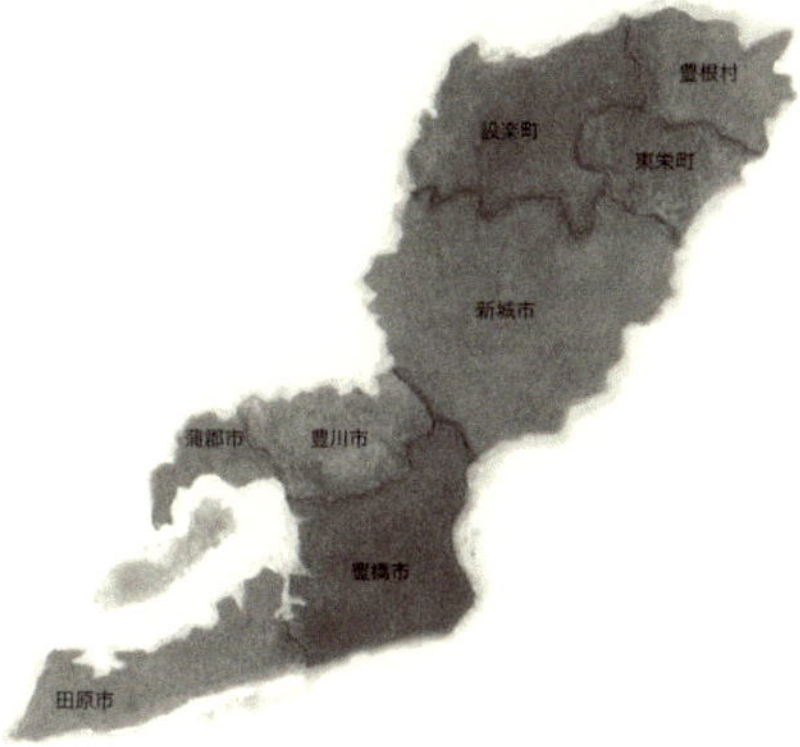

図3　東三河の地図（かけはしの会パンフレットより）

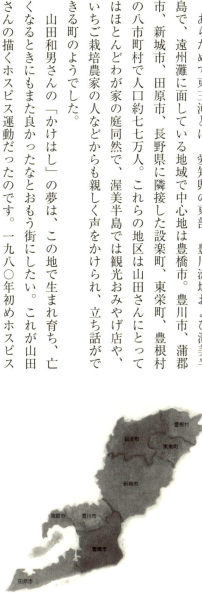

を紹介した岡村昭彦が「ホスピスとは医療施設ではなくて、いのちを支える運動です」と釘をさした一言にあります。

もともと岡村は既存の医療や制度上のホスピスを相手にしていません。岡村があえて『ホスピスへの遠い道』としたのも、〈いのち〉を医師や医療機関や施設にあずけることではなく、市民の生活の中にいのちを取り返すといった構想があったからといえます。このあたりの裏付けになるのが、先頃出版された高草木光一さんの『岡村昭彦と死の思想』（岩波書店）です。サブタイトルが〈「いのち」を語り継ぐ場としてのホスピス〉となっていました。

今回のかけはしの会主催の講演とシンポジウム（二〇一八年一月七日）のメッセージは「いのちのかけはし――東三河をホスピスの街へ」でした。山田さんには「ホスピスは、お互いのいのちをコミュニティのなかで支えようという精神であり、運動である」といった願いが込められていたようにおもいます。

その流れに乗って、今回は愛知県みよし市にホームホスピス「みよしの家」を立ち上げた久野雅子さんの取り組みや、ボランティアナースの会・キャンナス豊橋の河合利恵さんの地域活動な

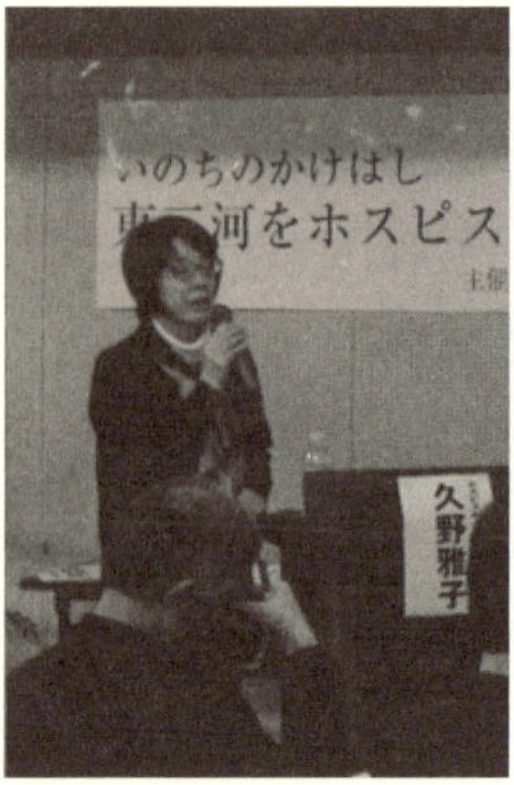

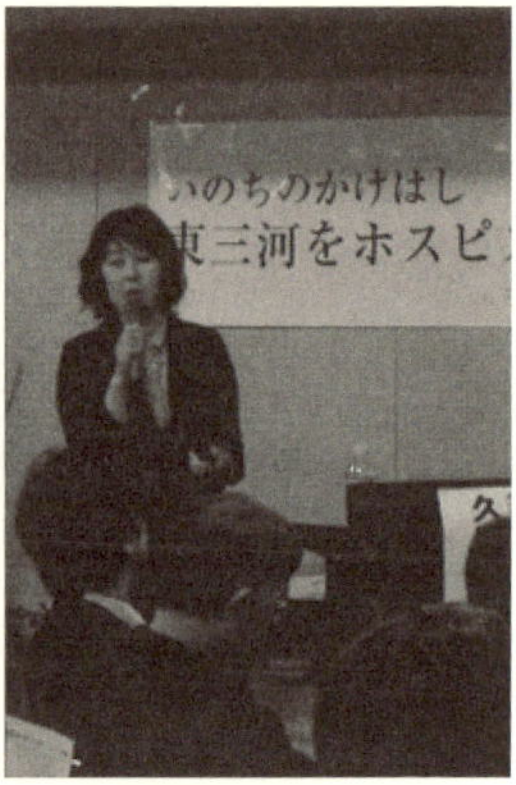

写真９　講演する「みよしの家」久野さん（左）と「キャンナス豊橋」河合さん（右）

どの報告を通して「かけはしの会」のスタートがきれたところです。

介護福祉タクシーが走る東三河に、社会福祉士、介護福祉士に訪問ボランティアナース、ソーシャルワーカー、薬剤師に鍼灸師といった職種の人たちが、「なんとかしたい」課題をもって集まり始めたときいています。機運を「待つ」というところから始める――山田さんらしい「ホスピスへの郷」への歩みということになるでしょう。

（「かけはしの会」事務局：豊橋市曙町字若松25－21）

第二部

ホスピスケアの理念のもとで

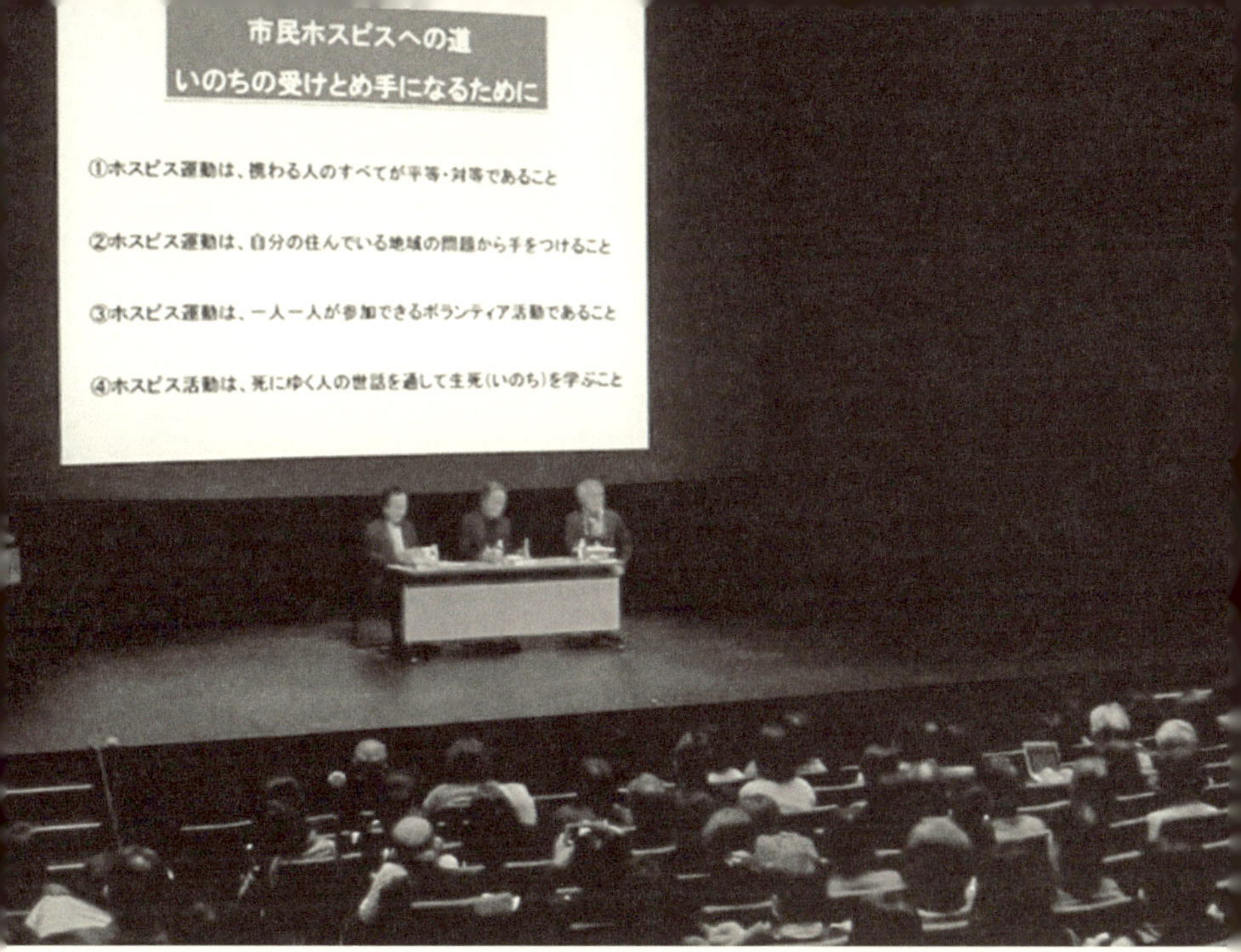

V　日本のホスピスが忘れてきたもの

[鼎談]

山崎章郎・二ノ坂保喜・米沢 慧

第24回日本ホスピス・在宅ケア研究会全国大会 in 久留米
鼎談 3人の会「日本のホスピスが忘れてきたもの」
久留米シティプラザ　2017年2月5日

市民ホスピスへの道

米沢　こんにちは。コーディネーターをつとめる米沢と申します。これから二時間、「日本のホスピスが忘れてきたもの」というテーマで話を進めますが、論議する前に、わが国にホスピスが入ってからおよそ四〇年、けっして、その歴史も浅くはないのですが、その流れを私なりに三期に分けて概括してみることから始めたいと思います。

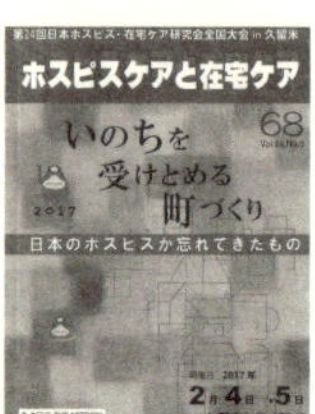

日本のホスピス運動　黎明期

米沢　日本にホスピスがどう紹介されてきたかと言いますと、二つの側面があります。

一番早く紹介されたのは、一九七六年に、『死を選ぶ権利』という、のちに日本尊厳死協会の設立者となった太田典礼が翻訳した一冊でした。紹介はていねいでした。ただ、安楽死とか死の選択の問題としてホスピスを扱っているものでした。それが日本で最初に紹介されたものです。

それから、新聞では翌一九七七年に、数年前に亡くなったんですけれども、東京の大森のほうでミニ・ホスピス、在宅ホスピスを掲げてこられた鈴木荘一さんの、英国の「死をみとる専門病院」という紹介記事でした。

そして、これが大きいんですけども、一九八〇年に第一回の世界ホスピス会議というの

鈴木荘一　（一九五四―二〇一六）一九五四年東京医科歯科大学医学部卒業。二〇〇六年在宅医療助成「勇美記念財団」評議員。著書に『死を抱きしめる』（人間と歴史社、一九八五）、『ひとはなぜ、人の死を看とるのか』（同、二〇一一）など多数。

が行われます。日本ではあまり重要視されていませんけども、これは非常に大きい意味を持っています。ちなみに日本からは、国内で最初の院内型ホスピスを立ち上げた柏木哲夫さん、聖隷ホスピスのチャプレンの斎藤武さん、この二人がオブザーバーで参加されています。一六カ国からわずか六八人の参加でしたが、内容は充実したもので、五日間討議されました。

この会議は一九六七年に設立されたセント・クリストファー・ホスピスを会場として行われたんですが、その根拠は何かというと、シシリー・ソンダースのホスピスの立ち上げと関連していました。ソンダースは当初ナースとしてセント・ジョセフ・ホスピスで関わった患者さんが実は、恋人だったんですね。その恋人が亡くなったときに、わずかではありましたが基金を出して、自分のようなものをなんとか救うホスピス活動をしてほしい、その窓になってほしい。それに応えるかたちでセント・クリストファー・ホスピスが誕生したんです。その人はユダヤ人でした。ユダヤ人は一三歳で成人を迎えるんです。その成人式をバール・ミツバと呼んでいます。一九六七年にシシリー・ソンダースはこのセント・クリスト

日本のホスピス運動 黎明期

- ●日本には 1977 年、「天国への安息所・英国の『死をみとる』専門病院」と紹介
- ●『死を選ぶ権利』（1976 年）

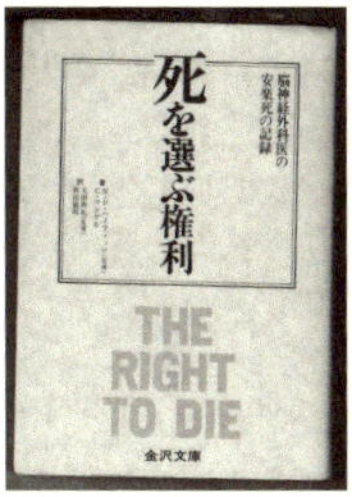

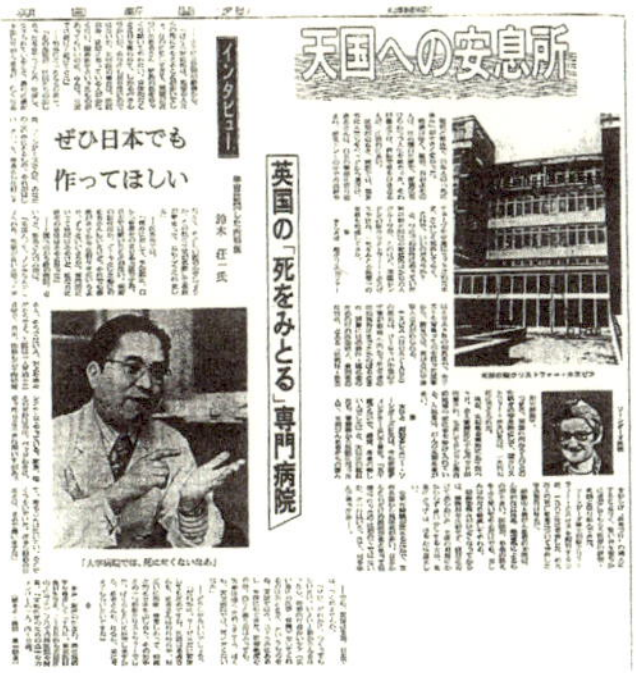

朝日新聞昭和 52 年（1977）7 月 13 日夕刊

- ●日本死の臨床研究会創立（1977年）

ファー・ホスピスを設立しました。そして、一九八〇年はちょうど一三年目にあたります。つまり、ホスピスが成人を迎えたということなんです。世界の運動のベースになるホスピスが成人になったということを前提にして、一九八〇年に第一回の国際会議が開かれたということです。

第二回はさらに一三年後、一九九三年に開かれました。この意味はすごく大きいんですね。

実は一九八〇年の第一回の大会の、論文集があります。この論文集を出したのが、岡村昭彦でした。岡村昭彦は一九六〇年代、ベトナム戦争報道で『LIFE』を通して世界的に活躍したジャーナリストですけども、その彼が翻訳して、出版されたのが『ホスピスケアハンドブック——この運動の反省と未来』(シシリー・ソンダース他編、岡村昭彦監訳、家の光協会、一九八四)というずいぶん軽快なタイトルの本です(その後、『ホスピス——その理念と運動』に改訂・米沢慧解説、雲母書房、二〇〇六)。

実は書名のイメージとは違ってるんですが、その内容は、ホスピス会議の発表論文集なんです。

まず、①ホスピスの思想、②ひとつの生き方としてのホスピス、③死期を迎えるための哲学、④今日の痛みの概念、⑤死にゆく患者の症状の緩和、⑥運動神経系疾患——つまりALSですね——に対するホスピスケア、それから、⑦世界にひろがるホスピス運動。もちろん日本は入っていません。アジアでいうとインドが参加して入っています。そして最

岡村昭彦(一九二九—一九八五)アメリカの『LIFE』のベトナム戦争報道でデビューしたフリーランスの報道写真家、ジャーナリスト。戦争報道による入国禁止処分を契機にベトナム戦争のルーツを探るルポルタージュの過程でアイルランドへ赴き、戦場の死からホスピスの思想に辿りつく。「ホスピスへの遠い道——二一世紀の看護を考えるルポルタージュ」を『看護教育』に連載(一九八三—八五)。最晩年にはバイオエシックス運動も含め、看護師への自主セミナーなども精力的に行った。

終章が⑧ホスピスの成果、失敗、そして未来。

近代ホスピスが始まって一三年しか経っていないのに、すでにこういう問題を扱っていたということですね。

この頃、わが国でも医療畑から、つまり臨床の立場からの関心は出はじめていました。季羽倭文子さんの訳でラマートンの『死の看護』（メヂカルフレンド社、一九七七）も出ていました。けれどホスピス思想とかホスピス運動には関心がなかったのです。

この時期岡村昭彦は、一九八三年に医学書院の『看護教育』で「ホスピスへの遠い道」という連載を始めました。この大会に端を発してマザー・エイケンヘッドから始まる近代ホスピスの流れと、それと同時にバイオエシックス、新しい生命倫理という問題を扱いました。これは南アフリカの心臓移植と、その前にＤＮＡの問題。そういうかたちで、あわせていのちの問題というのを扱った連載を始めたんです。そして連載は、岡村昭彦が亡くなったことで、未完のまま終わってしまったんですね。結果的には岡村昭彦が亡くなった後、岡村昭彦集全六巻の著作集が出たんですけれど、その最終巻に『ホスピスへの遠い道』（筑摩書房、一九八七）というかたちで、未完のまま収録しました。その後、『定本 ホスピスへの遠い道』（解説・米沢慧）というかたちで一九九九年に春秋社から刊行しました。貴重なものです。

そして、日本の最初のホスピス建設でいうと、数字的にはみなさんご存じかもしれませんけど、一九八一年に静岡の聖隷ホスピス、それから、八四年に淀川キリスト教病院ホス

第１回ホスピス会議の論文集

●構成
①ホスピスの思想
②ひとつの生き方としてのホスピス
③死期を迎えるための哲学
④今日の痛みの概念
⑤死にゆく患者の症状の緩和
⑥運動神経系疾患に対するホスピスケア
⑦世界に広がるホスピス運動
⑧ホスピスの成果、失敗、そして未来。

1984年

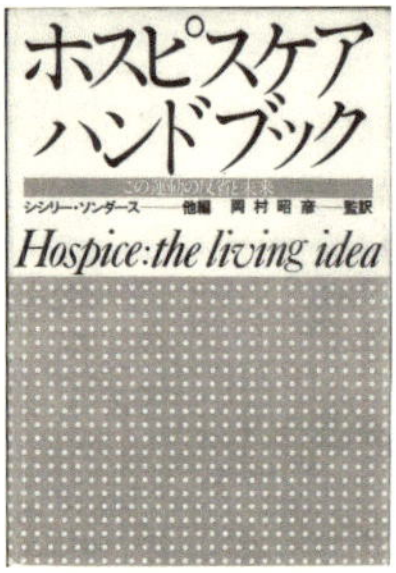

その後、改訂（2006）

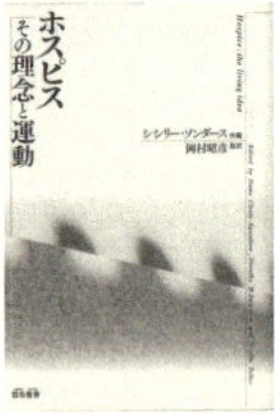

「ホスピスへの遠い道―マザー・メアリー・エイケンヘッドの生涯」

岡村昭彦『看護教育』1983.4

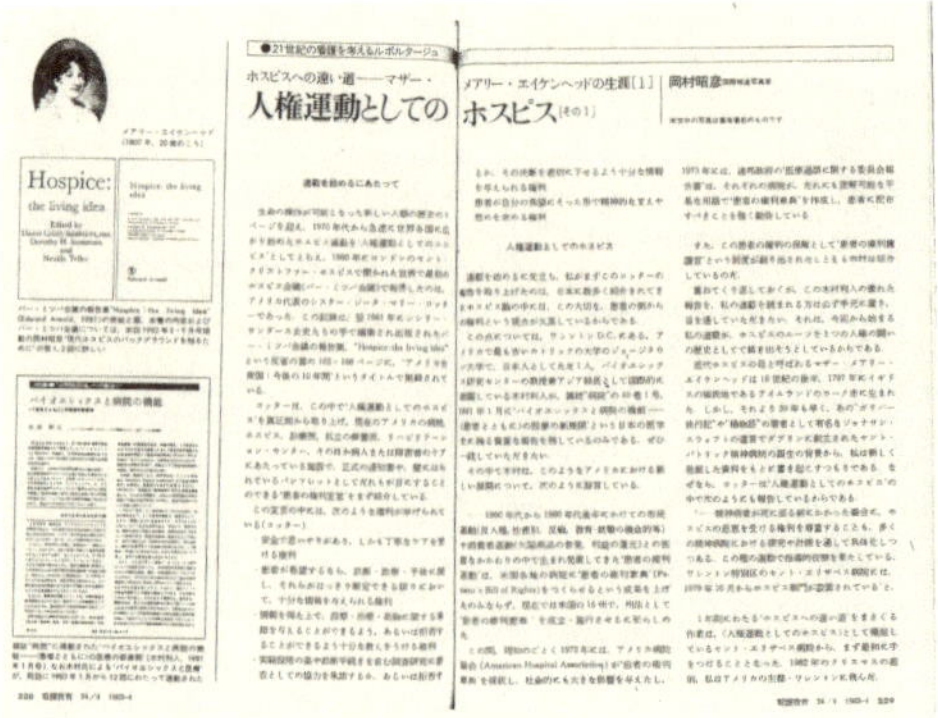

1987年

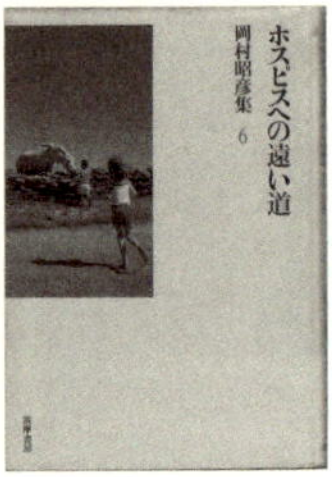

ピスができました。以降、日本のホスピス運動という流れが見えるようになり、問われるようになります。

日本のホスピス　第Ⅱ期

米沢　以上が黎明期だとしますと、第二期というのは一九九〇年にＷＨＯがホスピス緩和ケアという医療制度として確立してからということになります。同時に、日本では緩和医療に対して健康保険がきくようになったということです。それまではホスピスケアは、健康保険の対象ではなかったんですね。

そういうことから、わが国でも医療にホスピスの問題が入るわけです。一九九〇年のＷＨＯの表現では、パリアティブケア。治癒を目的とした治療が有効でなくなった患者に対する積極的な全人的ケアで、この全人的ケアというところがシシリー・ソンダースが掲げたホスピス憲章と重なっており、五つのメッセージがしっかり埋め込まれています。

その後、二〇〇二年になってから表現が「緩和ケアとは生命を脅かす疾患による問題に直面している患者とその家族に対して、疾患の早期より痛みやその他身体的、心理社会的問題、スピリチュアルな問題に関しても早期に発見し、緩和したりしていくためのアプローチである」と変更されま

> 日本のホスピス第Ⅱ期
>
> 1990年―WHOによる医療制度の確立
> ホスピスケアから緩和ケアへ
>
> 「緩和ケア（palliative care）とは、治癒を目的とした治療が有効でなくなった患者に対する積極的な全人的ケアである。」
> （1990）
>
> 「緩和ケアとは、生命を脅かす疾患による問題に直面している患者とその家族に対して、疾患の早期より痛み、その他身体的、心理社会的問題、スピリチュアルな問題に関して早期に発見し、…緩和したりすることで、患者や家族のQOLを改善するためのアプローチである」
> （2002）

した。

こういう流れの中で、ホスピスは現在の医療制度の中でおさまってきました。日本ホスピス緩和ケア協会のグラフがあります。一九九〇年にスタートしてから二五年の流れがありますけども、その間、どんどん伸びていったかというと、そういうことにはなりません。同時に、緩和ケア病棟が増えることが、ホスピスが活発になったという動きでもない、これは日本ホスピス・在宅ケア研究会の流れからもおわかりかと思うんです。施設、緩和ケア病棟を前提とした流れとなっています。

ここでふれておきたいのです。ちょうどＷＨＯがホスピスを緩和ケアという医療概念とした一九九〇年に、『病院で死ぬということ』（主婦の友社）という山崎章郎さんの著作が出ます。これはとても反響があって、映画化もされました。外科医だった山崎さんが、患者さんの最期まで面倒をみる、亡くなっていくまでをずっと診るという、そういう体験事例を通して、山崎さんは率直に書かれたわけです。言うなれば、「病院というところは亡くなっていく人の力にはなれない」ということです。「亡くなっていく人の力になる」医療はないのだろうか。

そういうメッセージを出され、同時にそういう人たちの力になりたい。このとき山崎さんはエリザベス・キューブラー・ロスとの出会いがあったと言います。そしてホスピスと正面から向き合う。九三年には続編（『続・病院で死ぬということ』）で「そして僕はホスピスへ」と宣言され、ここから山崎さんはホスピス医としてスタートしていくわけです。

ホスピスケアの原則

〈セント・クリストファー・ホスピス（ロンドン・1967年設立）〉

①患者の全人的苦痛を通して一人の人間（total person）として扱う
②身体的痛みや苦しみを和らげる（symptom control）
③不適当な治療（inappropriate treatment）を避ける
④家族のケア——死別の悲しみへのサポートを行う（grief care）
⑤チームワーク（teamwork）

→終末期の医療化（緩和ケア）と同時に脱病院化を定着させた。

緩和ケア病棟届出施設の推移・累計施設数

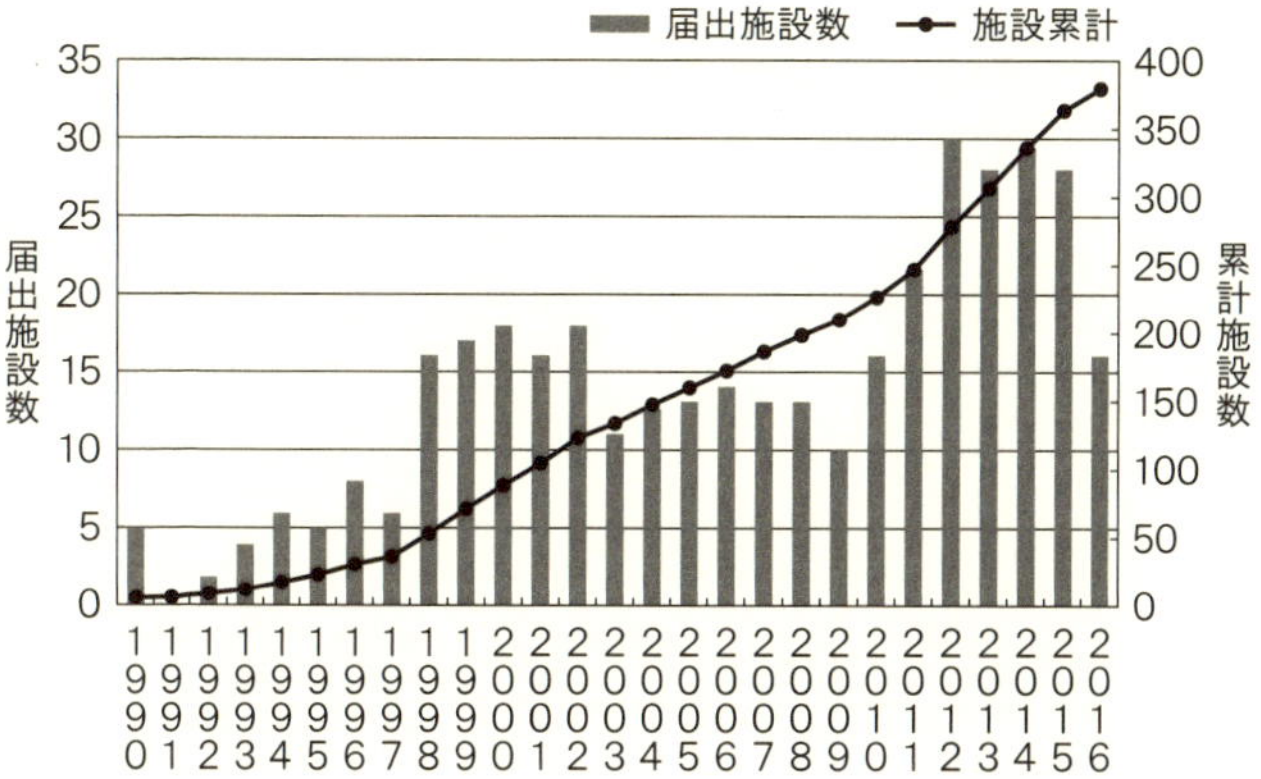

出典：日本ホスピス緩和ケア協会

いわゆる施設ホスピスに行かれるわけですけども、その後施設ホスピスから在宅ホスピス医へとなっていきます。そういった経緯から、現在の日本のホスピス運動をみる必要があると私は思います。

その視点から山崎さんとこれまで、『ホスピス宣言』（春秋社）という対話本を二〇〇〇年に出しました。言ってみればもうホスピスは巷から消えて、緩和医療、緩和ケアと言われていたときに、再びホスピスという概念へのこだわり方で展開したんですね。二〇〇六年には『新ホスピス宣言』（雲母書房）を出しました。そのときのメッセージは「がんの痛みを適切に取らない医療は犯罪と同じです」だったのです。

ホスピスを運動としてとらえていくとすれば、五年後に「もういちどホスピス宣言」を出しましょうと話していたんですが、その流れの中で二ノ坂さんと一緒になって、「三人の会」をつくる、というふうになっていくわけです。

日本のホスピス　第Ⅲ期

米沢　少子高齢化社会という表現はずっとありましたが、二〇〇〇年以降をホスピスの第三期として考えると、大きい流れとして長寿の時代になったわけです。長寿社会とは、人類史の中でも経験がない、まったく未知な時代を迎えているわけです。

そういう新しい時代の中に、福祉関連としては介護保険法の施行がありました。そこに老揺期と書いてあります。これを僕は、老いが揺れる「たゆたい期」とルビをふっていま

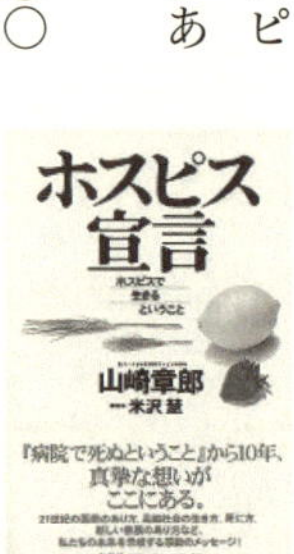

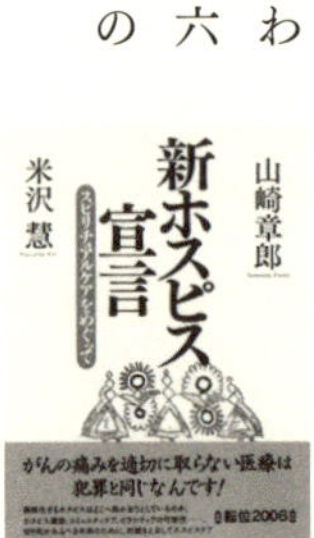

す。わが国の現代史を押さえる視点を仮に明治一五〇年（一八六八〜二〇一八）と見ると、明治時代の平均寿命は四二歳、昭和の時代は人生六〇年時代、では平成は人生八〇年時代の到来です。この過程を病で象徴させると、結核―がん―そして認知症へと向かっています。つまり、最期には死とその過程と、認知症を受けとめていかなきゃいけない、そういう時代になったということです。

一方、政府のほうは、がん医療の均てん化とか、がん対策基本法とか、こういう流れがあり、もう一方では病院から在宅療養支援へ、地域包括ケアシステムという態勢に向かうということです。

その背景にはもうひとつ、大きな死、見えない死として天災や核の時代を受けとめるなど、僕らの日常生活の中に無意識的に〈死〉が入ってきているんじゃないか。これが、今、私たちの現在じゃないか、というふうに思います。

日本にホスピスは根づいたのか

ここで、「ホスピスは日本に根づいたのか」と問うてみたいです。これは日本に一般書として出た『ホスピス――末期ガン患者への宣告』（ビクター&ローズマリー・ゾルザ著、岡村昭彦監訳、家の光協会、一九八一）の刊

日本のホスピス　第Ⅲ期（2001〜）

長寿社会の到来　――高齢者と老揺《たゆたい》期（認知症）
●介護保険法の施行（2000年）
●がん医療のきんてん化　がん対策基本法（2006年）
●在宅療養支援診療所制度

⇒地域包括ケアシステム

●阪神淡路大震災　東日本大震災　原発事故
⇒メメントモリ（死を想え）

行のときです。内容は、当時ロンドンの緩和ケア病棟で亡くなっていった娘さんと家族の物語、ジャーナリストの手記だったんですね。原題は*A way to die*（「一つの死への道」）。その日本版として『ホスピス』というタイトルにしたということなんです。

当時、出版社は、「これではホステスと間違われる」と心配しました。すると、岡村は「間違われてもいい、誤解というのは理解のはじまりだ」というのが彼の言い方でした。新しい概念としてあえて『ホスピス』というタイトルにした。その年、雑誌記者のインタビューに答えたフレーズをあげてみましょう。

「日本のマスコミでは遅ればせながら、二年ほど前から、ホスピスに異常な関心を示しはじめた。さまざまな解釈で報道されたので、バラバラなホスピスが入り乱れているわけです。

そもそも彼らがホスピスに興味を持ったのは、死んでいく人だけを特別に入れる病院だと思い込んだからなんです。だから日本ではホスピスをがん患者を捨てる、姥捨山みたいだと考えています。ホスピスとは施設ではなく運動なのだということをまず認識してもらいたいですね。ホスピスはバイオエシックスの大きな流れのひとつであるわけです。今までは生と死が別々のものとして考えられていましたが、それは今日のようにDNAの仕組みが明らかになってくると、そんなことではすまなくなってきたのです。……死ぬことも生命の一部なのですから、その生命の質を高めるにあたって、当然、生

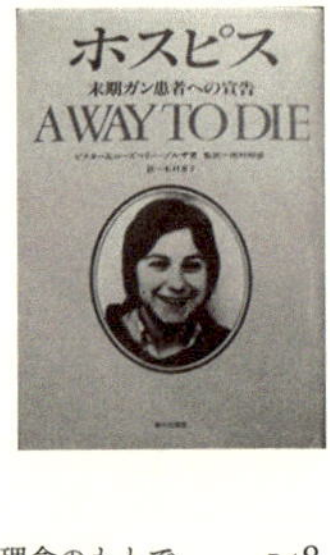

命の終焉である死のケア（看護、世話）も重要なことだと。でも家庭内で家族だけでケアしていると、患者も家族もかえって悪い結果を招く恐れがある。そこでホスピスという、家族ぐるみをケアする運動が起こってきたわけです。

地域社会との結びつきがないホスピスは、ホスピス精神に反します。だから日本では〝ガン病棟〟になってしまうんです。コミュニティの中にいる人たちは運命を共有しているわけです。だから、言葉、生活、すべて何らかの連帯の上にホスピスは成り立っている」（『新世』一九八二年四月号）

こういうふうに岡村昭彦は答えていました。私たちも、基本的にこういう考え方を念頭において歩んできたと思います。要約すると別表にあげた四つになるかと思います。

今日は、この四つに沿って、最近のホスピスの動向が押さえられたらと思います。

市民ホスピスへの道
いのちの受けとめ手になるために

①ホスピス運動は、携わる人のすべてが平等・対等であること

②ホスピス運動は、自分の住んでいる地域の問題から手をつけること

③ホスピス運動は、一人一人が参加できるボランティア活動であること

④ホスピス活動は、死にゆく人の世話を通して生死（いのち）を学ぶこと

1　携わる人のすべてが平等・対等であること

米沢　本題に入る前、前説が長くなりました。今の話の流れでよかったでしょうか。

山崎　よかったと思います。ご紹介の中にもありましたけれども、私の場合一般の病棟の終末期医療の問題をなんとかしようと思って、ホスピスケアに取り組みはじめました。そして、ホスピスケアの大切さをあらためて実感するわけですが、そのホスピスケアを施設ではなく地域の中で広げたいと思って在宅ホスピスケアに取り組みはじめたんですね。

在宅に来てみますと、いろんな問題が見えてきました。また後ほどお話ししますけども、現在の緩和ケア病棟（ホスピス）のあり方そのものに対する、さまざまな疑問も出はじめてきているところです。今日この後、いろいろな話をしていく中で、そのようなことを踏まえた上で次の新たな展望が見えてくるんじゃないかなという気がしておりますので、楽しみです。

ニノ坂　福岡では三カ月に一回、米沢さんに来ていただいて、勉強会（米沢ゼミ）をやっています。日曜日のお昼の二時から表向きは五時と書いてますが、だいたい六時ぐらいまで、その間途中一回ぐらい休みをいれながら、ほとんど米沢さん一人にお願いしてお話ししていただいて、それを学んでいます。なかなか頭がまわらなくなってきているので……私が、ですよ（笑）、すぐに理解ができないんですけど、これだけ何回も聞いていると、

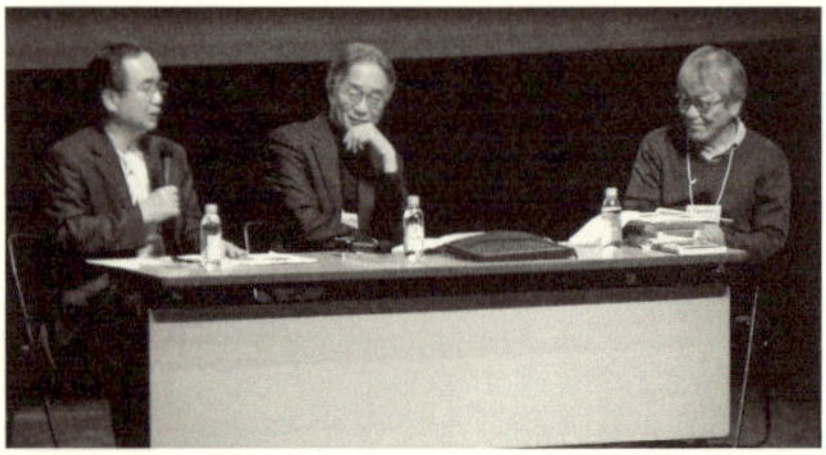

だいぶ米沢さんの考えを自分のものにすることができるようになりました。

ホスピスについてもそういうことを通して勉強してきてますけれども、先ほどのお話を聞きながら感じたことを二つだけ。

「死を含めての生命」が出発点

二ノ坂　死に際してすべての人が平等という話が最初のホスピスのはじまりのときに出てきました。あらためてこの意義を考えたいと思います。

昔は貧しい人たちは、貧しいがゆえにまともな死に方ができないという時代だった。あるいは貧しいというのはいろいろな治療が受けられないというだけではなくて、たとえば家族の中で食べ物がなくなって誰かが先に死ななければいけない、というときに、年寄りや病人といった弱者が死んでいくんです。そういう時代もありました。今は、先進国ではほとんどそこまでの状況はないと思うんです。そういう時代から今度は今の時代でいうと、みんなが長生きになった。長生きはしたんだけど、死に対してきちんとした対応や準備ができないので、死を恐れたり、死ぬことに対しての十分な対応が、自分自身も、それから家族も医療者もできないという問題に変わってきているんだと思います。

ただ、昔の、死に際して平等だったという意味は、できるだけ苦しみを与えない、そういう差別をつけないということだったんですけれども、今はその意味が少しずつ変わってきているのかなと思います。

米沢ゼミ　主宰・米沢慧。全国各地で〈いのち〉にまつわるセミナー・勉強会を重ねる。受講者は医療関係者から主婦、学生まで多様。取り上げるテーマはおよそ次の三つ。①「いのちへの配慮」（いのちのしくみ・しかけ・すがた・かたち。いのちには往きと還りがあること。死生観）。②「ケアという臨床」（身寄りになること、いのちの受けとめ手になることなど、看護、介護の考え方について）。③「ホスピスは運動である」。

誰にでも平等に死が訪れる、死にゆくプロセスは、金持ちだからこう、貧乏人だからこう、というのはありません。条件が同じであれば誰でも同じような過程をたどって、死んでゆきます。その死を含めての生命なんだということが、ホスピス運動の出発点かなということをひとつ思いました。そのことを抜きにして、たとえば、「市民に向けた緩和ケアの説明文」では「緩和ケアとは、重い病を抱える患者やその家族一人一人の身体や心などのさまざまなつらさをやわらげ、より豊かな人生を送ることができるように支えていくケア」とありますが、そこに死という言葉を使うことをあえて避ける、私たちの感性のほうに問題があるのかなということを感じました。

それから、もうひとつはホスピスの歴史とか日本におけるホスピスの流れ、あるいは世界的なホスピスの流れ、変化、ということに関して思ったんですが、医療化と脱病院化というお話がありました。

言ってみれば逆方向みたいに見えるんですけれども、そこにちょうどホスピスというのが、時代的に生まれてきた。死にゆく人の苦しみをどうやって和らげるかを医療の力でなんとかしようとしたのがホスピスのひとつの流れでもあるわけです。そこがスタートだったということはたしかです。

ところが一方で、人が死ぬことが避けられないとすれば、なんでもかんでもそういうことに手を出すということは問題じゃなかろうかということで脱病院化、脱医療化という考え方も出てきました。相反するような動きというのがホスピスをめぐって起こってきたんだなと思いました。

そうすると、ホスピスというものを巡って、こっちに行ったりあっちに行ったりとかいうのは、ある意味当然のことで、ホスピスは運動ですから、社会の変化の中で動いていくのは必然なんだろうなと思いながら聞いておりました。

平等と対等の根底にあるもの

米沢　そういうところから言いますと、今日の四つのテーマとも関連すると思いますけども、ホスピス運動といえば臨床に関わっている医療者として目の前の患者さんたちと向き合う中でいつも考えられてきたと思います。

ここで①の「ホスピス運動は携わる人のすべてが平等・対等である」がありますが、こういうと、なんだか憲法の条文と同じで、ホスピス理念としていただいてしまってきているると思うんですよ。

実は、日本ホスピス・在宅ケア研究会でも何度か講演されたアルフォンス・デーケン先生は、「みなさん、日本人は一〇〇パーセント死ぬそうです」というジョークから話をスタートされることがあり、それも何度か聞いたことがあります。一瞬、ハッとして「あたりまえじゃん」と苦笑して合点する、不思議なインパクトがあります。

ここでは、死は平等である、貧富の差があろうが、老若男女ひとしく、誰にも死はやってくるというメッセージだと思います。ホスピス運動は、ある意味「死をおもえ」という

アルフォンス・デーケン　哲学者。上智大学名誉教授、東京・生と死を考える会名誉会長。一九三二年ドイツ生。五九年に来日後、三〇年にわたって上智大学で「死の哲学」などの講義を担当。九一年全米死生学財団賞受賞。同年「わが国に初めて死生学の概念を定着させた」功績により第三九回菊池寛賞受賞。

活動かなと思うことがあります。

それともうひとつ、平等とか対等という表現の根底にあるのは、やっぱり人間であるということ。人として共に生きることは、これは実は大変なことなんです。

会場のみなさんもすでにご存じで実際に実習を受けた方もあるかと思いますが、この数年、ユマニチュードという認知症のケア技法が入ってきています。ですがこれを単なるケア技法として理解してしまうととんでもないことだなあと思ったんですね。

ちょっと横道にそれるかもしれませんが、「ユマニチュード」の入門書もいっぱい出てますし、『訪問看護と介護』（月刊誌、医学書院）では、二号連続で特集されました。

僕もはじめは、新しく出てきたケア技法という程度に思っていたんですけど、実はフランス語の原著の翻訳本を見たんですね。これは四〇〇ページ以上あるものなんです。『Humanitude（ユマニチュード）「老いと介護の画期的な書」』（イヴ・ジネスト、ロゼット・マレスコッティ著、本田美和子監修、辻谷真一郎訳、トライアリスト東京、二〇一四年）という本です。直訳ふうに言えば、「人間らしくあること」になるでしょうか。

この本の第一章の第一行目が何から始まったかというと、実は野生児の話なんです。フランスの「アベロンの野生児」という話があります。

フランス革命の直後、当時四歳の子どもが森で発見されます。その子は四つ足で歩き、言葉もしゃべれない、直立歩行と言語の発達がまったくないわけです。この本は、そこから始まるんです。ユマニチュードの本がどうしてそこから始まるのか。つまり、野生児は、

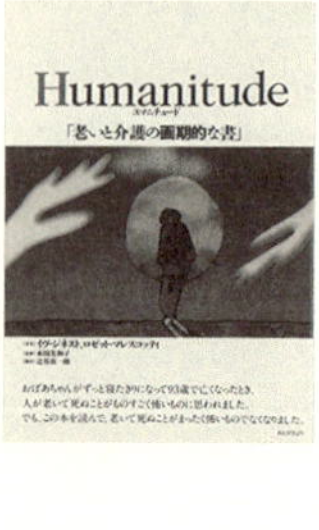

ユマニチュード（Humanitude）一九七九年、フランスの体育教師だったイヴ・ジネストとロゼット・マレスコッティが創出した、知覚・感情・言語による包括的コミュニケーションに基づいたケア技法。

生物学的にヒト科の動物なんです。だけど人なんだということですよね。人間として向き合う視点をもたないとだめなんだというところからユマニチュードはケア技術の基本を「見る」・「話す」・「触れる」そして「立つ」、そこから認知症のケアに導いていくんですね。ですから、対等とか平等の根底にあるのは、人間であるという視点だということなんです。

ホスピスケアの大きなテーマはシシリー・ソンダースの痛みを取るという視点があります。がんの痛みというのは人であることを失わせるものです。その痛みの中では、人としての思考形態もすべてが難しくなってしまう。ですから、まず痛みを取ることだというふうに考えた。痛みが消えれば、ものの考えや、悲しい、嬉しいも含めての感情を持つことができる。そういう人間としての本質を奪われている末期のがん患者の救済というのが、シシリー・ソンダースの考え方だったんだろうというふうに初めて思えるんです。

ですから、ソンダース女史の経歴はナースとして、これはがん治療ではないんだと。人として向き合うために、痛みを取るということが大切なんだという考えに立って、医者になって、痛みを取る方法を手に入れたわけですね。そこで初めて患者さんと人間として対等に向き合える。そして亡くなっていく人のプロセスに入るわけです。

だから、痛みを取ることそれ自体が目的ではない。それはホスピスケアの前提だ、ということでしょう。

実際、山崎さんはそのへんのことについて、初期の頃、病院の臨床の現場でどういうふうに思われたんでしょう。

シシリー・ソンダース（一九一七—二〇〇五）英・聖クリストファー・ホスピスの創設者。看護師・医師・ソーシャルワーカーの資格を持つ。看護師時代、一人のユダヤ人の末期患者と恋に落ち、「あなたのホームの窓のひとつになりますように」と寄付金を託されたことをきっかけにホスピスを創設。またペインコントロールをホスピスの思想と重ね、末期患者の痛みをとるために医師の資格をとったが、末期患者のもとに「なにもできないが、そばにいること」が大事だとして、生涯、看護師のバッチをつけてホスピスでの仕事を全うした。

携わる人も、携わられる人も

山崎　そうですね。「携わる人のすべてが平等・対等」というところは、携わる人だけではなくて、携わられる人という、両方の意味合いがあると思うんですね。米沢さんもおっしゃったように、患者さんたちの具体的な身体的苦痛は、まさに苦痛ですから、その苦痛を取るのは当然なわけです。なぜかというとそれは、人は、人間らしく生きることを妨げている身体的苦痛から解放されて初めて、人間らしく生きることが可能になるからです。身体的苦痛の最中では、この苦境の中を、どう生きるのかといった人間としての苦悩にすらたどり着けません。そしてそのような苦痛の中にあったのでは、当然対等にはなれないですよね。

まだ外科医になりたての頃の話ですけども、その当時、痛みを緩和する技もほとんどなくて、またモルヒネに対しては医療者も、モルヒネは麻薬であり、それを使用するのは本当に末期状態のときと考えていたわけです。ですから、がんの終末期になって初めてモルヒネを注射するわけですよね。ところが、注射ですから、急速に血中濃度が上がる。すると患者さんは眠る。眠っているその間は痛みから解放される。しかし眼が覚めるとまた痛みが出る。そうすると医者に対してまさに懇願するわけです。「お願いですから注射してください」とね。これを診た医療者はやっぱり麻薬中毒になってしまったと考え、我慢させたり、プラセボと言って、蒸留水などを鎮痛剤と称して注射するわけです。このような状態はまったく対等じゃないわけですよね。

その当時は、モルヒネの使い方も間違っていたわけですが、いずれにせよ、こちら側が痛みを緩和する武器を持っている、そして相手はそれをお願いすると。そんなふうなことではいけないわけですね。だからまず、しっかりと苦痛を緩和すること。たとえその人の人生が短かろうが、長かろうが、基本的に、同じ人間として同じ土俵に立つために、その人の人間らしさを奪っている苦痛を緩和することは、それはホスピスケアの基本でしかないわけです。そういうことだと思います。

ケアに対する満足度

山崎　さきほど少しお話ししましたが、話しそびれてしまうといけないので先に言っちゃいます。この話もいずれ全体につながっていくものですので。

何が言いたいかというと、私はホスピス（緩和ケア病棟）で、一四年間仕事をしてきて、そこで展開されたホスピスケアは、一般病院で行われたケアに比べるとはるかによかったし、いいと思っております。

そのケアを地域の中で展開したいということで、在宅に移って一二年になりますが、自分がホスピスで仕事していたときの仕事の取り組み方と在宅での取り組み方を比べてみることがあります。

ホスピスで仕事していたときには、定員二〇ベッドのだいたい九割ぐらいは稼働していたので、常に一八名ほどの患者さんがおりましたけれども、まず、毎日すべての患者さんのところに顔を出しました。ちょっと状況が悪い人は一日二回とか三回、診療することもありました。看護師さんたちの訪問回数もそれなりにあります。結果的には患者さんにも家族にも喜ばれたし、評価されたケアができたと思っています。

ところが、今の在宅での診療は、終末期がんの方でも落ち着いていれば医師の訪問は週一回です。ちょっと不安定な人でも、せいぜい週二回ぐらいです。もうまもなく亡くなりそうな場合には、ときには連日行くこともありますけれど、それはまれですよね。訪問看護師さんたちの訪問回数も、連日の医療的処置や、看護師でなければ難しいケアがある場合を除けば、そう多くはありません。滞在時間も一時間を超えることは、あまりないでしょう。残された時間が日の単位のような場合に、医師と看護師が交互に連日のこともあります。

では、そのケアを受けた人たちの満足度がどうなのかということを考えますと、柏木哲夫先生のやっている日本ホスピス・緩和ケア振興財団の援助を受けて日本ホスピス緩和ケア協会が、数年に一度、遺族満足度調査をするんですね。そうしますと、緩和ケア病棟でケアを受けた人たちのご遺族の満足度は、平成二〇年の調査ですけど、九六％でした。同じ調査で在宅での緩和ケアを受けた人の満足度は九六％、ほぼ同じなんですね。

そこから何が見えるかというと、先ほどお話ししましたように、緩和ケア病棟では医療者が関わる濃度の濃いケアを提供していましたので、当然評価は高いだろうと考えるわけ

柏木哲夫　精神科医・内科医。一九八四年、淀川キリスト教病院において日本で二番目の施設ホスピスを開設し、ホスピス長を務め、現在、理事長。日本のホスピスの先駆者。『生と死を支える』（朝日新聞社、一九八七）、『死を看取る人間学』（日本放送出版協会、一九九七）など著書多数。

ですが、在宅では、緩和ケア病棟に比して医療者の関わる濃度はそんなに濃くないのに、満足度がほとんど変わらなかったのはなぜなのかということを当然思うわけです。

生活を支えるケアという視点

山崎　ところで、在宅で患者さんたちが過ごせるのは、その生活の継続ができるからですよね。まさに、その生活が継続できる基盤は介護なんです。緩和ケア病棟で、患者さんに対して看護師さんたちがやっている仕事は、もちろん専門的な看護もやっていますけど、ほとんどが、衰弱して体力が低下した患者さんたちの清潔、排泄、食事の介助です。それはまさに介護ですよね。そこに視点をもっていくと、今の医師・看護師を中心とした施設基準の緩和ケア病棟は、本当に必要なんだろうかという疑問が湧いてくるわけです。もっと違った見方、つまり、適切な専門的緩和ケアが関われば、介護職中心のケアでも、満足度の高いケアは可能なんじゃないかということです。緩和ケア病棟で仕事をしていたときには医療職中心のケアを当たり前と思ってやってきたけれども、在宅へ場を変えてみたら、なんだか違うんじゃないかと思うようになってきたということです。結局、生きることを支えていく基盤は生活の援助、まさに生活の介護なんですよ。

今の緩和ケア病棟は外科病棟、内科病棟、緩和ケア病棟のように、病院医療の中に組み込まれてきてしまっている状態ですが、あらためてホスピスケアの原点に戻り、そこからの解放を目指していかなければという視点が出てくるわけです。

いずれにせよ、①〜④を原点に、われわれ自身も必ず死ぬ、また認知症にもなるかもしれないということを忘れずに日々を送ることが大切だと思います。

認知症でもコミュニケーションは可能

山崎　ところで、在宅では、認知症の方ともしばしばお付き合いします。私は、認知症の人たちであったとしても、会話が可能であれば必ず聞くことがあります。それは、たとえば「もしこれから先、自分の病気の状態が悪くなることがあったらどうしたいですか」ということです。そうしますと「病院に行きます、当然でしょう」と言われる。でも、「それがもし治らない病気だったらどうします」と聞きますと「治らないんだったら病院なんか行きませんよ」と言います。普通に筋の通った会話が成立するんですね。でも、診療が終わる頃には、その会話をしたことを覚えていないんですよ（会場笑い）。けれども、その都度の会話はちゃんと成立しているので、私はそれを患者さんの、本来的な意思と捉えてよいのだと考えています。

そうすることによってその人の意思を把握できると。つまり、認知症だから意思決定が難しいということは、私はないと思います。ちゃんと聞いていけばそれはできる。それを忘れてしまうことは、しょうがないですよね。

だけど、そのときに成立した会話は、ちゃんと筋が通っていれば、それを根拠にして私たちは今後の医療やケアを提案していけばいいんじゃないかと、そんなふうに思っています。

チームの中での役割

ニノ坂　対等、平等ということに関しては、今山崎さんが言われたように、患者さん、もしくは患者・家族と私たち、つまりケアを提供する側とされる側の間の対等、平等という問題がひとつはあると思います。それともうひとつは、今おっしゃったように、ケア提供者の中での、たとえば医者、看護師、ヘルパー、ケアマネ、ボランティアなどいろいろな人たちのケアチームの中での対等、平等という問題があると思うんです。

最初の問題、患者さん家族の側と、ケア提供者である医療、看護、その他の人たちとの間の平等ということに関して言うと、今山崎さんが言われたような問題がいろいろ出てくると思います。たとえば、在宅ではその要素が薄まりますけど、特に病院では、あるいはホスピスも含めて、痛みを取れるかどうかは、医者の力量、経験などによって左右されるので、どうしてもそこの部分に関しては医者に頼っていかざるを得ない。

逆に言うと、医者の側がきちんと痛みを取れるかどうかというのは医者の責任であるし、そして山崎さんが以前新聞に「きちんと痛みが取れない医者は犯罪だ」ということを書いてましたて、それは、日本ではちょっと過激だと捉えられますけども、世界では常識なんです。インドのケララでは、痛みを取るのは医者の責任だと医師会長が言っています。

それはなぜかというと、さっき言われたように人間らしさを取り戻すということが第一の問題だと思うからです。痛みを取ればいいということではなくて、痛みを取ることを通して、人間らしさを取り戻すということです。そうすることによって、人間として対等に関わることができるという。だから人間であるということ、その人がその人であるということで、対等の関係性が成り立つということだと思います。ただ、在宅でもやっぱり現実の場面ではそう簡単にはいかないこともあります。どうしても、患者さんや家族のキャラクターとか、それまでの生活歴とか経験とかがありますので、中には医師や看護師などの医療チームへの依存度が高い人もいます。

でも一方で、極端に依存しない人もいます。適度に依存してくれて、適度に自立というのが一番いいんでしょうけど、それは病気の状況によっても変わってくるので、ひと言では言えません。そして、経過によっても変わってきます。そういった問題があるので、現実には難しいけれども、やっぱり私たちは人間として平等でありたいなと。そうすることでしか、その人の人間らしさを最後まで全うすることはできないんじゃないかと思います。

チーム内での対等を実現するために

ニノ坂 それから、もうひとつの問題としての、ケアチームとして関わる者同士での平等という、これもまたひとつ大きな問題があると思います。ようするに医者をトップとしたヒエラルキーがあるということですね。

ケアマネさんやヘルパーさん、介護職の人たちと話すとき、僕はまず〝医者の壁〟という話をします。みんな、医者の壁を感じているんです。看護師もそうです。

　そのとき僕が例をあげるのは、「ベルリンの壁」なんです。ベルリンの壁、壊れましたよね。冷戦時代の名残としてあれだけずっと続いてきた頑強な壁が、時代が変わる、そして人々が動けば変わる。そういうことがあるので、ケアマネさんも怖がらずに医者の壁を崩そう、という話をするんです。

　そういう、医者をトップとしたヒエラルキーがあって、なかなかチームの中での対等・平等というのが獲得できないという現実があります。

　だけども、さっき米沢さんが言われたように、対等とか平等をどうやって手に入れてきたのかという歴史があります。で、いきなり憲法の話になって申し訳ないですけど、たとえば憲法９条で今もめてます。

　たしかに憲法９条をどうやって手に入れたかを考えると、日本国民ががんばって手に入れたと考える人もいるし、アメリカから降ってきたと考える人もいると思うんですが、自分たちがそれを求めて血を流し汗を流して手に入れたものかどうかということは、僕らも検討しないといけないんじゃないかと思います。

　対等・平等というのは、単にポンと与えられるものじゃなくて、自分たちで勝ち取っていかないといけないんじゃないか。で、さっきのケアマネと医者の壁の話に戻りますが、自分たちで苦労して作り上げたり、壁を壊すこと、作業を作り上げたりすることは、絶対必要なんだろうと思います。ときどきケアマネさんからも聞きます。「あの先生は頭が硬

日本国憲法第９条　一九四六年一一月三日に公布され、翌一九四七年五月三日に施行された日本国憲法の条文のひとつ。「戦争の放棄」、「戦力の不保持」、「交戦権の否認」の要素から構成され、平和主義を定める。

い」とかね（会場笑い）。それをどう工夫してどう壊していくかということは、やっぱり自分たちでやっていかないといけない。「先生、なんとか言ってください」と言われて、僕が「ケアマネの話を聞いてください」と言って聞いたとして、それは本当に自分たちのものになるのかなという気がします。

とはいってもケアチームの中での序列というのは、ときには厳しいものがあるので、僕が心がけているのは、まずお互い、顔の見える関係であるということ。チームの中での顔の見える関係。そして、相手の言うことを否定しない。ディスカッションのとき、絶対に否定しない。必ず最後まで聞く。

「自分の意見は別です」ということは言ってかまわないんだけども、相手の意見を否定しないということ、その上で本人にとって何が一番いいかを考える。

そのプロセスでは、あんまり医者やベテラン看護師ばかりがしゃべらないようにする。それを心がけないと、ケアマネさんとかヘルパーさんとか、若いナースとか、ものが言えなくなりますよね。できるだけみんなの言葉を引き出すとかそういう具体的なひとつひとつのことを、やっていかないといけないんじゃないかと。

たとえば、よく、看護師さんとかヘルパーさんたちから出てくる言葉に「先生には本当のことを言っていない」と言うんですね。それはそうです。

だから僕はいつも言うんです。そのときは僕しか聞いていないので、僕に言っていることは、そのとき思った真実なんです。看護師に言ったときは、あるいはヘルパーに言ったときは別のことを言っています。それもその人のそのときの真実です。当たり前ですよね。僕らだってたとえば酒飲みに行って、飲み屋のお姉ちゃんに、母ちゃんに言うようなこと、言いませんよね（会場笑い）。たとえば、ですよ、僕だけかもしれませんが、当たり前ですね、相手が違えば言うことも違います。

だから、チームとして組む意味がある。言うことが違うから、それを総合的に情報交換して共有して、チームとしてどう対応しようかということを話し合うわけですから。違うからそれは真実ではないという考え方も、また間違いです。そういうことを通してチームの中での協力の姿勢が出てくると思います。そうやってチームが作られていく。

特に在宅の場合は同じ場に全員がいつもいるわけじゃありません。僕が行くときには訪問看護師はいません、基本的にね。訪問看護師が行ったときは、他の人たちは誰もいません。だからチームとして協力する必要が大きいと思います。

そうやってチームというのを少しずつつくっていくことで、私たちケアする側も成長するんじゃないかと思います。

「先生」とは呼ばないで

米沢　そういえばこの大会では医者であっても「先生」と呼ばないっていうルールがありますが、それはどういうところから出てきたんですか。会場で先生と口にすると罰金が……（笑）。

二ノ坂　罰金で資金をつくろうというわけではありません（笑）。亡くなった元副理事長の黒田裕子さん、すごい人だったんですけど、おそらくその方あたりが言い出したんだと思います。お互いが平等でないといけないということのはじまりだと思いますし、私はこれはとてもいいことだと思っています。

米沢　僕もそう思いますね。最初にこの大会に参加したのは第六回大会の山梨大会でした。一九九六年でしたか。大会長だった内藤いづみさんから突然、手伝ってと言われた。そのとき、とりあえず先生と呼ばないでください、でした。えっ?と思ったんですよ。これはすごいなあと。そこにも方向性がはっきりあらわれているなと。と言いながら、「先生」と言って「はい百円」とかなるようなことがありました（笑）。でも、僕もそれ以来、ホスピス運動に関わっているドクターには敬意をこめて、山崎さんとか二ノ坂さんとか呼んでいます。

学校の先生は先生ですし、それからお医者さんも先生です。日常生活ではことさら変える必要はないと思うんですが、ホスピスのところで言ったら、お二人の仕事を拝見していると、自ら先生を降りるとでも言いましょうか。「いっしょにいますよ」と周囲と目線が合っている、ポジショニングが大事なんでしょうね。これがやっぱり僕はホスピスケア、在宅ケアをやっているお医者さんの存在・役割なんだな、ということで僕は違和感なく聞いているということです。

2　地域の問題から手をつけるということ

米沢　二番目の「ホスピス運動は自分の住んでいる地域の問題から手をつけること」に関しては、近年は活発な視点がいろいろあると思うんですが、いかがでしょうか。

山崎　ホスピスで仕事していたときには、ホスピスが拠点でしたから、遺族ケアの一環として、ご遺族のみなさんとの交流を持つ場合には、ホスピスに来ていただいていたわけです。

助け合いの広がりと横のつながり

在宅ホスピスに取り組むようになってからも、地域の公民館などを利用しながら、遺族のみなさんとの交流を続けています。それがだんだん発展して、一〇年ほど前から、在宅での看取りを経験した遺族のみなさんによる「ケアの木」という遺族会が誕生しています。遺族の人たちも年数を経ればベテランの遺族になりますので、新人の遺族の人たちに対して、体験者として相談に乗ってあげることもできます。

つまり、ケアを受けた人々がケアをする、すなわち、お互いに助け合うということが地域で広がってきているということです。その地域の中で、毎年、在宅での看取りを経験した遺族の数が増えていきますので、そういうことを経験した人が増えていくことで横のつ

遺族会「ケアの木」　ケアタウン小平が関わり亡くなった方の遺族を対象に、二〇〇八年設立。同じ地域に住み、「大切な人を亡くす」という共通の体験をした人同士が交流会やケアを通じた新たなつながりを持ち、お互いに支えあうことや楽しく生活を送れるような企画を考え活動。

ながりも広がるということです。

ただ、そのためにも、そういう場は必要であり、はじまりの頃のそういう場の提供は、われわれが準備する必要があるということです。また、たとえば、在宅ホスピスの場面に、ボランティア活動ができるような場があれば、遺族のみなさんは、そこにも参加してくださるのです。

つまりある患者さんがいて、その人を在宅で看取って、それでケアチームとご遺族との関係性が終わるということではないんです。それ以降も関係性は継続するんですけれども、それはもはや医者や看護師という関係性だけではなくて、同じ時間を体験した者同士の関係性ということになります。

そのようなみなさんにもチームに加わっていただき、在宅ホスピスケアへの活動を一緒にやっていくことができれば、まさに身近な人たちが、地域の中から課題に取り組んでくれるだろうということですよね。

地域での勉強会という取り組み

山崎　そういうことをやってきた中で、二年ほど前から取り組んでいますことは、ケアタウン小平訪問看護ステーションの所長である蛭田みどりさんのアイデアだったんですが、それは、いずれみなさん亡くなるだろうし、病気になることもあるだろうけれども、今は普通に生活している人たちとの勉強会なんです。どのような勉強会かと言いますと、私た

ケアタウン小平　終末期であっても、最後まで地域の中で、尊厳と自立をもって暮らすことができるコミュニティづくりを目指し、二〇〇五年、東京都小平市に設立された複数からなる事業体の拠点。ケアタウン小平内にあるケアタウン小平クリニック（院長：山崎章郎）は「住み慣れた地域の中の、住み慣れた住まいで、最期まで療養を続けたい」と希望する患者さんに、専門的な「ホスピス緩和ケア」を提供する二四時間・三六五日対応の在宅緩和ケア充実診療所。

ちの活動拠点であるケアタウン小平の周辺の限定された地域、たとえば団地など二〇〇世帯ぐらいのひとつの集落に焦点を当てた、そこに住んでいる人たちとの勉強会です。その限定した地域に、スタッフが勉強会のチラシを配ったり、あるいはその団地の自治会などの役員の方に相談したりして、参加を呼びかけています。参加者は十五名前後ですが、勉強会は月一回で四回シリーズです。スタッフがファシリテーターになって、だいたい四つのグループに分かれてもらいます。

一回目は日頃、自分が悩んでいることや、これから先のことで心配していることなどをお互いに話し合ってもらうんですね。同じ地域の、ふだん通りすがりでちょっと顔合わせると会釈するぐらいの人たちが、実は同じような悩みを抱えているんだということがお互いにわかるわけですよね。そうすると、ただの隣人じゃなくなってくるんです。お互いに結構大変な思いをしながら生活している隣人ということが見えてくるんですよね。そこでお互いの関係性の密度が濃くなるわけです。

そして二回目ですが、われわれの、訪問診療や、訪問看護の実際をお伝えし、それらが、しっかり地域に根づいていれば、最期まで在宅で過ごすことが可能であることを知っていただきます。

三回目には、私たちがお手伝いして、在宅で看取りをしたご遺族の体験談を語っていただくんですね。たとえばご主人を亡くした方とか、お母さんを亡くした方です。私たちはこういう経過で、主人を看取りました、母を看取りましたということを、まさに生の声として伝えていただきます。すると、二回目のわれわれの活動が、さらにそこにリアリティをもって、伝わっていきます。

そして、最後の四回目は、三回目までの勉強会を踏まえて、今からできることを考えましょう、という内容ですね。いわゆるエンディングノートのようなものをちょっと書いてみようという話になって終わるんですね。そのような取り組みを、すでに三回ほど行っています。

それをやっていくと、昨日、クマールさんの話（前日（二〇一七年二月五日）に行われた「第二四回日本ホスピス・在宅ケア研究会全国大会in久留米」のスレッシュ・クマール医師の講演）とか、その後、堀田さんの話（同・堀田聰子氏の講演）にもあったんですけれども、以上のような活動を通して、自分の地域の中にこんな資源があるんだということを、それから自分たちと同じように悩んでいる人がいるんだということがわかることによって、そしてその人たちが集まる場をきちんと継続的に提供することができれば、地域におけるホスピス活動の基盤づくりになるのではないかと考えています。

ホスピス病棟に来ていただいて、そこの枠組みの中で展開するケアではなくて、地域の中でホスピスケアを展開することによって、それがさまざまな地域資源のつながりの基盤になってくるのではないだろうかと考えています。

そのへんのところから、手をつけることはそんなに難しいことではないという気がしています。


スレッシュ・クマール氏と堀田聰子氏の講演　二〇一七年二月五日に行われた「第二四回日本ホスピス・在宅ケア研究会全国大会in久留米」（大会長・二ノ坂保喜）での特別講演「地域をつくるホスピス運動～世界に学ぶ～」講師：スレッシュ・クマール氏（インド・ケララ緩和ケア研究所代表・医師）、堀田聰子氏（国際医療福祉大学大学院教授）、司会：二ノ坂保喜。二人の講師がそれぞれ「Community Participation in Palliative Care（地域をつくるホスピス運動）」（クマール氏）、「『Compassionate Communities（思いやりに満ちたコミュニティ）ムーブメント』に学ぶ」（堀田氏）と題した講演を行った。

セント・ジョセフ・ホスピスの気づき

ニノ坂　私のところでは、昨日のクマールさん、それから堀田さんの話の中からわかりやすい例をちょっとあげたいと思います。昨日、堀田さんが言っていたのは、インドのケラ州で「コンパッショネート・コミュニティ」という運動が始まっている、これは思いやりのあるコミュニティを作っていこうという運動ですね。その具体的な中身はいっぱいありますし、それの戦略についてもいろいろ話してくれました。

その中のひとつの具体的な例として、堀田さんがあげたのが、イングランド、イギリスの話です。

セント・ジョセフ・ホスピスというのはセント・クリストファー・ホスピスができる以前からあったホスピスです。セント・クリストファーというのは一九六七年にシシリー・ソンダースがつくった、今の近代医学を利用したホスピスとしてできたものなんです。

その前にもホスピスはあって、セント・ジョセフ・ホスピスというのは、かなり古い、一九〇〇年のはじめぐらいからやっているホスピスなんです。今の話に戻りますと、現在のセント・ジョセフ・ホスピスでは、ホスピスに入院している患者さんのいろいろな属性、年齢とか階層とか、収入とか、人種とかを調べたんですね。そうしたらそのホスピスに入っている患者さんの属性と、地域の人々の属性などが、非常に違うということを発見したと言うんです。どういうことかというと、ようするに、入院しているのはたとえばお金持

セント・ジョセフ・ホスピス　一九〇五年、アイルランド「愛の姉妹会」によりロンドンに設立された。シシリー・ソンダースが看護師として勤務した。

セント・クリストファー・ホスピス　シシリー・ソンダースにより、一九六七年、ロンドンに設立。セント・クリストファー・ホスピスが掲げる〈ホスピスケアの原則〉は次のとおり。
①患者を一人の人間（total person）として扱う
②苦しみを和らげる（symptom control）
③不適当な治療（inappropriate treatment）を避ける
④家族のケア——死別の悲しみへのサポート（grief care）
⑤チームワーク（teamwork）

ちばかりだとか、白人が多いとかね。そういうことだろうと思うんですけれども。

そうすると、病気が属性に応じて変わるんであれば別ですけれども、地域の人々の本当に必要なニーズに合わせて、セント・ジョセフ・ホスピスが活動しているのかというと、そうではないんじゃないか。地域とはかけ離れた、自分たちの思いだけでやってるんじゃないかという反省が出てきたそうです。

それでもっと地域のことを知らないといけない。地域にとって何が必要か、さっき言われた、どういうことで困っているのか、どういうことが必要なのか。そしてそれを解決するための資源はどこにあるのか。資源があってもつながりがなければできません。だから、どこにニーズがあるのか、どこにどういう資源があるのかというのを自分たちで調べようということでやっていっているそうです。地域コミュニティという視点から考えると、なるほどなと思うわけです。

振り返ってみて、日本のホスピスがそういう地域に対する意識を持っているかなと。正直言って、皆無だと思うんです。ホスピスが地域のニーズや患者の属性とか、地域のいろいろな資源、これは医療資源、終末期ケアに関わる資源だけではなくて、その人の生活を支えるいろいろな資源ということですが、そういったものが必要ですね。そういうことを堀田さんが話してくれました。

僕もまだ十分理解できたわけじゃないし、現状を把握しているわけじゃないので、十分なことは言えませんが、イギリスの老舗のホスピスが地域の患者の属性を調べて、地域の中にどういう資源があり、どういう要望があるか。そしてそこから、資源と患者さんを結びつけたりする、そういう活動が起こっているわけです。僕は、日本はここが後れているというのはもう言わないことにしました。今、私たちの中からどうしていくかという問題だと思うからです。

そのあたりはたぶん、全国で起こっているホームホスピスの運動とか、あるいは、一見小さい動きだけれども、社会の運動などが各地で起こっていると思うので、そういうものを掘り起こして、つないでいったり、広めていったりというのが必要なのかなと思います。そのことについて、米沢さんのほうからどうでしょうか。

ケアタウンからホスピスタウンへ

米沢　今のお話で言いますと、ひとつは住んでいる自分の地域、そういう課題から手をつけるというような方向にきているんですね。今考えると、山崎さんの仲間が一〇年ほど前に、施設ホスピスを退いて、東京の郊外のだいたい八〇〇坪ぐらいの土地にケアタウン小平を立ち上げられました。そしてそこを拠点に在宅ホスピスケアを目指すケアタウン小平チームが二キロ、三キロ、四キロの範囲で活動しますよという、そういうタウンを実現されたんですね。実はこのケアタウン構想は、当時先端を行っていると言われた秋田県の鷹巣ケアタウン（現・北秋田市）がお手本だと知ったときにはビックリしました。私も鷹巣には泊まりがけで訪ねましたが、地域のコアになる姿には見えなくて、とても違和感があったからでした。

ケアタウン小平は一〇年経ったそうです。毎年開かれるフェスタには、地域の人たち、五〇〇人とか六〇〇人が参加して、お祭りを楽しむんですね。その構想は、都市に隣接した地域、都市郊外型の変容に対応したものだった。ケアタウン小平という名前にもあらわれています。間違いなくケアタウンという発想なんです。

すでに「メディカルタウン」と呼んでいる都市型の運動があるんですけど、意味がまったく違うわけですよ。メディカルタウンでの住まい方は、東京都心型、医療社会の中でいかに暮らすかということですよね。そういうことに対して、「ケアタウン」は生活タウンとして暮らしの中でケアしていくんだというメッセージを発信されているわけです。

最近、そのエリアに「ホームホスピスかあさんの家」の東京版が登場してきたんですね。山崎さんのやっているケアタウン小平のサポートエリアにあるんです。そういうところの関わり方とすると、これはケアタウンからホスピスタウンになったんだということですね。一見同じようですけど、ケアっていうとひたすら人の世話をするというイメージがありますけど、もっと広い、地域の中でいのちを支え受けとめていく運動としてのホスピスタウンという表現ができると思ったんですね。


ホームホスピスかあさんの家　宮崎市で誕生。がんに限らずあらゆる病いや障がいをもって生きる困難に直面している人とその家族をケアの対象とする。（Ⅵ章参照）

医師から市民へ

米沢　ここで紹介したいのは長野県の上田市。人口十六万人ほどなんですけど、そこの新田地区に誕生したNPO法人「新田の風」の活動を紹介してみたいですね。新田と書くんですから、旧い地域じゃないわけですね。

そこは住民二〇〇〇人ぐらいのエリアなんですけど、高齢者が増えて六五歳以上が四分の一を超えた、そういう中で、住民で支え合うことを考えたお医者さんがいたんです。井益男先生（い内科クリニック院長）なんですが、どういう発想をされたかと一言でいうと、「安心して老いを迎えられる町づくり」という自治会活動をそのままNPO法人の活動にしたんです。

NPO法人の結成に外部から応援するというドクターはいます。医師の使命としてどう関わるかっていうふうな対応があるんですけども、住民としてお医者さんがNPO法人をつくったということです。井先生は故若月俊一医師の薫陶を受けた方です。

お医者さんらしい発想もいかされます。生活基盤をどう確認するか、健康をどうチェックするか。「病気になった際の行動と意思」を明記するカードを作ったんですね。これまでも紹介したことがあるんですけれども、「いのちの選択」というエンディングカード。往復ハガキ大のものなんですけど、自らの健康状態、病名、もしものことになったら家族に知らせたいかとか、そういう選択肢に一つひとつ丸をつけるというかたちにしてあるんですね。

それも地域の薬剤師の応援を得て、今どういう薬をもらっているかも一目でわかるようなかたちになっていて、調剤薬局と提携して、薬剤（お薬）手帳にポンと貼っておくわけ

NPO法人「新田の風」 長野県上田市・新田地区で井益雄医師（い内科クリニック院長）が中心となり、地域住民自らが立ち上げる。「安心して老いを迎えられる町づくり」をめざし活動を行う。

若月俊一（一九一〇―二〇〇六）一九三六年東京帝大医学部卒。一九四五年長野県農業会佐久病院（県厚生連佐久総合病院の前身）に外科医として赴任、一九九八年同病院名誉総長。農村医療を確立。マグサイサイ賞（一九七六）、勲二等旭日重光章（一九八一）。著書に『村で病気とたたかう』（岩波書店、一九七一）など。

です。ふしぎですね。市民として、何かをしようという人がいると、何かが始まっていくということですね。

もうひとりいます。僕もまだ関わりはじめたばかりなんですけど、これもこの時代を考えるとこういう活動が出てくるだろうなあと実感したことです。

愛知県の豊橋でこの二〇年、介護タクシー事業「かけはし」をやっている方がいるんですね（詳しいことはⅣ章参照）。山田和男さんという方です。介護タクシーを二〇年ずっとやってきて、状況が最近変わったと言うんです。今まではとにかく自宅―病院の送り迎えという移動だけだったけど、近年は末期がんの患者さん、重病の患者さんを運ぶことが多くなってきているそうです。今まではこういう問題は、病院とか施設の医師とかソーシャルワーカーといったところからの依頼が多かったのが、今は多様になったと言うんです。なにより介護タクシーは単なる空間移動の仕事ではなくなった。まず相談があるんですね。迎えに来てほしい、病院に連れていってほしい。お花見につれて行ってほしい。そういう依頼を無条件で二四時間、オンタイムで引き受けている。年間千人を超えるそうです。

こういう仕事が「いのち」の活動ですね。山田さんも「これもひとつのホスピス運動だ」というふうに考えられている。「いのちの『かけはし』運動」なんだと教えられます。僕は、この「かけはし」という運動を支援していきたい。医者ではない僕なんかでもバックアップできると、そう思いました。

地域の集会所を借りる理由

山崎　さきほどお話しした地域での勉強会のことにちょっと付け加えます。限定された小さなエリアとか団地を選んで勉強会をするんですが、そのとき、可能であればその地域の集会所をお借りするんですね。

そうすると、たとえば集会所を借りるためには、そこの団地の自治会とのやりとりがあって、そこの方たちと接点ができますし、あるいは地域の民生委員の人たちと接点ができるんですね。

通常の在宅医療の場面では、ケアマネージャーさんとかソーシャルワーカーとのつながりはできますけども、地域の民生委員のみなさんとかそういう方たちとの接点はなかなかありません。そういうかたちでその地域の、集会所を利用していくことによって、そこはわれわれの訪問診療エリアでもあるので、すれ違ったりしたときに見知らぬ人ではなく、すでに知っている人として挨拶を交わすことになります。

そして、その自治会の皆さんが、勉強会に参加してくださるようになってくると、これも今までお話ししてきた地域の中のホスピスケアの土台になるんじゃないかなと思っています。

四カ月単位なので、一年に二回ぐらいしかできないんです。それから一回にせいぜい一五人前後しか集まらないんですけれど、五年、一〇年と継続していけば、同じエリアの中でも、問題意識を共有する人がだんだん広がっていくのかなと思っていて、手応えも感じますので、これからも続けていきたいと思っています。ただ、休日を使ったボランティア活動のようなものですので、一緒に活動してくれるスタッフには感謝です。

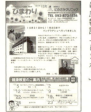

米沢　関連して二ノ坂さんのほうではこの流れで何か事例とかありますか。

専門家の知識・技術・経験を地域で共有する

二ノ坂　そうですね。私のクリニックでは毎週一回昼休みに健康教室をやったり、それから『ひまわり』という広報誌を出したりしています。最初の頃思ったのは、診療所というのは、そこに医者が必ずいるし、看護師もいる。それから今はソーシャルワーカーなんかもいますね。

そういう、地域社会の保健医療とか、ソーシャルワークとか役に立つ人はいるんですけども、実際にそこで患者さんや家族としてかかる人はいったい何人いるかなと。毎日、三〇～四〇人ぐらいだと思うんです。在宅を入れるともうちょっと増えますけど、実際そこにくる人たちはそれぐらいです。それはもったいないなと思ったんです。

そういう医者の知識や技術経験、それから看護師。それからソーシャルワーカー。あるいは病院によってはもっといろいろな人たちがいますね。そういう人たちの知識や技術や経験を、もっと地域の中で共有できたら、地域全体が賢くなりますね。それなのにもったいないなと。だからできるだけ地域にひらかれたものにしたいということがあって、広報

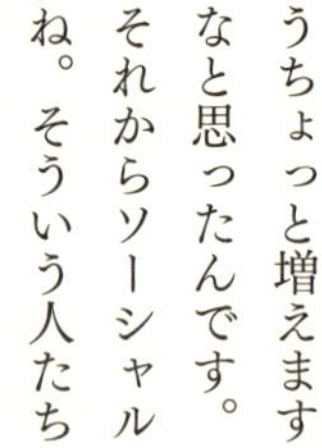

にのさかクリニック
外来から在宅ケア・看取りまで一貫した医療ケアを提供することを目指し、一九九六年福岡県福岡市に開院（院長二ノ坂保喜）。「地域のかかりつけ医」をモットーに他の医療・福祉機関とのネットワークを重視し在宅ケアを二四時間・三六五日サポート。画像は広報誌「ひまわり」。

紙を出したり、健康教室を毎週やったりしています。

地域とのつながりもだんだん広がってきて、いろいろなボランティア活動が生まれています。ボランティアもいろいろな人たちがいて、地域のボランティアの人たちが、地域でのバザーをやったりといったこともやっています。そういう、地域のつながりというのが出てくるとまた違ってきます。

私のクリニックは一二年目にもとの場所のすぐ近くに新築移転したんです。そのときに二階に五、六〇人入るホールを作って、いろいろなことに使えるようにしたんです。

そのことによって、また人が集まりやすくなって、地域での活動が広がるという、そういうよい流れがあるかもしれないと思いながら。だから、まず、地域全体への視野も大切なんですけれども、自分のところが地域に対して何ができるのかという、働きかけが必要かなと感じました。

3 ホスピス運動はボランティア活動であること

ボランティアのよろこび

米沢　ここから三番目の「ホスピス運動は一人一人が参加できるボランティア活動であること」に移りたいと思います。実際ホスピスボランティアはずいぶん活発だと思うんですけど。

二ノ坂　まずボランティアというと、なんだかとっつきにくいとかいうことを最初に言われるんですが、そういうことは全然なくて、ボランティアを始めるとその多くの人たちは、ボランティア自体が、活動自体が喜びになって、そしてその経験を積みかさねていくことで、またよりよい、より優れた能力を発揮できるということを感じています。

私のところに関わっているボランティアさん、ひとつは「在宅ホスピスボランティアの会　手と手」というのがあり、たぶん今、五、六〇人のメンバーが登録していると思います。これは、一〇年ほど前に始まり、最初は福岡県が後押しするかたちで、協力して、在宅ホスピスのボランティアを育成する講座を始めました。

最初は福岡県内の三カ所ではじめ、今は県内六カ所でほぼ毎年やっています。やり方は最初数カ月、二週に一回ぐらいのペースで、土曜日の午後一時間半の二コマ、計三時間で

在宅ホスピスボランティアの会「手と手」　自宅で療養されている方、その家族に寄り添い、優しさと笑顔で、その人らしさを支えたいと二〇〇九年に設立。福岡県の「在宅ホスピスボランティア講座」修了生などで構成されている。

すね。それを一〇コマ、正味五日間程度の研修を行います。

内容は、たとえば在宅ホスピスとはどんなものかとか、ボランティアの経験、あるいは法律的な問題だとか、そういったお話をします。それから介護実習や、車椅子の移動の仕方とか、ベッドの起こし方、そういうことも研修します。その後で、在宅ホスピスや、あるいは病棟のホスピスに、研修に行っていただく。それで半年ぐらいかかりますよね。それで、修了証書を発行して、実際にチームに入ってもらうというかたちになっています。現在では県内で、たしか六カ所ぐらいで県の補助も若干いただきながら、続けています。

そして、修了した人たちがそれぞれの地域で、チームを作って活動をしていくということです。私のところでは、「手と手」というチームが月に二回、デイホスピスをやっています。デイホスピスはなかなか現実に広がっていない状況がありまして、私のところではまったくのボランティアで、ボランティアさんが一〇人から二〇人ぐらい、準備とかいろいろな設定をしてくれて、先ほどもお話しした二階のホールを使います。

参加する方は、在宅で暮らす、外出する機会の少ない人たち。がんの末期の人も含みますし、それ以外で認知症の方、足腰の悪い方、あるいはたまたまその日外来に来た人なども、自由に参加できます。お金もいただきません。

そしてボランティアさんたちが、お食事ということじゃないですけど、少しのもてなしをしてくれて、午前の一〇時から一二時ぐらいまで、短い時間ですけれどもやっています。月に二回だけです。

少ないときは数人ですけれども、近頃は一〇人ぐらいの利用者が来て、ボランティアも含めて二、三〇人ぐらいでにぎやかにやっています。内容はおしゃべりをしたり、お茶を飲んだり、ボランティアさんの中にはいろいろな楽器をやる人たちがいますので、演奏をやってもらったりしています。

みんなでデイサービスのような〝チイチイパッパ〟みたいなことはせず、みんなが好きなことができるようにそういう場を提供する。それでおもてなしをするということを心がけてやっています。それがボランティア活動のひとつですね。そういうデイホスピスの活動。

それから、ボランティアさんにお願いしているのは、訪問診療とか訪問看護についていってもらうことです。そうすることによって、在宅の現場を知ることができますし、また患者さんや家族もボランティアを受け入れる気持ちが出てきます。チームの一員としてですね。そしてボランティアさんにも慣れてもらうということもやっています。

その他に、患者さんがどこかに行きたい、ショッピングモールに行きたいというとき、一緒に同行したり、あるいはコンサートに行きたいというとき、家族だけではちょっと不安だというときに同行してくれたり、そういうこともやっています。

あと特別なこととして、それこそ市原美穂さんたちの宮崎のホームホスピスの活動のほうがはるかに進んでいると思いますが、聞き書きですね。患者さんの思いを聞き取る。あるいは人生のヒストリー、歴史を聞き取る。そういうことは当人にとっても、残される家族にとっても、すごく大きな意味を持つので、そういう聞き書きということもやっています。

まあ、そういう在宅ホスピスのボランティアがひとつあります。その他に「小さなたね」という、重度障害者の生活支援センターがありますので、そこを支える地域の人たちのいろんなボランティアもありますし、それからさっき言ったバザーを毎年二回やる。そういうボランティアのグループもあります。

いろいろな人たちがボランティアに参加してくれるので、私は正直今はもう、ボランティアというのはなかなか難しいんだという感覚がまったくなくって、みんなおそらくボランティアをしたくてたまらないんだろうなと。おそらく人間の本性だと思うんです。人のお世話をする関係性を大事にするということの表現ですから。そういう、ボランティアの人たちが、どんどん育っていくというのが、個々人が自立した社会になっていくということなのかなとつくづく思っています。

地域生活ケアセンター「小さなたね」　地域生活支援事業の「日中一時支援」として、日中一時預かりを行い、介護されている方のレスパイト（休息）を提供する。

場を提供すれば、必ず反応はある

山崎　私のほうもそれに関連しますけど、地域のみなさんに対して、こういうことをわれわれは必要としていますと、みなさんのお力を貸してくださいというメッセージを出すと、必ず反応してくれるんですよね。たとえば聖ヨハネホスピスケア研究所では、ずっと毎年ボランティア講座を開いています。

桜町病院　聖ヨハネ会総合病院桜町病院。聖ヨハネホスピスの病床数は二〇床。山崎章郎が一九九一〜二〇〇五年まで一四年間ホスピス科部長、一九九七年から聖ヨハネホスピスケア研究所所長を務めている。

ホスピスボランティア講座は、一回一時間半の講義で全七回行います。全部参加すると修了というかたちなんですけれど、お金もいただくんですね。全講座で五千円ですね。お金もいただくけど、いつも定員オーバーしちゃうので、お断りするぐらいなんですね。その講座を修了して、面談をして、初めてボランティア活動ができると。そんなプロセスをとっていても参加してくださる人たちが必ずいるんですね。

今のケアタウン小平での話をしますと、年に一回、半日コースのボランティア講座を開催しますが、その講座の広報を地域に行うと、毎回三〇人前後の地域の方が参加してくださいます。その約二割がご遺族の方たちなんですね。次回の講座には、さきほどお話しした、地域の勉強会に参加した方々が参加してくれたらいいなと、考えています。

あとは、いかにその人たちとのつながりを継続するかということですが、つながり続けられるような場を、たとえば「遺族会」とか、ボランティア活動できる場とかを作っていくことが大切だということです。

昨日のクマールさんの講演の中に、こんなのがありました。「人類はほとんど基本的に思いやりがあり、機会さえあればそれを表に出すことができると信じています」と。そういうことなんですよね。本当にそんな気がするんですよね。機会があれば、その機会に応えて、場があればその場で、自分なりの役割を果たしていくことができます。ですから、参加の継続性を担保できる、機会と場を提供していくことが、われわれの役割でもあると、考えています。

4　死にゆく人の世話を通して生死《いのち》を学ぶ

変革の体験

米沢　四つ目の「死にゆく人の世話を通していのちを学ぶこと」に関連してはどうでしょうか。

山崎　これも昨日のクマールさんの話にあったことなんですけれども、そうだなと思いながら聞いておりました。それは、死にゆく人をケアするということは、変革の体験であるということ。まさに、今経験したことを通して、しかも人が亡くなるというプロセスに参加することによって、それまで自分になかったものを体験して、変わっていくんだと。

ケアされる人にとっても、ケアする人にとってもそうなんだということを、お話ししていましたよね。その通りだと思うんですね。ここはまさにこれからのホスピス活動の在り方として、先ほどからお話ししている、ボランティアのみなさんや、地域のみなさんとつながりをつくっていく必要があるわけですね。その地域のみなさんが、自分の身近な家族だけではなくて、他者のそういう場面に参加していくことができれば、自分のときに、あるいは身近な人がそうなったときにも、初めての体験ではなくて、いつかどこかで経験したことのある出来事として考えることが可能になる、そういうことが重要なんじゃないかなと思います。

そういう人たちが増えてくれば、従来の病院型の緩和ケア病棟という仕組みではない、新たなホームホスピスというようなホスピスケアの展開ができるんじゃないかなと思います。そのためにはまさに、地域ぐるみ、市民ぐるみで地域でのホスピスケアに参加できるようなプロセスを、今のうちからつくっていく必要があると思っています。

昨日お話を聞いていて、ますます、その可能性を感じました。

コミュニティが思いやりを獲得するとき

二ノ坂　私たちも在宅でのホスピスをやっていると、亡くなっていく人と毎日のように出会います。そんなときにやっぱりいろいろ考えます。一人の人が死んでいくときにはそれなりのパワーがありますので、そのパワーと拮抗するというか、生半可のことはできないと思います。
クマールさんの話の中にあったんですけれども、ボランティアを育成するというのは非常に重視しています。で、コミュニティケアの三角形の図（II章・図7）がありました。スペシャリストのケアは上のほうの一部分です。真ん中に医療関係者を中心としたケアがあり、一番下はボランティアなんですね。ボランティアを中心としたコミュニティケア。それが大部分だというわけですよ。そうするとそのコミュニティの中でボランティアを育てるというのは非常に重要なことです。

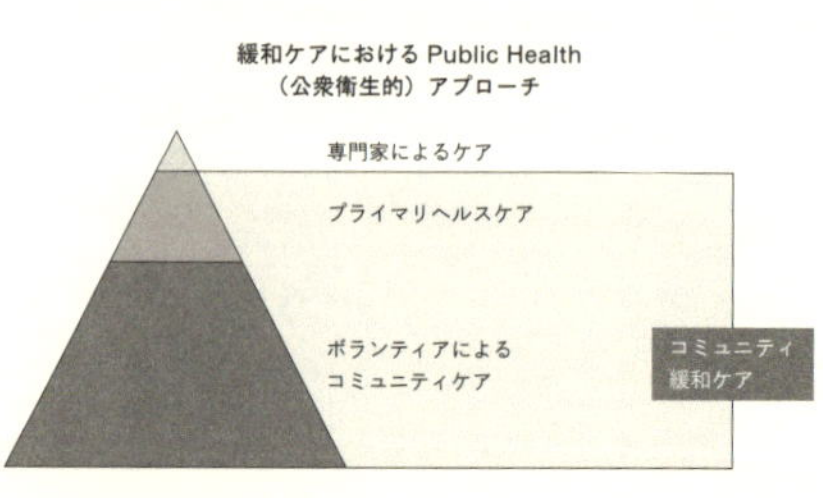

そうするとたとえば、緩和ケアに学生が参加するということによって、より深く成長するということ。若い人たちがそういう場面に接するというのはすごく意味のあることだと思います。それから、死にゆく人をケアすることは、変革の体験であるとありました。自分自身を変革していく体験である。それは、ケアされる人にとっても、ケアする人にとっても、ということでした。

それから、より深く成長していくことによって、コミュニティ自体が思いやりを獲得していくというようなことを思いました。

それは、私がたとえば二〇年、今のクリニックでやっています。そうすると、これまでに毎年何十人かの人を看取ってきています。それは、五キロ、一〇キロも含めて、その地域の八〇〇人ぐらいの方の看取りをした。見送ったということなんですね。

そして一人の患者さんに五人なり、一〇人なりの家族や知人がいます。そうすると、八〇〇〇人の人たちが、そういう経験をしたということは、その地域で八〇〇〇人、もしくは一万人ぐらいの人、つまり数十人に一人は、在宅ホスピスを見たり、経験したことがあるということです。

それが、ひとりひとりの家族にとっても家族の力をつけていく、家族のケアの力を育てていく意味でもあり、同時にコミュニティ全体がそういう力を獲得していく過程じゃないかと思います。

そうは言っても、いきなり亡くなりそうな人のそばに行けというのは誰でも無理な話なので、そこで大切なのが、こういうときにはどういう話しかけをしたらいいか。当人に対してもそうですし、それからそれを世話している家族に対して、どういう声かけをしたらいいのかということ。

それは、お互いに学べばできることなんです。そんなに難しいことではない。それをみんなに伝えていこうというのが、昨日のクマールさんの話だったんですよ。だから、そういう、非常に簡単なことで人は動くことができるんじゃないかなと思っています。

生まれながらにして拠りどころを求める存在

山崎　ちょっと最近の研究の成果をひとつお伝えしたいと思います。

私は前から自分のライフワークの一つとしてスピリチュアルペインとそのケアについて取り組んできました。その考え方の根本は変わりませんが、その表現については毎年少しずつ変わっています。まだ完成形ではないのですが、変化することは、私にとっては考え方が深まっていることと同じような意味合いになります。先ほどクマールさんの話の中に「人類はほとんど基本的に思いやりがあり、機会さえあればそれを表に出すことができると信じている」という言葉がありましたけど、私が、いろいろと取り組んできた過程で見えてきたことは、人間というものは、基本的に、どのような状況でも、自分の存在を肯定しようとする特性を持っているということと、ただし、その特性が力を発揮できるためには、真に拠りどころとなる他者が必要であるということなんです。

つまり、人間というのは生まれながらにして拠りどころを求める存在であり、真に拠りどころとなる他者がいれば、その人はどのような状況でも自分らしく生きていくことが可能なんだということです。

生きる意味が見えない、早く死にたいという人たちの最大の問題は、その人にとっての真に拠りどころとなる他者が不在であるということなのです。そこが根本なんですね。真に拠りどころとなる他者が存在すれば、どのような状況だって生きる意味はあると感じることは可能だということです。

だから、われわれが、支援を必要とする人たちの真の拠りどころになれるのかということが問われてくるんだと考えています。それはもうさまざまな場面に当てはまることです。死に直面するような場面のみならず、何らかの理由で窮地に陥っている方々が、真に拠りどころとなる他者を見出すことができれば、その方々は、その真に拠りどころとなる他者との関係性によって、その困難な状況でも自己の存在を肯定することが可能になるということなのです。そのようなことを信じながら在宅ホスピスケアに取り組んでいきたいと考えています。

二ノ坂　ありがとうございます。これで終わりですが、今から閉会式があります。閉会式の中で、一般講演やポスターの中でもっとも優秀なのをいくつか選んで表彰したいと思いますので、心当たりのある方（会場笑い）、できるだけみなさんに参加していただきたいと思っております、どうもありがとうございました。

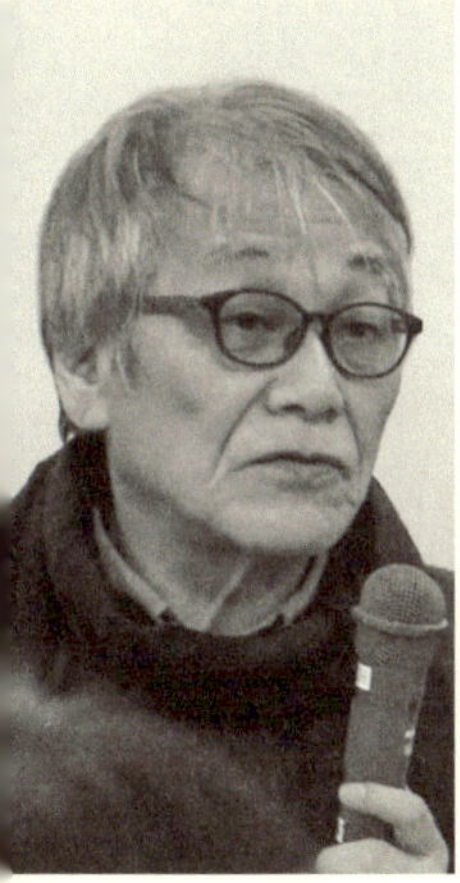
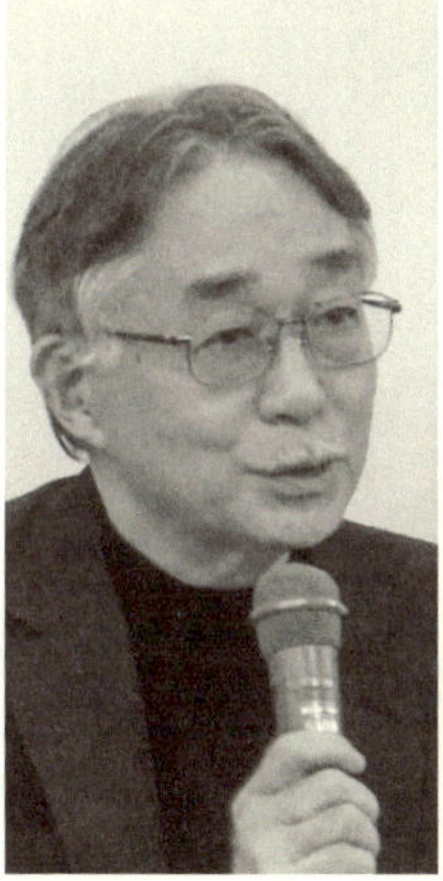
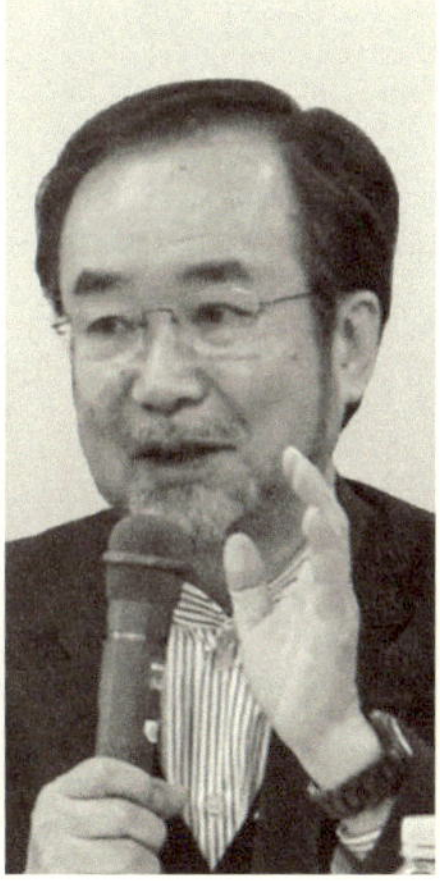
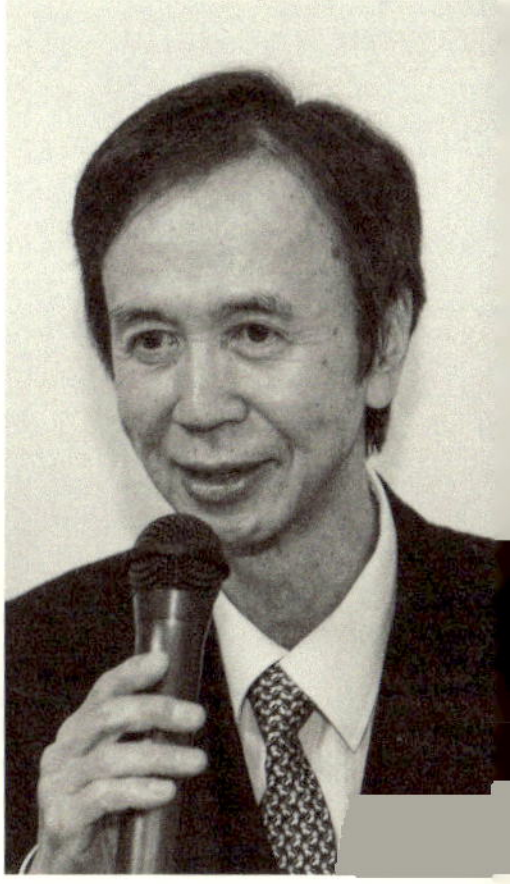

Ⅵ　広がるいのちのコミュニティ

［座談］

山崎章郎・二ノ坂保喜・佐藤 健・米沢 慧

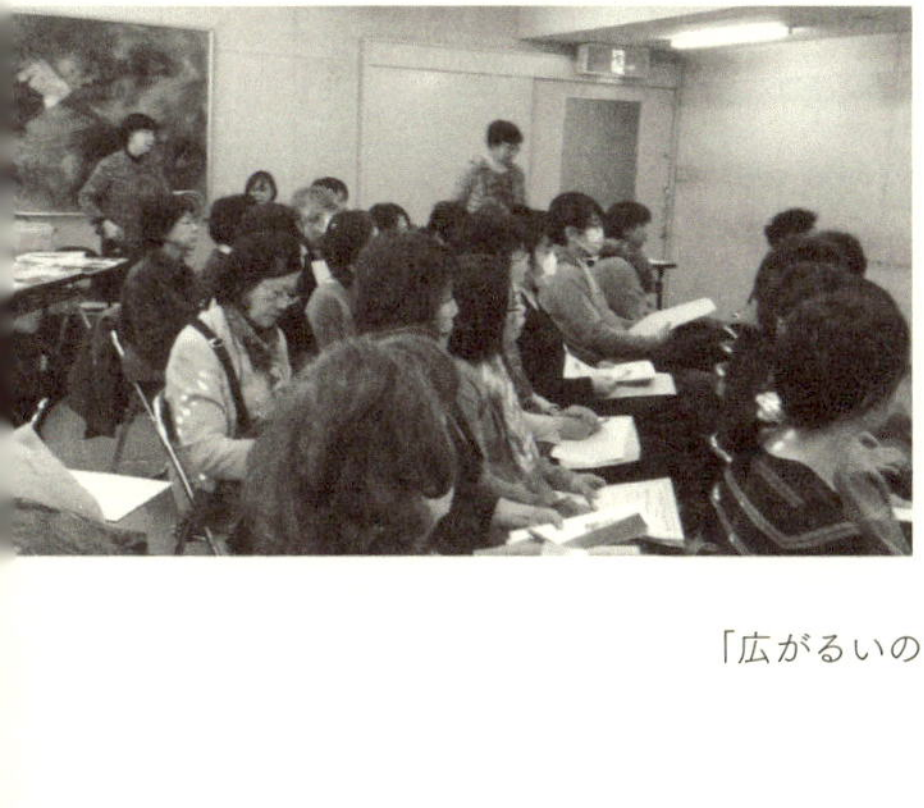
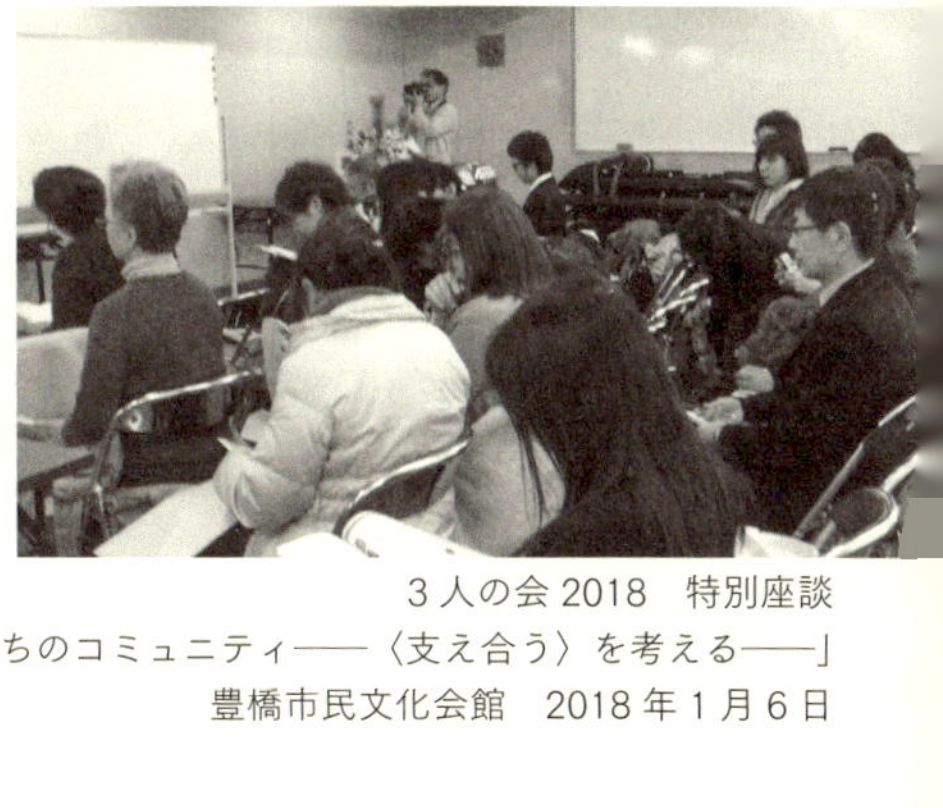

３人の会 2018　特別座談
「広がるいのちのコミュニティ――〈支え合う〉を考える――」
豊橋市民文化会館　2018 年 1 月 6 日

長寿の時代を迎えて

戦後の家族のかたち

米沢　平成三〇年、間もなく天皇が退位します。実はこの平成の三〇年間というのはとても大きい三〇年でした。平成は一九八九年からです。日本にホスピスが登場し、医療制度に組み込まれたのは一九九〇年なんですね。当時外科医だった山崎章郎さんが『病院で死ぬということ』（主婦の友社、一九九〇）という本を書かれて、「そして僕はホスピス医になる」と宣言された。それからの三〇年、日本のホスピスはどこへ向かっているのか、向かっていったのかという問題が本日のテーマになると思います。

この三〇年の間に、日本は一気に高齢社会になりました。私は九五年に高齢化社会がやってくるときの家族はどこに向かうのか、『ファミリィトライアングル――高齢化社会を超えて』（神山睦美との共著、春秋社）を出しましたが、これもあらためて考えるともう二〇年経つわけですね。この三〇年で僕らは何をしてきたのか、そして今どこにいるのか。それを見失っているような気がします。

この平成の三〇年が終わるというところで大きい視点をもらったのは、今上天皇自らが、自分は一貫して象徴として生きてきたって言ったんですね。象徴という言葉を使い、天皇

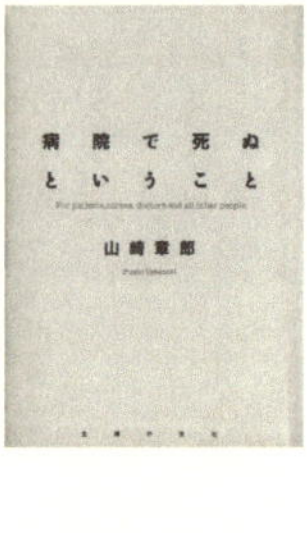

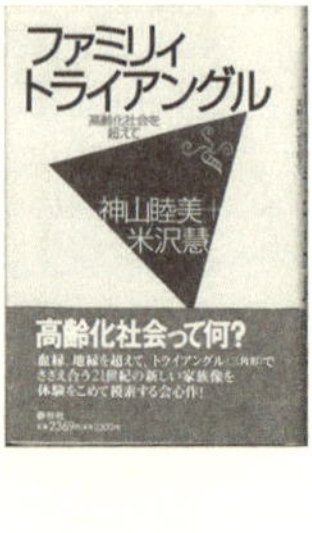

の存在というものを日本の象徴と言い、象徴として自分は生きてきた、と。これを耳にしたときは、おもわず「ええっ」と思い、同時にある種の感銘を受けたんです。

みなさんも「象徴」ってなんだろうと思われたのではないかと思います。戦後、もう七二年も過ぎていますから、みなさん、「戦後」ということをあまり意識されることはないかもしれません。ですが、日本はたしかに戦争をしてないんです。問題は敗戦後なのか、終戦後なのかというところにもありますが、日本は一貫して「終戦」って言っていますね。その終戦後、七二年経っても、未だに戦後と言えるわけですね。その戦後を象徴する存在、憲法第9条（戦争の放棄）、これをやっぱり天皇はずっと心に留めていたと思います。天皇は各地へ慰霊のために出かけて行きました。

ところで、「戦後」の象徴ということで、僕はもうひとつ重要なことを思いました。実は高齢社会のベースになっている核家族もまた「戦後家族」を象徴しています。戦後家族という言葉は聞き慣れないかもしれませんが、戦後、憲法に基づく民法によって、「家」という概念がなくなったんです。男女二人が合意をすれば、結婚が認められ「家」から独立できるわけです。そこに子供が生まれる。それが核家族。つまり、戦後家族は核家族を量産していったのです。この核家族の象徴も、実は天皇一家なんですね。民間人であった美智子さんとの、軽井沢のテニスコートが結ぶ恋愛結婚だったんです。恋愛結婚をして、二人、三人の子供をもつ。これが核家族のモデルになったんですね。

戦後家族の象徴でもある天皇は八四歳です。今日、二〇二五年問題が言われています。

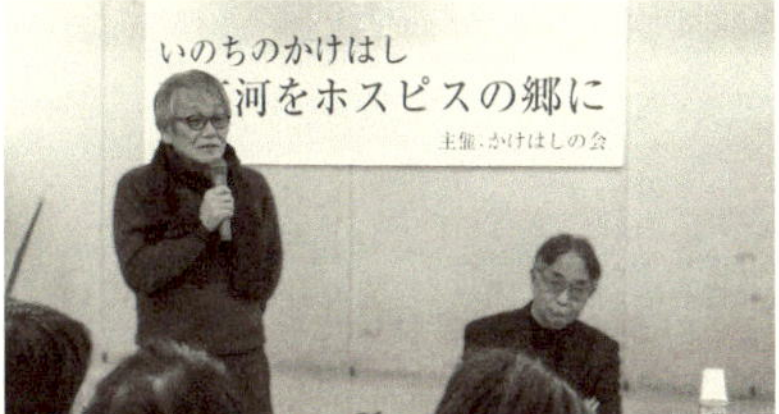

これは何かと言うと、戦後まもなく生まれた団塊の世代（一九四七〜一九四九年生まれ）と言われる人たちが、二〇二五年には七五歳を超えます。つまり政府の制度で言うところの後期高齢者になっていくと。そういうところまで来たということです。僕はこの戦後家族のモデルである核家族の衰退、脆弱さが長寿社会に露出してきたと思っています。戦後の核家族がやせ細ってしまったあらわれでもあるわけです。

一九五〇年代までと違うのは、ひとつは幼い子供たちは死ななくなってきたし、そして今は高齢者も死ななくなってきたわけですね。その核になったのが、戦後の家族、核家族なんです。その時期、日本中から都市に人が集まりました。そして戦後の高度経済成長をつくっていったわけですけれども、人が都市に集中して一番困ったのは何かと言ったら、住居、住まいだったんです。そのときにできあがったのが、政府の施策住宅である公団住宅です。

公団住宅がもうひとつ象徴させたのが、二室にダイニングキッチンの「2DK」というものです。2DKは核家族の象徴なんです。核家族が暮らす住まいの基本形は2DKだったんですね。そしてその公団住宅のメッセージが何だったかというと、これから日本は成長していく、ここから住み替えていけって言うんですよ。『日本住宅公団10年史』（一九六五）にはっきりと書いてあります。つまり経済の高度成長とともにどんどん住み替えなさいということです。そういうふうにして発展していくんだと言っているわけです。

けれどもそうした住宅団地も三〇〜四〇年後の今は、限界集落に落ち込んでいる地域も

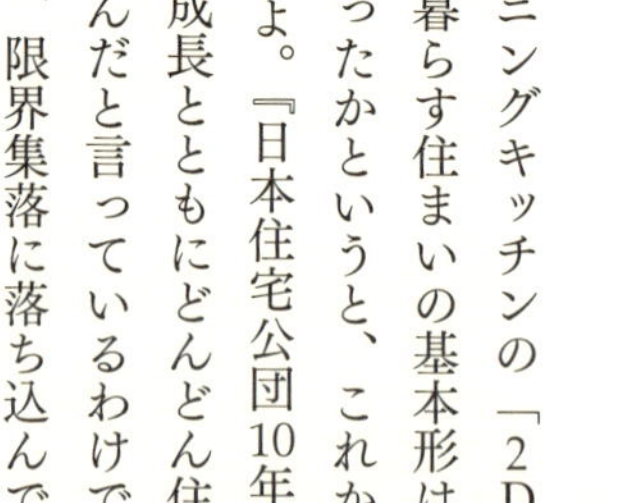

［図Ⅰ］

2DKの間取りの例（『日本住宅公団10年史』）

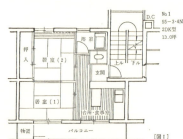

目立つようになっています。人が少なくなる地域がある。都心、東京でも例外ではありません。

僕も団地に暮らしていたことがあります。十数階建ての団地です。その僕が住んでいた高島平という団地には、十数階建ての建物がいっぱい建っています。この間、久しぶりに出かけてきました。まさに高度経済成長期に結婚して核家族になった人です。核家族で子供を育て、その子供が家を出て行ったら、老いた七〇代の二人家族として残されたわけです。その人は一〇階に住んでいるんですが、足腰が弱くなって、去年一年間のうちで、エレベーターで一階まで降りたのは、数回だったそうです。

こうした事例は、東京の中でも起きているんです。これはひとつには、やはり家族という問題が大きかったと思います。戦後家族が壊れてきたこと。そういう視点が、この地域包括ケアシステムなんかに抜けているというふうに僕は率直に思っています。

二〇一八年の切実なテーマとして長寿社会になってきたという視点が大事だと思います。みんな長生きするようになった。つまり、長寿の時代に入ったのです。高齢社会になったのではないということです。僕らが今どういう時代を生きているのか、医療とか福祉の領域にそれが全部あらわれているわけです。

今日は三人のほかに、東三河七〇万人という地域で、国立病院に緩和ケア病棟を初めてつくられた豊橋医療センターの佐藤健さんにも加わっていただき、お互いに忌憚のないところで話し合っていこうと思っています。

日野原重明先生の思いに寄せて

米沢　最初にみなさんにふれていただこうと思っているのは、昨年（二〇一七）の夏に一〇五歳で亡くなられた、日野原重明さんのお話です。日野原先生の存在というのは、みなさんもよくご存じかと思います。いろいろな分野でとても大きな存在で、多くの業績も残されています。さいごまで臨床医として、死の臨床にも大きく関わっておられたわけです。日野原さんの存在、日野原さんのお仕事など、ご一緒された機会の多かった山崎さんから口を開いていただきたいと思います。

日本のホスピスの萌芽と日本財団の関わり

山崎　まず日野原先生のことに関連して感想を述べようという話なんですけれども、私は日野原先生とは結構長いお付き合いでした。

私どもが東京・小金井市にあります桜町病院でホスピス開設のために動き始めたのは、一九九〇年ぐらいからでした。その当時はホスピスは、病院の一部に位置づけられているような状況でしたけれども、日野原先生たちは「ピースハウス病院」といって、初めて独立型のホスピスというのをつくられたんですね。それは経営の面から見てもその他いろいろな面から見ても、とても画期的なものだったわけです。それが一九九三年か九四年の頃

日野原重明（一九一一～二〇一七）医師。聖路加国際病院名誉院長。欧米のホスピスを視察後、死の臨床研究会を結成、ターミナルケアや介護の充実、患者参加の医療など、現代医療の改善に向けて活動を続ける。民間病院として初めて聖路加国際病院に人間ドックを開設、成人病にかわる「生活習慣病」という新語の命名者でもある。二〇〇五年文化勲章。著書多数。

日野原記念ピースハウス病院（神奈川県足柄上郡）日本で最初の独立型ホスピス（緩和ケア病棟）。「緩和ケア」の専門施設として、一九九三年開設。

のことですから、日野原先生がおいくつのときだったかというと、八〇歳前後なんですよね。

日本の一般病棟の問題を解決するために、私が桜町病院でホスピスケアに取り組み始めましたのが、私が四〇代前半のときでしたので、八〇歳前後になられてからもすごく画期的なことに取り組めるという事実に驚きました。もちろん年齢が問題ではないんですけれども、いくつになってもそうやって新しい視点を持ちつつ取り組めるということには、衝撃を受けていたわけです。

そしてまもなく日本財団が生まれたんですけれども、日本財団は基本的に競艇の収益の一部を財源にして社会へ還元すること、たとえばハンセン病制圧活動などで世界的にも貢献されています。その日本財団が、競艇の収益をどこにどうあてるか検討したときに、日本のホスピスの発展のためにも使おうということになりました。

そして、一九九六年に日本財団にホスピス研究会ができました。私はそのときから委員の一人になっておりますけれども、そこで、日本でホスピスを広げていくためには何が必要なのか、そして財源をどんなふうに使っていけばより有効になるだろうか、ということを話し合いました。

たとえばホスピスを広げていくためには、ホスピスの経験を持つ医師や看護師の数が圧倒的に少ないので、まずはホスピスに関心を持つ医師や看護師の支援をしようということになりました。支援する条件ですが、その当時、日本全体で言うと、三十箇所ぐらいホス

日本財団　公益・福祉事業、国際協力事業を主に行なう公益財団法人。前身の日本船舶振興会から九五年に日本財団に名称変更。

ピス（緩和ケア病棟）がありましたけれども、その中でもより先進的に取り組んでいるところで研修を受けていただこうということになりました。そして、その研修施設にも、ある程度条件をつけました。

では、どういう研修施設だったらお金を出すかということに関しましては私も提案し、委員の皆様にも同意も得られたことでもありますが、ボランティアもチームの一員としてケアに参加しているところといたしました。ホスピスは、閉ざされた空間の中で行われるケアや医療ではなく、地域社会に開かれたものとして発展していくべきだろうと考えていたからです。つまりホスピスケアを目指す医師や看護師が研修を受ける場所は、当然ボランティアが活躍しているところでもあるということです。逆に言えば、ボランティアが参加していない施設は、研修施設としてふさわしくないということを、そのときから考えていました。

それから、ホスピス現場で研修を受けていただくためには最低五年以上の一般臨床経験があり、一般臨床現場の何が問題なのかということを具体的に肌に感じて、その上でホスピスケアに取り組もうという人たちを応援しようと、そんなことを決めました。また、それまでの仕事の場を離れて一年間研修を受けるには、その間の生活の保障をしなければ現実的に厳しいでしょう。ですから研修希望の医師に、生活援助として一人あたり年間数百万という額を援助することを決めました。また、研修希望看護師の場合は、研修期間は約六週間で一施設一五人前後を受け入れていただき、その施設に対しては研修担当看護師一

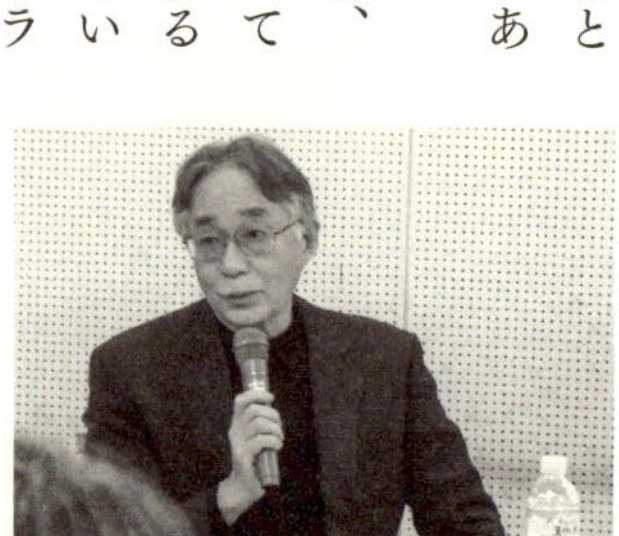

人分の人件費に相当するお金を助成することを決めました。具体的な実施主体は日本財団と密接な関連のある笹川記念保健協力財団（前・笹川医学医療研究財団）でしたが、そういう経緯の中に、いつも日野原先生が関わっていらっしゃったということになります。そういう意味でも、日本のホスピスが発展していくためのはじまりのところから日野原先生は大きく関与していたということです。

　このようなところが日野原先生との出会いのはじまりでした。

日野原先生の生き方の根底にあるもの

山崎　また、日本財団は、千葉大学で一般の学生を対象にした寄付講座をつくったこともあります。これは『「生きる」を考える』（長江弘子編、日本看護協会出版会、二〇一七）という本になっていますが、ようするに医療関係の学生だけではなく、一般の学生たちに対しても、人の生きる・死ぬという問題について考えてもらおうということでやられたんですね。日野原先生もその講座の講師でしたが、その本の中の講義は先生が一〇四歳を迎えたときのものです。

　講義ではご自分の半生を語られるわけですけれども、幼少の頃に急性腎炎を患って三カ月ぐらい学校を休んだり、二十歳の頃、結核になって一年ぐらい大学を離れてしまったりと、いろいろな苦労をなさっているわけです。でも全然めげずに、むしろそういう苦難を与えられた恩寵として考える、そういった発想をされるのが日野原先生でした。

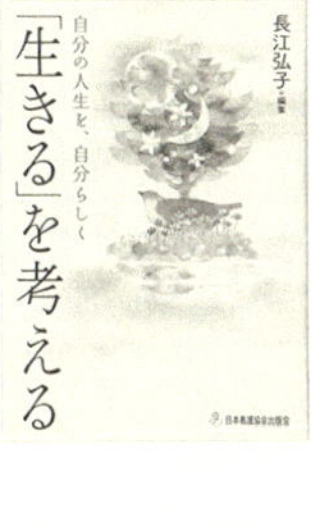

そして忘れられない、よど号ハイジャック事件がありました。一九七〇年に起こった事件です。日本赤軍の人たちが革命を起こすために、日本の飛行機をハイジャックし、北朝鮮への亡命を要求したんですが、その飛行機にちょうど乗り合わせたのが日野原先生だったんですね。

幸い、結果的に日野原先生は無事に日本に戻ってこられたんですけれども、本来であれば北朝鮮に行くはずだったのが、機長の機転で韓国の金浦空港というところに降りたんですよね。

この本には、「日本から救援に駆けつけた山村新治郎運輸政務次官が私たちの身代わりになってよど号で北朝鮮に行くことになり、私たちは解放されてソウルの空港に降りることができました。ソウルの金浦空港に降り立ったときに私は足の裏から、霊感、異常なインスピレーションがくるのを感じました。これからは与えられた命なのだ。許された第二の人生を多少なりとも自分以外のことのために捧げたい、というふうに考えました」と、書いてあります。

まさに、これ以降の日野原先生の生き方を見ていると、その通りだなあという気がするんですね。「新老人の会」をつくったのが二〇〇〇年、なんと八九歳のときですよね。新老人の会の入会資格は七五歳以上なんです。六〇歳から七四歳がジュニア会員、それ以外はサポート会員ということですね。つまり、七五歳にならないと会員になれないということですよね。それを発想したのが、八九歳のときだったと。一般的には八九歳ぐらいにな

よど号ハイジャック事件　一九七〇年三月三一日、羽田空港発板付空港行きの日本航空機が赤軍派犯人グループによってハイジャックされた事件。

新老人の会　二〇一八年四月現在、新老人の会HPによると入会資格はシニア会員：七五歳以上、ジュニア会員：七五歳未満、サポート会員：六〇歳未満となっている。

ってくると体力も落ちてきますし、あんまり無理しないで生きてもいいかなという感じがすると思うんですけれど、絶えずチャレンジをしているということですよね。しかも従来なかったものを始めているわけですよね。

そういうふうなチャレンジをすることの原点に、自分のご病気の経験や、まさに命を失っていたかもしれない、ハイジャック事件との遭遇があったわけです。

それからオウム真理教による地下鉄サリン事件のときも大活躍されました。あのサリン事件のときにも、現場のすぐ近くにあったのが、先生のいらっしゃる聖路加国際病院だったんですね。この『「生きる」を考える』にも書いてありますけれども、聖路加国際病院は先生の発案で廊下とかチャペルにも、万が一のことを考えて酸素の配管とか吸引の配管を備えていたと。つまり有事の際のことも考えて聖路加国際病院をつくったということなんですね。そして地下鉄サリン事件の際には、実際に多くの人が聖路加国際病院で救命されました。そうやってつねに先のことを見据えて発想し、しかもお年になってからも実行していくということ。日野原先生の功績は、やられてきたことの素晴らしさだけではなく、多くの人にあきらめずに取り組むことの希望を与えてくれたということにあるように思います。

私も今年（二〇一八）でちょうど古希で七〇歳になりましたが、日野原先生のご活躍に触れますと、七〇歳なんてまだ赤ん坊みたいなもんだと言われている気がしてしょうがないわけです。ときどきちょっと疲れたなと思うこともありますけれども、われわれの国は

地下鉄サリン事件　宗教団体オウム真理教によって一九九五年三月二〇日に東京都で発生した同時多発テロ事件。地下鉄車両内で神経ガスのサリンが散布され、死者一三名を含む多数の負傷者を出した。

課題がまだいっぱいありますし、その課題に向かって、できることはチャレンジしなくちゃいけないんじゃないかなということを、日野原先生には、いつも強く思わされてしまいます。

変わらない志

山崎　私が仕事をしているケアタウン小平では聖ヨハネホスピスケア研究所と共催で、毎年講演会を開いています。日野原先生には、九五歳のときと一〇〇歳のとき、計二回、講演していただきました。私は常日頃、日野原先生のご活躍ぶりに刺激されて、周りの人に「僕は日野原超えをする」と宣言してきました。九五歳のときも、言いました。日野原超えをするぞ、と。本当に、九五歳ぐらいまでがんばらなくちゃいけないなと思っていたんです。日野原先生が一〇〇歳のときもそう思っていたんですが、だいぶ日野原超えをしたいという声が小さくなってきました（笑）。

一〇〇歳のときに日野原先生に「五年後、一〇五歳のときに、また講演に来ていただけますか」とお聞きしたら、日野原先生は平然と「はい、いいですよ」と言って、手帳に書き留めてくださったんですね。一〇五歳まで当たり前に生きて、そして講演をするんだという意思を示してくださったときには、さすがに私はもう「日野原超え」と言えなくなったなという気がしたんですけれども（笑）、そうやってまるで不死身のように日本のさまざまな医療の場面で、問題や課題に具体的に取り組まれた。たとえば「成人病」を「生活習慣病」と言い換えられたのも、先生です。生活習慣をしっかりあらためていくことによって、それは防げるんだということを提案されたわけです。これは厚生労働省でも使っている、公的な言葉にもなっています。

そんなふうに、人生の後半にどんどんチャレンジして成し遂げているということからも、年齢によって肉体は否応なく変化せざるを得ませんが、その変化していく肉体の中でも、変わらぬ志、そういうものがある限りにおいては、前進できるんだということを、日野原先生を見て感じておりました。これから後を行く者にいつも希望を与えてくださったことに敬意と感謝を表したいと思います。

日野原先生とは会議などの場でもしばしば一緒になりました。先生は会議が始まると、腕を組んで下を向きます。まあ、いくらお元気そうでも、疲れてお休みなんだろうなあと思うんですが、必ず会議の最後に、議論をまとめるんです。そのまとめが、ちゃんとはまっているんですね。ああ、ちゃんと聞いているんだなあと。居眠りしつつ、大切なことは聞いてまとめるという特技をお持ちだったということも思い出します（笑）。

ほかにもいろいろなことが思い起こされます。日本音楽療法学会の代表をされたり、日本スピリチュアルケア学会の理事長をなさったり。もし日野原先生がいらっしゃらなかったら、日本の今のいくつかの分野はどうなっていたのだろうかという気もいたします。だから私も、一〇五歳まではとても無理だと思いますけれども、でも少なくともあと二〇年ぐらいは、新しい課題に向かって進まないといけないんじゃないかなあと思っています。

日本の教育への貢献

二ノ坂　私は福岡で在宅医をやっています。日野原先生とは直接にお付き合いしたことはないのですが、有名な方ですから間接的にいろいろなところでお名前が出てきます。山崎先生も言われましたが、生活習慣病のこともそうですし、よど号ハイジャック事件、地下鉄サリン事件など、日本社会の大きな出来事や節目のときに、それぞれ大きな役割を果たしてきた方だなと思います。さまざまな役割の中でも、医療と教育の中での役割というのはすごく大きいものがあると思います。

日野原先生のお父様は立派な牧師さんだったそうです。その教えが教育の考えの基礎のところにあるのかもしれませんけれども、医学教育や看護師教育などに対して非常に熱心だった。それは日本の教育の問題——医学教育、看護師教育、教育全体もそうかもしれませんが——そういうことに対する問題意識がすごく大きかったのではないかと私は感じています。

一世紀ぐらい前の人で、ウィリアム・オスラーというカナダの医師がいます。僕はもちろん会ったこともありませんけれども、医学教育に非常に熱心で、アメリカやヨーロッパで医学教育を進めたそうです。オスラーの教育、医学教育に対する熱心さやそのやり方を学び、広げていこうということで、欧米にはウィリアム・オスラー協会というのがあるそうですが、日本にもそれをつくろうということで、一九八三年に日本オスラー協会（現・

ウィリアム・オスラー（一八四九～一九一九）カナダ生まれの医学者、医師。全人医療の考え方を提唱し、北米および英国で活躍した。

特定非営利活動法人日本オスラー協会）を立ち上げたのも日野原先生です。

後世の人たちに自分たちの学んだことを伝えていくことはとても重要なことだと思いますし、そういう活動を通じていろいろ問題点が見えてくるということもあると思います。

ですからおそらく、医学教育の問題とか、あるいは専門医制度の問題とか、今いろいろな教育の現場で問題に直面して右往左往しているという現状があるんですが、そういうことに対してもいろいろな意見をお持ちだったと思います。山崎さんが言われたように、あと二〇年生きていてくれたら、もうちょっといい方向に進む可能性もあったのかなとも感じます。ただ、それは僕らがやっていかなくちゃいけないことでもあると思うんですが。

それから、もうひとつは子供たちの教育にもすごく熱心でした。晩年のことですが……ちなみに晩年といっても、日野原先生にとってはそれこそ毎年新しいことを始めるというのがモットーだったらしいですが……、子供たちに対する教育について、非常に熱心に取り組まれました。

その中でも印象に残ったのは、戦争の問題、それから憲法の問題についての意識です。そういうことに対して、たいへん熱心だった。子供たちになぜこの憲法が大切なのかということを、一生懸命説いているんですね。憲法について語るということ、「憲法を守ることとは命を守ることなんだ」ということを、子供たちに伝えていきたいということが本には書いてありました。そのへんについても彼の発想の豊かさというのをつくづく感じています。

実は私は、戦争中に医者がどういうことをやったのかということに関して、非常に深く反省しなければいけない、そしてその反省をしなかったということを振り返らないといけない、そうしないとこれからの時代、再び同じあやまちを繰り返すのではないか、ということを思っています。それは僕の考えですけれども、おそらく日野原先生もそういう考えをお持ちで、そういう思いから、子供たち、〝十代の君たち〟に向けて、憲法についての本を書いたのではないかと思います。

医療を超えた視点

ニノ坂　そして、「新老人の会」。「新老人の会」のスローガンは、一番が「愛すること」。二番が「創《はじ》めること」。三番が「耐えること」となっています。

　さきほども出ましたけど、いくつになっても「創めること」、新しいことにチャレンジするっていうことが大切なことなんだと思います。いいことばかりではなくて、同時に「耐えること」というのを加えています。年をとっていく、そして人生を生きていくということの中には、いろいろ大変なこともあるけれども、それを耐えることも自分たちの学びのひとつなんだと思いますし、自分が耐えることを通して、相手の人の苦痛、苦悩が理解できる、共感できるということなのかなと思いました。

　それから日本の医療において大きかったのは「成人病」と言っていたのが「生活習慣病」になったことですね。これに関してはいろいろな意見もあるみたいですが、成人にな

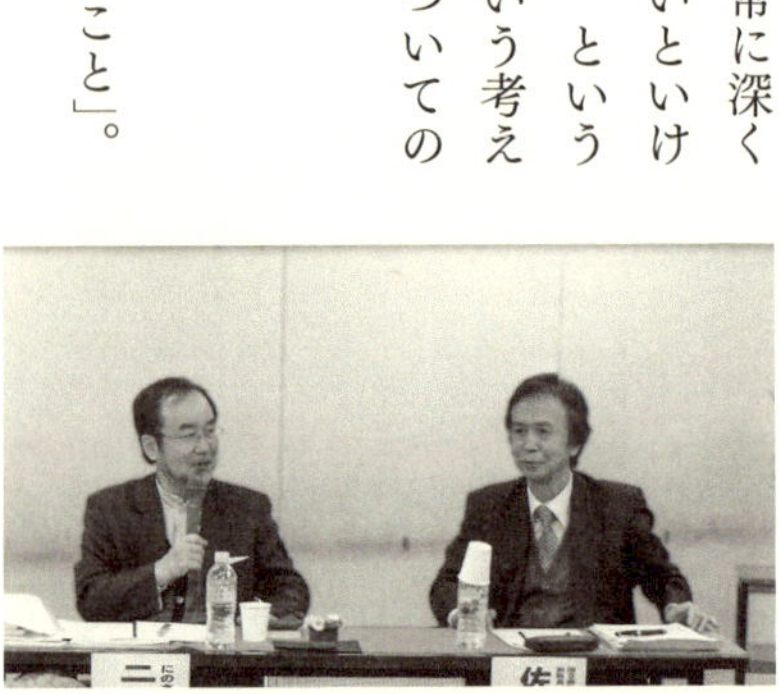

れば誰もが病気になるということではなくて、生活習慣を改めることによって改善できるんだということを言われた。そういう、医療の問題としてだけではなく、私たちの生活とか人生の問題に広げて考えていくような豊かな発想を持っていた方だと思います。

たくさんの本を出されていて、僕が読んだのはそのうちの何冊かぐらいですが、この前まとめて読んでみようと思って書店に行ったら、「日野原コーナー」みたいなのができているんですね。日野原先生をダシにして儲けようという考えもあるのかもしれないですけども（苦笑）、それを抜きにしても、私たちが先生から学ぶことは今からでもいっぱいあって、いくらでも学ぶことができる、そういう生き方をされた方だったんだなと思っています。

医療者に限らず尊敬を集める存在

佐藤　地元の豊橋医療センターの佐藤です。もうすでにたくさん話していただいたのでしゃべりにくくなっちゃいましたけれども。

私は日野原先生とは直接大きな付き合いはないんですけれども、私が学生だったときには、日野原先生というのは内科学の教科書の最初に名前が載っていましたので、ああ、偉い先生なんだなというイメージを持っていました。内科の教科書、当時の自分たちにとっては非常に分厚い、その中の筆頭に名前があった人だということで、他の内科の偉い先生の名前は知らなかったのですが、日野原先生の名前だけはよく覚えていました。

豊橋医療センター　独立行政法人国立病院機構豊橋医療センター。二〇〇五年に新病院としてオープン。あわせて緩和ケア病棟が開設された。

また、ＰＯＳ（Problem Oriented System）というシステムを導入されたことで、特に看護師さんたちの中で日野原先生のことをよく知っている人が多かった印象がありますが、逆に意外と医者の仲間では知っている人はそんなにいなかったような気もしています。ただ、偉い人だというイメージがずっと私にはありました。

その後、私は外科医になり、日野原先生のことをあまり思い出すことはなかったのですが、外科医をやりながら「豊橋ホスピスを考える会」のみなさんと出会って、いろいろな講演会をしたり、ホスピスのことを勉強する中で、日野原先生の本を読むようになっていきました。その頃から私も本を買ってずいぶん読んだという記憶があります。

それとホスピス運動をする中で出会った先生方の中に、日野原先生にものすごく心酔されている方がいらっしゃいました。たとえば私のやっている豊橋ホスピスを考える会というのは、「生と死を考える会全国協議会」という団体に加盟しています。私はこの全国協議会の副会長をやっているのですが、そこで私のボスにあたる、会長である高木慶子シスター、彼女がかなり日野原先生に心酔していて、しょっちゅう話を聞かされました。一緒にツアーに行ったときの話だとか、超人的なエピソードも何度も聞きました。それともう一人、私の尊敬している人でこの愛知県の看護の世界で有名な馬場昌子先生という方がいます。一九九七年に「死の臨床研究会」の大会長をやられた方で、その方もやっぱり日野原先生の話をよくされていました。私のお付き合いのあったこういった人たち、特に女性から、日野原先生を尊敬する話をよく聞かされたというイメージがあります。

ＰＯＳ（Problem Oriented System）　医師や疾患を中心にしたものではなく、患者の健康上の問題を中心に据えて医療を行う考え方、またその考え方に基づいて行われる一連の作業システムのこと。問題志向型システム。

生と死を考える会　身近な人を失った悲しみを分かち合い、誰にでも訪れる死を考え、行動する開かれた場になることを目指す市民運動。一九八二年発足。

高木慶子　上智大学グリーフケア研究所特任所長、上智大学特任教授。「生と死を考える会全国協議会」会長。援助修道会会員。博士（宗教文化）。

地域の財産として

佐藤　本のエピソードについては、すでにたくさん話していただいたのですけれども、やはり私たちにとっては、豊橋ホスピスを考える会が「生と死を考える会全国協議会」の全国大会を開いたときのこと。二〇〇四年に開催したのですが、そのときの目玉として、日野原先生を呼んだことが印象深いですね。一度は来ていただきたいなとずっと思っていたのですが、大会を機にやっと実現したという経緯があります。

そこで私はご本人に初めてお会いして、先生の講演を聞いたというかたちになるわけですけれども、そのときのことは記録集として残してあり、私たち「豊橋ホスピスを考える会」の財産になっています。とにかく、そのときに日野原先生に初めて会いました。

実はこのとき、日野原先生は九三歳でした。イベントを企画して目玉の講師を呼ぶ。大きな会場を借りてチケットを売って運営する企画をするときには、どうしても講師の方の健康面が気がかりです。当日まで日野原先生、大丈夫だろうか、お元気でいらっしゃるだろうかと、ずっとそればかりが心配でした。でも結局、元気に講演していただいて、ほっとしました。なんのことはない、それから一〇年以上、元気でおられたわけですね。日野原先生をお呼びしようと検討する前にも、やっぱりだいぶお年になって元気がなくなってきているのではないかと噂された時期があったのですが、『生き方上手』（ユーリーグ、二〇〇一）という本が売れてから、全国から引っ張りだこになって、いろいろなところで講

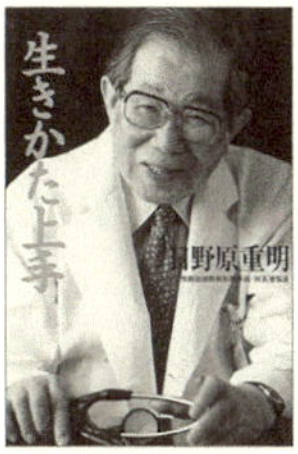

演されるようになり、なんだかますます元気になっていったという感じはありました。

でも当時でも、さすがに九三歳。大丈夫だろうかと。おそらくその後、先生をお呼びすることを企画された人たちも、みんな同じような心配があったかと思うのですが、全部こなしていかれたというのが、いろいろな意味でやっぱりすごい人だったというふうに思います。このときに日野原先生をお呼びして、お会いしたというのが、私たちのこの豊橋地区では大きな財産として残っています。

また、日野原先生のことで印象に残っているのは「四つのV」というのを大事にすると教わったことです。四つのVとは何かというと、ビジョン（Vision）、ベンチャー（Venture）、ビクトリー（Victory）、そしてボランティア（Volunteer）の四つです。ははあと感心しました。ビジョンをしっかり持てということは当たり前ですが、そしていつまでも挑戦し続けろということだと思いますね。先生ご自身、最後まで、一〇〇歳を超えてもなお挑戦し続けたということを、しっかり書かれているわけですね。さらに勝つこと、ビクトリーということも大事にしていた。そして、ボランティアですね。そういったものを大事にするという、そういう思想をお持ちだったということですね。この4Vについては、日野原先生の持っていた思いというかたちで、私が講演会活動を始めるようになった頃に聞いたことですね。そういった意味でも、たくさんのものをこの日本の医療、あるいは教育文化に残していってくれた人だったと思います。

「いのち」へのまなざし

米沢　ありがとうございました。私のほうでの日野原先生との直接的な出会いは、一度だけ、一〇年前に、講演会の末席でご一緒しました。自己紹介のときに困って、「岡村昭彦の関係のものです」と挨拶しましたら、即座に「ああ、カメラマンやってるんですか」と返されたことを覚えています。

一九六〇年代のベトナム戦争報道で活躍した岡村昭彦が亡くなったのが一九八五年でした。翌八六年には岡村昭彦の著作集全六巻が出ました（『岡村昭彦集』1～6、筑摩書房）。その著作集の推薦の一文を、日野原さんが真っ先に書かれていたんです。これには驚きました。そこに書かれていたのはどういうことだったかというと、国際舞台の報道写真家として、またホスピスとバイオエシックス、この二つを日本に最初に紹介した人である、というふうに、非常に明快に書かれていた。その当時にこれだけのことをちゃんと押さえられていたんだなと、著作集のしおりを見たときに発見しました。

日野原さんの著作はいくつか読んできましたが、私なりに持った感想としては、ひと言で言うと、日野原さんは、病気よりも、「いのち」そのものにとても関心をもたれていて、自分が一〇五歳まで生き、考える姿を公開しながら、いのちがどういうものかを伝えきった伝導師だった、そんな印象を持ちました。

一〇〇万部を超えるベストセラーになった著作（『生き方上手』）があります。それから

岡村昭彦　V章140ページ脚注参照

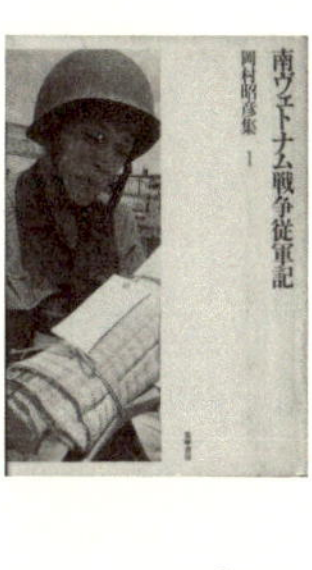

亡くなっていくということを自覚された最後の三カ月、横になりながら語ったと言われている著作が、亡くなった直後に出た『生きていくあなたへ』（幻冬舎、二〇一七）という本です。日野原さんのいのちのつぶやき・言葉を本にしたものなんですけれども、そこに印象に残った言葉があります。

たとえば、「人生の午後をどう生きるか。選ぶ物差し、価値観が必要で、自分自身の羅針盤を持たなくてはならない。午後は午前より長いから」というのがあります。僕らはどこかで、人生五〇年、六〇年、還暦っていう区切りを少しずつのばしたり、定年も六〇から六五歳にのばすようなかたちにしてきてますけれども、日野原さんは年齢、何歳っていう考えをされていなかった。さきほどの山崎さんのお話からも、五年後の一〇五歳になる年の講演を頼まれて、「はい、わかりました」って即答するぐらいの生き方をされていたということですよね。これは、とてもすごいことです。

もうひとつ、「一度死ななくてはいけない」という言い方もされています。死ぬというのは、もちろん肉体的に死ぬということではなくて、長い人生の流れの中で一度、生き方を大きく変えるということです。これはやはりよど号ハイジャック事件という体験が非常に大きかった。連れ合いの奥さんと抱き合いながら生還したことを喜んだ、とおっしゃってますが、日野原さんはそこで、私はもう自分のいのちは捨てて、いのちのために、みんなのために生きていくということを、はっきりと自覚された。一度死ななければならないというのはそういうことですね。夏目漱石も、「修善寺の大患」の体験から、人は一度死

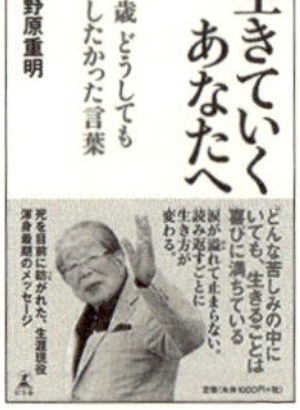
生きていくあなたへ
105歳 どうしても遺したかった言葉
日野原重明

修善寺の大患　夏目漱石は一九一〇年の夏、胃潰瘍の転地療養のため伊豆・修善寺の菊屋旅館に滞在していたが、病状は悪化、大量に吐血し生死の境をさまよった。

なくてはいけないと言っていたと思います。

寿命という考え方の中で、一〇〇歳という構想は、日野原さんの中では揺るぎのないものだった。今一〇〇歳以上の人口は六万人超です。これからもっと増えていくということを考えると、いのちというものを考えるとき、〇歳から足していくような発想では、もうとても立ち行かない。そんなことを教わったと思います。

新老人の生き方

米沢 「新老人の会」の関連で言いますと、日野原さんが亡くなってまもない頃のことですが、その新老人の会の長野県の支部長をやっていた人が、僕が諏訪市で続けている勉強会にもいらっしゃった平林英也さんで、この人は長いこと諏訪日赤に勤めていた方で、奥さんも同じ日赤の精神科の看護師をやっていた方です。このご夫婦が八〇歳のとき、二〇一一年に、奥さんが認知症になったんです。夫である平林さんはそのとき、自らが新老人として生きる道を自覚された。どうされたかというと、老老介護こそ新老人の最初の仕事だと、それを実践したんです。それは私家版の『老老介護いろは歌』にもなっています。これは日野原先生のおかげだって。
僕らは老老介護というと大変だというふうにまず思いますけど、平林さんは認知症の奥さんが亡くなるまで付き合ったわけです。そして「老老介護」というのは新老人としての生き方だ、新老人の最初の仕事だと、非常に誇り高くおっしゃった。それにはたいへん感

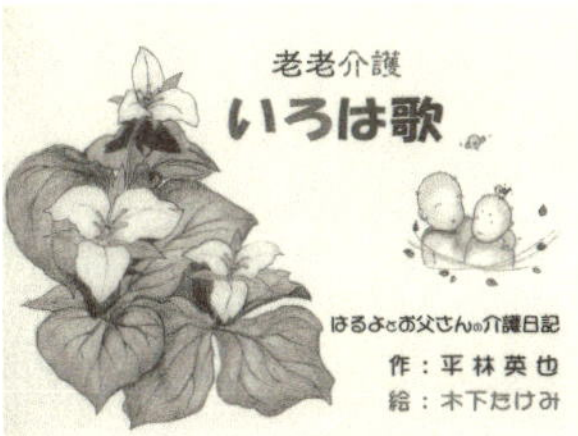

銘を受けました。

死にゆく人を支える人への意識

米沢　もうひとつは、この『生きていくあなたへ』にある言葉なんですが、とても興味深く、へえ～っと思った一節があります。

日野原さんが七歳のとき、お母さんが病気により危篤になりました。看取りにやってきたのが安永先生というお医者さんでした。安永先生が看取るというかたちで日野原少年の隣にきたわけですね。そして「私は祈った」。ところが日野原少年はなぜかそのとき、「お母さんのいのちを助けてください」というふうには祈らなかったというんです。どういうふうに祈ったかというと「お母さんを救おうとしている安永先生を助けてください」と祈った、とあるんですね。

これはちょっと驚きです。お母さんのいのちではなく、お母さんをなんとか助けようとしているお医者さんのことを祈ったっていうんです。そして、本当に奇跡が起きてお母さんが助かった。それが自分が医者になろうと思ったきっかけだったとおっしゃっています。

このときすでに、自分の親ではなくて、亡くなっていく人を支えようとしているその人に意識が向いているわけです。自分とお母さんとお医者さんという支えあう三角形の構図の中で、お母さんを実際に助けようとしている医師に向いているということですね。こういうことからも、単に病気とか病人ではなく、いのちに向き合う、そういう向き合い方をされた人だったのです。私が一番感銘を受けた部分です。特筆すべきことだなあと思いました。医者になったということもそうですが、奇跡はあるんだなと思います。こういうことができる人でないと奇跡は生まれないというか、こういう行為からしか奇跡は生まれないという、そんな思いを感じさせてもらいました。

日野原先生の死生観

山崎　今後の話の展開に少し関連しますので、いわゆる死生観について、少しふれておきたいと思います。これもやはり千葉大学で行われた授業が『19歳の君へ』（春秋社、二〇〇八）という一冊の本になっています。私も含めた複数の著者の共著ですが、この本を編集したのが日野原先生なんです。そこに書いてあることを少しご紹介したいと思います。

日野原先生は子供さんたちに対して「いのちの授業」というのをやっています。これを始めたのは九二歳のときです。二〇〇四年から、一〇五歳までの間に二三〇校訪問して授業をしたそうです。授業では、子供たちに「いのちはどこにあるの？」と聞くんだそうです。「風は見ることができますか？　空気は見えるかな？　見えないね。でも、確かにそこにあって、人間が生きていくのに欠かせないものですね。いのちも、眼で見ることはできないけれど、確かに存在するものです。見えないものの中に、とても大切なものがあるんだよ。私は子供たちにそう語りかけます。そして、いのちとは、寿命とは、『私たちが使える時間』のことなんだよ、と教えるのです。自分が持っている時間、自分が使える時

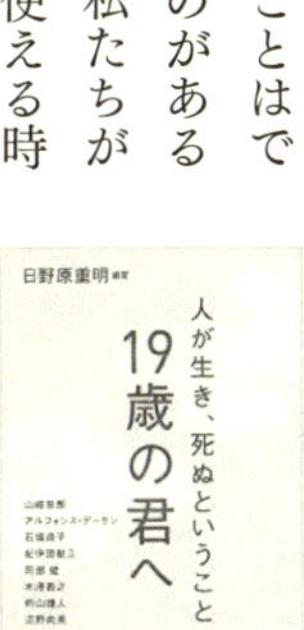

間がいのちそのものであって、その時間をどう使うかが私たち一人ひとりに与えられた課題です。与えられたいのち（時間）をどう生き、どのように返すか、それを真剣に考えるのが人間の大切な仕事なのです」（『19歳の君へ』）ということなんですね。

ここに死生観があらわれていると思うんですね。結局のところは、どう生きるかという話に行き着くということですよね。

そして晩年、日野原先生は、最期は家で亡くなるんですけれども、聖路加国際病院に入院もされていたんですね。入院していて、老衰の経過だと思いますけれども、だんだんと食事の摂取も減ってきます。

そのときに、聖路加のおそらく院長先生だと思うんですけど、日野原先生に問いかけるんですね。「先生、この状況に対して経管栄養とか点滴とかありますけども、いかがしましょうか」と。すると日野原先生は、それはいらない、自然に委ねる、と言って、家に帰られて、まさに自然に亡くなっていったんですね。

日野原先生はさまざまな場面でいろいろなことを語ってこられ、そしていのちのありようというものは、やっぱり生き方の問題なんだということを言っています。どれだけの時間があったとしても、どう生きるかということこそが大切なんだということも言っておりました。

そしてご自分が最後の場面になってきたときに、病院側からそういう問いかけがあったわけですけれども、まあこれは、医者の立場からすると一応確認しなきゃいけないことなんでしょうね。日野原先生におかれても、もしかすると、突然心変わりをされて、やっぱり経管栄養をということになるかもしれないという、そういう可能性を病院は考慮したのかもしれませんけれども、日野原先生はやはり揺るがず、断った、ということなんですね。

そんなふうにして、ご自分が語り継いできたことを、ご自身でしっかり実践されていったんだということです。このことはたぶん、この後の展開にも重要なポイントだと思いましたのでちょっと付け加えさせていただきました。

どこで最期を迎えるか

自然死と死亡診断書

米沢　うまく次につなげる話を引き出していただきました。日野原さんの最期の場面で、延命措置のようなものは一切いらないんだと言われたことで、思いあたるのが「自然死」という言葉です。私たちは医療社会に暮らしていて、からだに何かがあるとすぐ駆け込むのが病院です。それが日常的な安心が得られるとしたら、病院で死ぬのも当たり前で自然死ということができるのかもしれません。

七年前になりますが、『自然死への道』（朝日新書、二〇一一）という本を書きました。その自然死ということに関連して、真宗のお坊さんたちの前で話したときに、自然死っていう言葉が通じなかったんですね。「自然死って何ですか」って聞かれたんです。ええ？とちょっと驚いてしまいました。

結局今、まさに長寿社会になり、そして二〇二五年問題とかも含めてみんな福祉の課題を抱えている中で、根底にあるのは、この自然死ということに対してどう向き合うのかということだと思うんです。私たちのいのちは死ぬ存在としてあるのです。しかし、この自然死が、消去あるいは排除されている、そういう思いがしたんですね。この自然死っていうことに関連して、話を展開していきたいと思います。

みなさんもご承知のように、医師にしかできないことが二つあります。まず、子供が生まれたときに「出生証明書」を書くこと、それから「死亡診断書」です。この二つはお医者さんにしかできない特権事項です。これはつまり、この国に生まれたっていうことで戸籍をつくる、死去して戸籍を抹消することです。それがないと、葬式もできないわけです。そういうことを含めて、とても重要な役割をしています。ですから当たり前のなんでもないことのようですけれども、死亡診断書を書くっていうことは非常に重要なことです。

死亡診断書の書式には、ちゃんと「自然死」っていう項目が入っています。ところが、『死亡診断書記入マニュアル』というものが厚生労働省のHPに出ていて、見ると三〇ペ

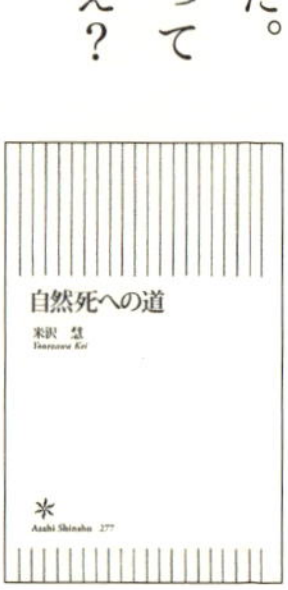

ージ以上にわたる内容です。基本的にどういうことが書いてあるかというと、〝老衰〟とか〝自然死〟とはできるだけ書くなと書いてあります。つまり、医療社会の統計は死因を病死と関連することが要求されている。だから、なんらかのかたちで病名がつくようにしようとしているということですね。

死亡統計表が毎年発表されます。今、死因のトップは「悪性新生物（がん）」次いで「脳血管疾患」、「心疾患」になってます。高齢化の影響もあると思うんですが、肺炎が増えてきました。一九六〇年代には「老衰」も入っていました。一九九〇年代の後半に、一度だけ上位に「心不全」っていうのが出てきたことがあります。すると、記入マニュアルにはできるだけ心不全とは書かないようにってあるんですね。つまり、統計上のエビデンスが求められているわけです。

統計っていうのは必ずしも正しくないというより、統計を取ろうとする側の意向によって結局ずいぶん変わっていくということもあります。こういう中で、ここにいらっしゃる三人の先生方が、実際に死亡診断書を書かれるときに、どういうふうに書いていらっしゃるのかということも、重ねてうかがいたいというふうに思っています。資料もあわせてご覧ください。

病院死と在宅死

米沢　ここに挙げたのは『地域医療と暮らしのゆくえ』（医学書院、二〇一六）という本の

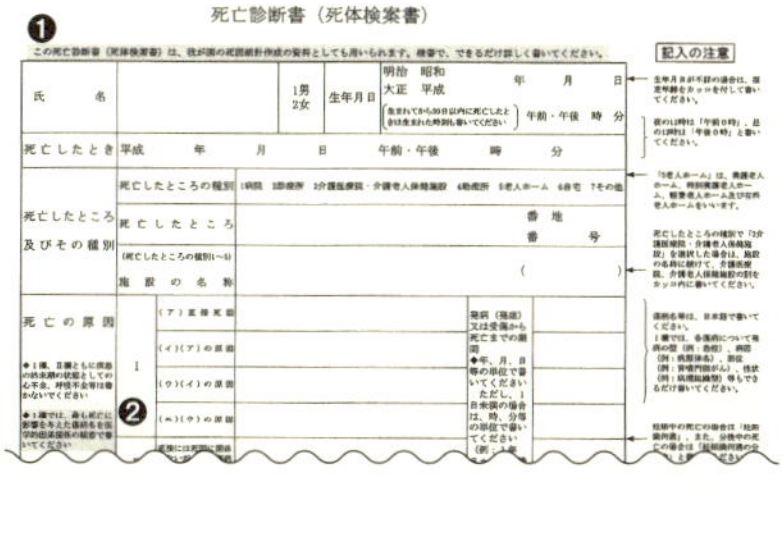

❶ この死亡診断書（死体検案書）は、我が国の死因統計作成の資料としても用いられます。楷書で、できるだけ詳しく書いてください。

❷ ◆Ｉ欄では、最も死亡に影響を与えた傷病名を医学的因果関係の順番で書いてください

中のデータです。高山義浩さんという若いお医者さんが書かれたものでなかなかいいものなんですが、独自の視点からつくった統計なんですね。そこに書かれているものを参考に見てみますと、一九八〇年代から二〇二五年にかけての日本の一人暮らし高齢者数の推移なども載っています。二〇二五年というのはまさにものすごく高齢者が増える、つまり七五歳以上が増えていくといったことですが、そういうものが全部出ています。

ここに、都道府県別に見る老衰死率と在宅死率があります。在宅死というのは自宅で死ぬことというふうに考えられてますけど、この場合、実際の数字には施設も含まれています。そうすると、在宅というのは、これは広く生活する場所というふうに解釈できるのかなと思うんです。僕なりの理解ですけれども。

つまり施設での死も高齢者の人たちが日常生活している場所で亡くなるのであれば在宅死だというふうに考えている。政府の統計上も、そうなっているということです。この資料にも在宅医療の体制に関するデータが載ってますけども、こういう背景から考えられるのは、この医療社会における地域包括ケアというのは、地域包括ケアのシステムの中に、療養支援があり退院支援があり、看取り、急変事態があり……こういったものがすべて在宅医療の体制なんだというふうに書いてあるわけです。

これと対極的にあるのが、ようするに病院だということです。そうすると、単なる死亡ではなく、病院死と、在宅死という二つの問題を、それぞれ考えてみないといけない。単に高齢になって何歳で死ぬというのではなく、どこで死ぬかという問題ですね。そして今、

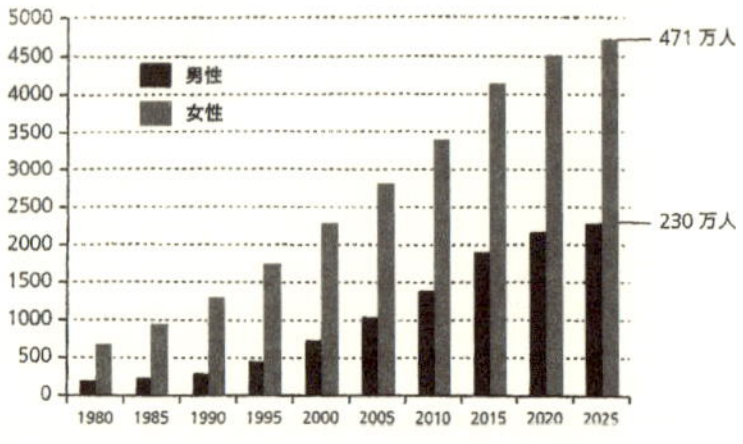

日本の一人暮らし高齢者数の推移：資料 総務省「国勢調査」、国立社会保障・人口問題研究所「日本の世帯数の将来推計」（注）「一人暮らし」とは、上記の調査・推計における「単独世帯」のことを指す（高山義浩『地域医療と暮らしのゆくえ』より）

医療の体制から言うと、病院で死なせない方向に来ているということがあります。在宅療養支援という方向でいくと、そういう流れがあります。

たとえば、退院支援というのがありますけど、今、看護師さんにも、病院の中で退院支援看護師っていう肩書きをつけている人たちがいます。

この間、岐阜の講演会でご一緒した看護師さんでしたが、認知症専門っていう肩書きと、名刺に二つ肩書きが書いてあったんですね。そのひとつが、退院支援ではなく、退院調整看護師って書いてあったんですよ。患者のデリバリーの発想ですよね。デリバリーをやることが、医療点数になっていく、時代はそういうふうなところまで来ているわけです。

病院医療と在宅医療というものが、かなり明確に分かれつつある。制度の問題というよりも、私たちが実際にそういう場面に向き合うときに、病院死なのか、あるいは在宅死なのか、このへんのところは曖昧にせずに考えてみたいと思います。

先ほどの話でも、日野原先生が最期は何も求めなかったという自然死の方向がありますけど、今、在宅でも胃ろうその他いろいろな医療ができるようになってきているわけです。そういったことからも、医療の境界線が非常に曖昧になってきていて、うっかりすれば、在宅が、病院の病室が外化した形態といったことにもなりかねない。そういうふうな方向にも向かいつつあるのではというのが、私の関心でもあるんですが、同時に会場のみなさんの関心でもあるだろうと思います。

病院死と在宅死という問題について、ホスピス医の先生方から、違いとか実際どうやら

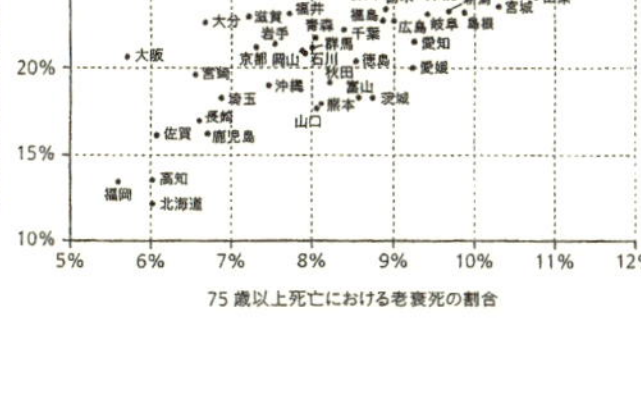

都道府県別にみる老衰死率と在宅死率：在宅死には、自宅のほか介護老人保健施設、老人ホームにおける死亡を含む（高山義浩『地域医療と暮らしのゆくえ』より）

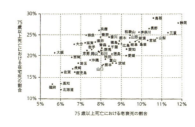

れているかというそのへんのところから話をしていただけませんか。

病院死は管理された死

山崎　統計的な話で在宅死率というのがあります。ある年度の全死亡者中、その年度に在宅で亡くなった人の割合を示している数字です。亡くなった場所が病院であれば、病院死率になるわけです。ようするに、亡くなった場所を示す統計で、どのように亡くなったのかを表している数字ではないわけです。実際、東京のような都会ですと、在宅で亡くなった人の半数近くはじつは検死だということなんですね。つまり在宅医療が関わることなく、孤独に、あるいは孤立したかたちで亡くなった後に見つかって検死が必要になったけれども、たまたまその場所が家だから、統計的には在宅死ということになるということなんですね。医療や介護が関わっており、その人がそこにいたいと望んでいて、そして結果的に死を迎えて、たとえばがんとか老衰のように病名がつくような死亡診断書を書くのは、在宅で亡くなる人の半数ぐらいだということです。

だから統計上の在宅死率が上がっているのを見て在宅医療が普及してきて、在宅での最期を望む人の願いが叶う割合が増えてきているのだなと思う前に、孤独に亡くなっている人が増えているんじゃないのかなということも、念頭においておかないといけないということになります。

あくまでも在宅死率は亡くなった場所を示すのであって、その人が自分の望んだような

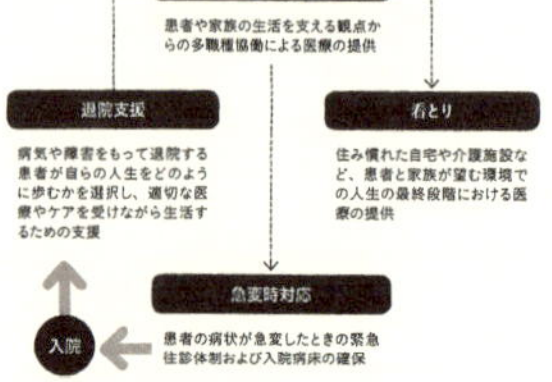

在宅医療の体制について：在宅医療は、主に、「療養生活の支援」、「急変時の対応」、「退院の支援」、そして「看とり」という4つの機能に分けて考えることができます。こうしたサービスは、医師による訪問診療のみならず、訪問看護、訪問歯科診療や薬剤師による管理指導など他職種協働によって実現するものです。（高山義浩『地域医療と暮らしのゆくえ』より）

かたちで在宅で亡くなったのかどうかは別だということですよね。もちろん、孤独で亡くなったから不幸だとは言えません。それはその人の生き方の結果として、そこで亡くなったとしたらそれはそれとして、一つの生き方として尊重されるべきだと思います。しかし、その人が助けを求めているにも関わらず、助けを受けられずに、そのまま亡くなってしまったとしたら、それは不幸な死だということになるわけです。ですから、在宅死率の場合、その背景まで見ていかないと、本当のものが見えてこないんじゃないかなというふうには思います。

ところで、もしご本人たちが望んだようなかたちで在宅での死を迎えられたとした場合と、病院での死との違いは何が違うかというと、端的に言いますと、病院での死というのは専門家によって管理された死であるということです。家での死は、そこには医者や看護師が絶えずいるわけではありませんので、本人や家族によって創り上げられた、いわば固有の物語のある死になり得るということなのです。

二ノ坂さんや佐藤さんのほうからもお話があるかと思うんですけれども、たとえば死が近づいてくると、病状や衰弱に伴う症状として、せん妄といって、大きな声を出すとか動き回ってしまうとか、自分の本意ではない不本意な言動が出てしまうことがあります。

それが夜間、夜勤の看護師さんたちが少ない中で起こってしまったら、これは他の患者さんもいますから、その人のことを放置はできないわけです。放置できなければ、「誰かそばについていてください」と言うか、誰もつく人がいなかったら、いわゆる〝拘束〟と

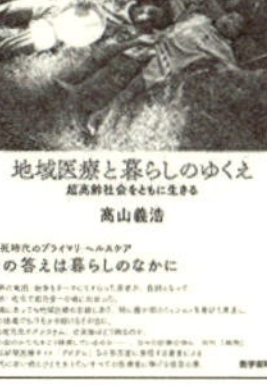

いうかたちになってしまうのか、あるいはさすがに物理的な拘束は気がひけるとすれば、睡眠剤を使って深く寝ていただくというようなかたちになっていくということだと思うんですね。

つまり、安全性を優先せざるを得ない病棟では、亡くなっていくプロセスは、どうしても管理された死ということにならざるを得ないんじゃないかなということなんです。

それが家の場合には、病院での安全管理の視点からではなく、せん妄も、人が亡くなっていくプロセスということで、家族がその変化について医療者と共通理解を持っていれば、見守れるかもしれないわけです。こんな変化が起こり得ます、この変化は亡くなっていくときに起こるプロセスです、あるいは衰弱してくると幻覚を見ることもありますし、妄想的な話が出ることもあります、けれども、それが人が最期を迎えていくときに出現することのあるひとつのプロセスなんだ、ということがわかっていれば、見守れるかもしれない。逆に言うとそれがわかっていないと、抑え込まなきゃいけないということになってしまうわけです。

もちろん、あまり程度がひどければ、ご家族にだって生活があるわけですし、本人にとっても不本意なことですから、せん妄対策の薬剤を使うこともあります。ですがその薬剤を使うか使わないか、状況を見守れるか見守れないかという判断は、安全管理という視点ではなくて、ご家族が見守れるかどうかという視点での判断になりますので、そういう視点の上で迎えた死は、管理された死ではありませんよね。つまり、医療的な視点で亡くなっていくプロセスを見るのではなく、物語の視点で見ることができるのが在宅での死だということです。

亡くなっていくプロセスで、たとえばせん妄があったり幻覚があったりしたときに、それを困ったこととして捉えるのではなく、その幻覚を物語として聴いていくこともできるかもしれない。するとその物語の中に、その人の隠された本音があるかもしれないということですよね。それは抑え込むべき話なのか、それとも聴くべき話なのかと考えていくと、そこで起こった出来事の意味も変わっていきますよね。それは異常な出来事ではなくて、ひょっとしたら人生最期の場面でなんとしてでも語り尽くしたかったことなのかもしれないと、そういう見方もできるということだと思います。

ですので、くり返しになりますが病院死と在宅死の違いは何かというと、病院死は管理された死であり、いっぽうで在宅での死は、物語としての死という捉え方ができるかなという気がします。

老衰死は増加している

二ノ坂　さきほど死亡診断書の話が出ましたので、そのことについてはじめにふれてみます。おっしゃるように死亡診断書は医者がきちんと書かないと大変なことになります。僕も日付を一日書き間違えたことがありますが、そうするとやっぱり大変なんですね、修正ができないということで。そういうこともありました。それは私のミスなんですけれども。

死亡診断書は、たしかに今までの医学教育の中では、老衰とはできるだけ書くなとなっていました。他の病気の可能性が少しでもあるときにはできるだけその可能性を追求して、病名を書いて、老衰は避けろとなっていました。ですがここ五年、一〇年ぐらい、私が在宅で診たり、あるいは施設で診たりした患者さんの中で、やっぱりこれはどう考えても老衰だなという人たちが、どんどん増えてきました。

実は今日も一人、昨日ちょっと下血したりして調子が悪い九四歳のおばあちゃんを診てきました。胃ろうをつけていて、もう体も動かない。でも、娘さんが来て「手を握って」と言うと、握りかえしたりするんです。何か自分の訴えたいことがあるときには、その手をなかなか離さなかったりするということで、意識はあって何か訴えたいんだろうけど、なかなかうまくできないという人がいます。

その方の場合は、娘さんたちが非常に熱心で、胃ろうをつくるときもたいへん迷ったんですけれども、結局胃ろうをつくるということになりました。でもだんだん弱ってきているんです。それで、体がだんだん栄養分を受けつけなくなっていく。たとえば今までと同じように胃ろうから注入していると、急に痰が増えてきたりとかして、ゴロゴロ、ゴロゴロいつもいっているような状態になります。

私たちは、それはもう体が受けつけていない状態なんですとご家族に説明するんですが、家族は栄養を入れないと死んでしまうと言うんです。それは順番が逆なんです。死ぬプロセス、老衰から死に向かっていくプロセスにあるから、体が食べ物を受けつけない、水分

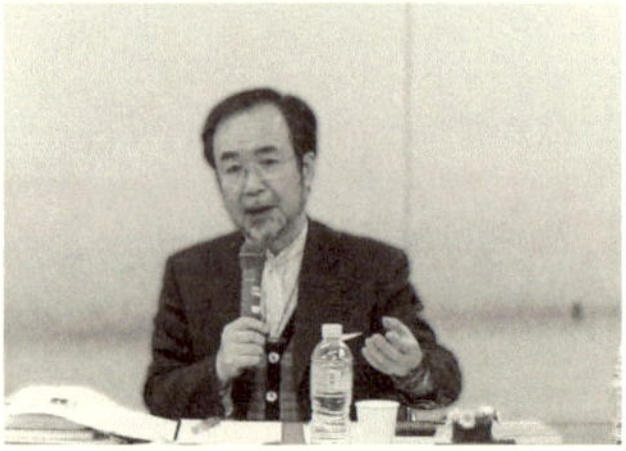

を受けつけなくなっていくんですよという話を繰り返しして、少しずつ減らしていく。減らすとそのゴロゴロがとれて楽になっていくということを実際に目の当たりにしていくと、だんだん家族も納得していきます。

体の衰弱に合わせて栄養や水分を減らしていく。家族にもそのプロセスを実感し、納得していただく。そういうかたちで診ていきます。その方が今ちょっと状態が悪いので、場合によっては僕がいない間に亡くなるかもしれません、ということも家族ともお話しして、出てきました。

その方は明らかに老衰なんですね。ひょっとしたらがんがどこかにあるかもしれないけれども、がんで死ぬんじゃなくて、おそらく老衰で亡くなっていくんだろうと思います。明らかにそういう老衰の方たちが増えてきたので、あるときから僕は堂々と「老衰」というのをきちんと書こうと決めました。

死亡診断書には死因を一番に書くんです。そしてその期間を書かなくちゃいけないんです。だから僕は老衰と書くと決めて、最初のうちはそれを三カ月とか二カ月とか書いていたんですけど、老衰に一カ月とか三カ月とか期間を区切るのは変だなと思って、それからはもう「不詳」、わからない、はっきりしない、というふうに書くようにしています。

だからこの頃は、在宅でもホスピスでも、そういう高齢者の老衰としか言えないような死が増えてきてますので、私はそこはもう老衰でいいじゃないか、と。最後は医者の判断なんですけれども、まったく何もしないというわけではなく、採血とか最低限状態がわかる検査はしますし、急速な脱水で本人が苦痛を感じると思われるときには若干の補液（点滴）をすることはあります。だけど、誰が見ても老衰だなと思うようなプロセスで亡くなっていくときには、きちんとそのことを家族と話しながら、むしろ誇りを持って老衰と書きます。この人がここまで一生懸命生きてきたんだということ、尊厳をもって最期を迎えることを自分が証明するというありがたい仕事だとも思いますので、誇りを持って書いていこうと思っています。

さて、病院死と在宅死の話ですが、在宅死の中には事故とか突然のことで亡くなってしまい、検死になってしまうようなケースも含まれます。それがやはり都会で多いですね。九州でも、田舎のほうではおそらくそういうことは少ないんだろうと思います。

私はこの本を出した高山義浩くんとは出身が同じ福岡で、学生時代からすばらしい活動をしており、いろいろ付き合いがありました。すごくいい統計データを出しているし、この図もそれぞれにとてもいいグラフだなと思います。それから文章も、思いやりの深い、よい文章を書きますので、ぜひみなさんにも読んでいただけたらと思っています。『地域医療と暮らしのゆくえ』というタイトルもまたいいですね。

220ページの図（脚注）に「日本の一人暮らし高齢者数の推移」と書いてあります。これを見て僕はちょっとほっとしたんです。これだけ増えるのかという問題はありますが、一方で女性が圧倒的に多いですね。私たちが見てましても、亭主が死んだ後の奥さんは元気になります（会場笑い）。みんながみんなじゃないですけど、奥さんが亡くなった後の夫はしょんぼりして、後の付き合いがない人がわりと多いようです。体験上ですね。女性は付き合いが上手です。うちの女房とは同じ年ですのでどっちが先に逝くかわかりませんけれども、彼女はたぶんうまくやっていくだろうなと思います（笑）。女房が亡くなったら私はどうしようかな、途方に暮れるのかもしれないと思いました。でもこれだけ女性のほうがたくさん一人暮らしになっていくというのも、これはこれで問題なんですけれども、それに対するサポートのような仕組みができていくのかなということを思いました。

看取りの体験が家族のケアの力を育てる

二ノ坂　在宅死と病院死についてはいろいろと考えるところがあるんですが、在宅死を含めて〝死〟というのは当事者本人の死亡ということになりますね。〝看取り〟ということになると、家族の問題になります。本来的に言えば、看取りというのは医者や看護師の役割ではなくて、家族、もしくは親しい人という、いわゆる二人称の関係、あなた・わたしという関係がある人がその人の最期を看取るというのが、看取りだと思うんです。

もちろん私たちも医者としてそこに関わります。その関わり方はあくまでも二人称にはなれない、言ってみれば二・五人称の関係で、看取りを支援するということじゃないかと思います。

それで、在宅で亡くなる、家族にとっては在宅で看取るということになりますけれども、その看取りの経験というのがとても重要だと思うんです。

家で自分の家族、親、兄弟、あるいは場合によっては子供が亡くなるのを看ていくというのは、とてもストレスのかかる、非常に大きな精神的な仕事だと思うんです。それを経験するということが、その後の家族のケアの力を育てていく、と思います。在宅をやっているど本当にそう思います。

そこが病院での死と根本的に違うところではないでしょうか？　もちろん病院でしかケアができない場合もありますけれども、病院では、やっぱりケアを病院に預けているんですね。ケアという仕事を専門職に預けているところがある。在宅では自分がそのケアを引き受けて、いろいろなことを考えながら最期を看ていく。その看取りケアの体験というのが家族の中に残っていくところが、根本的に違うところかなと。

そして今の社会では、看取りの経験を持たない家族が増えてきているというところに、ひとつの問題があるのかなと思います。佐藤先生からまたご意見があると思います。

佐藤　死亡診断書の件なんかですと、実際私の場合はホスピスで働いているわけです。実はがん患者さんを対象にしているので、当ホスピス（緩和ケア病棟）では年間看取りは四七〇人というデータがお配りした資料（Ⅲ章・109ページ参照）に出ていましたけれども、そういう数の中で死亡診断書は、基本的にはがん病名を書いています。実はがん病名で入院していても、死ぬときはがんで死ぬのか、突然なんらかの合併症が起こって亡くなるのかという判断は難しいことがあります。細かい分析はなかなかできないので、すべてはがんに関連したものと考え、入院したときのがん病名をそのまま書くようにしておきます。

基本的にはそれが一番、家族もみんなが納得している病名だということもあるので、変わった病名をそこに突然つけると、変に思われるところもあります。ですから基本的には迷わずにがん病名でいくようにしております。

もちろんそれ以外の患者さんを、今私が診ることはあまりないのですが、当直のときに緊急で亡くなる患者さんを診た場合というのは、その場で考えざるを得ないこともあり、がん以外の病名もつけることがあります。しかし多くは、基本的にがん患者さんを診ているという関係で、それぞれのもとのがんの病名をつけます。

ダブルのがんというのもありますね。胃がんと肺がんがあったとか、乳がんと肺がんがあったとかいって、そうするとどちらが死因につながりそうかというようなことは考えたりはするのですが、だいたいどちらが重病のがんかの予想をつけて書くというのを原則にしております。

死亡診断書のこともそうですが、最近ホスピスをやっていて感じるのは、認知症そのものが病状のメインであるとか、認知症を合併している高齢者のがんがかなり多くなってきています。ホスピスの患者の中では痛みのコントロールというより、認知症の管理とかそういったものが問題になってくることがあります。がんがあるから施設などでみてくれないという場合にホスピスで受けるケースもあります。ですが、認知症のほうががんより問題であっても、私たちはがん患者としてホスピスで診ていこうというかたちでやっております。それはがんでも認知症でも人生の終末期に本人や家族が困っていることは同じであり、それをケアするのがホスピスの役割だと考えるからです。

長寿社会ゆえのがん

佐藤　実際、ホスピスの現場では先ほど出たような老衰死にほとんど近いようなものも多いわけですね。患者さんと話をするとき、がんという病名を聞いて絶望して来る患者さんや家族がいますが、実はがんというのはみなさんご承知のように、日本で第一位の死因であるということを、もう誰もが知っている時代になってきています。

がんという病名を聞いてショックを受けている患者さんを安心させる意味で「がんで死ぬのってどういうことなんでしょうかね」と問いかけてみることがあります。

みなさんに何で死にたいかと聞いてみると「老衰」って答える人、結構多くいます。そういうとき、「老衰の大半って、きっとがんなんじゃないですかね」って話を私はよくします。その昔、がんで死ぬ人が今より少なかったのは、基本的にがんというのは、年齢を重ねるに従って増える病気だからです。つまり平均寿命の短かった時代は、多くはがんになる前に亡くなっていたのです。

がんという病気は四、五〇代から出てきて、六〇代になるとさらに増え、七〇代、八〇代とさらに増えていくわけですが、手術を受けたりいろいろ治療をするのはそのへんまでで、九〇代になるとほとんどががんを持っている可能性もあります。けれども、おそらく検査はしていないということですね。

それと、今までに何千人というたくさんの患者さんを看取ってきて、痛みを取るためのモルヒネもたくさん使ってきた中で言いたいのが、ホスピスや緩和ケア病棟では、一般の病院と比べてモルヒネの使用量が多いだろうと思います。多いというか、おそらく開始する時期が早いということもあるのだろうと思います。また痛みに対して細かく対応してモルヒネを投与しますので、多くなるのだと考えます。

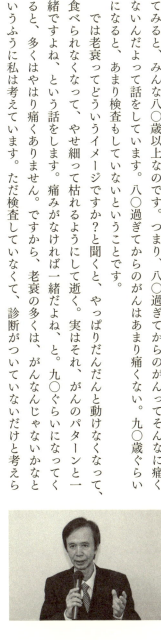

ホスピスでは多くの患者さんにモルヒネを使っているのですが、使う割合は、当院の多くの症例で統計を出してみたら、胃がん、肺がん、大腸がん、それぞれきれいに八割でした。これらは全国データも同様です。当院では患者さんがちょっとでも痛がると、必要と判断して、使うようにはしています。我慢はさせていません。ということは、それでも二割は使わないで亡くなるというケースがあるということです。で、こういう人たちを調べてみると、みんな八〇歳以上なのです。つまり、八〇過ぎてからのがんってそんなに痛くないんだよって話をしています。八〇過ぎてからのがんはあまり痛くない。九〇歳ぐらいになると、あまり検査もしていないということです。

では老衰ってどういうイメージですか?と聞くと、やっぱりだんだんと動けなくなって、食べられなくなって、やせ細って枯れるようにして逝く。実はそれ、がんのパターンと一緒ですよね、という話をします。痛みがなければ一緒だよね、と。九〇ぐらいになってくると、多くはやはり痛くありません。ですから、老衰の多くは、がんなんじゃないかなというふうに私は考えています。ただ検査していなくて、診断がついていないだけと考えら

れます。

　がんの末期というかたちで私のところへ紹介がある患者さんの多くが、やっぱり絶望という感じでくるわけですが、八〇過ぎてからがんの末期と言われて絶望するってどういうことでしょうということを、一度しっかり考えてみる必要があると思います。お年寄りの中では「人間いつかは死ぬのだから、この年齢になると死ぬのは怖くないが、がんは怖い」と言う人がいます。変な話ですが、がんの何が怖いかというと、やっぱり痛みに苦しんでいくというのが怖いというイメージがあるのです。

　だから、そこは安心していただく意味で先ほどのようなデータを出して話をします。八〇過ぎたら、がんは痛みに苦しむことはないですよと。八〇過ぎたら、がんは痛くないと言いましたが、もし痛くなったら、私が責任持って痛みを止めます、とも付け加えておきます。

　八〇過ぎてからは、自分の寿命ということを当然みなさん考える時期だと思います。来年生きているか、再来年生きているかということも、一年一年考えながら暮らす年齢になってくるわけです。がんで死ぬのか、その他のことで死ぬのかわからない時期に来ているとも言えます。ですから痛みが問題にならないのなら、八〇過ぎれば、がんを怖がらなくても良いと私は話しています。

　がんになってしまったと悩むお年寄りがいます。「生来、健康で病気一つしなかった。なのにこんな病気にかかってしまった」と言って嘆くのですが、私は彼らに「いや、あなたは健康で元気だったからここまで長生きしてこられて、無事がんになれたのですよ」という話をよくしています。日本人のほとんどが、つまり三人に一人ががんで死ぬ。あるいは二人に一人ががんになるっていうことは、現代の日本人のスタンダードな死に方なのですよ、と。

みなさんも考えてみてください。がんで死ぬのと、がん以外で死ぬのと、どちらがいいかと。実はがん以外で死ぬというのは、がんになる前に死ぬという意味なのです。高齢になると、いずれがんになっていく。年をとってがんで死を迎えるのは標準的な人生です。ただ、がんで何が辛いのかというと、やっぱり手術を受ける、抗がん剤治療を受けるというのが、おそらく辛いのだと思います。つまりがん治療そのものと、本人の不安、周りの言葉などが辛いのです。

私のところへ来る患者さんの多くは、手術を受けたけど再発した、あるいはできなかったという絶望の中でいらっしゃいます。でも最初から手術できなかったというのは、手術しても治らなかったなら、余計な選択肢で悩まないで済んだという考え方もできます。あるいは、いきなり末期がんと言われて紹介されてくる人たちもいます。もうまったく手のつけようがなかったと言われて来る人たちもいます。そういう人たちに何を話すか。家族は「私が気づいてあげられなかった」、「この人、病院が嫌いで、ずっと行かなかったから」と言って嘆いたりしているわけです。そういう家族には「いや、もうちょっと早く来て手術受けたって、またその後長い抗がん剤治療を受けて、そしてやはりこういう段階になるのと、何にも知らずにここまで来られたのと、どっちが幸せかっていうことも一度考えてみましょう」という話もしています。

たいていは手遅れと言われた人の家族は、自分が気づいてあげられなかったことを責めます。でも、その前にも手術や抗がん剤治療があります。それが本当に有効で助かる人たちは実は少ないのです。結果的に、闘病生活が長かっただけの人たちもいるわけです。そういうことを考えると、いきなり末期がんになった人って本当に不幸なのかなと。なんでこんなにひどくなるまで気づかなかったの、というふうに考えるのではなくて、こんなにひどくなるまで元気だったのですよ、と考えることもできます、という話もしています。がんとの闘病とか、いのちとの向き合い方って、捉え方がいろいろあると思いますよね。とは言っても、私は早めに病院にかかるなというつもりで言っているのではないことも誤解のないようにしてください。早期発見できなかったのがいけなかったというふうに責めると、みんなが辛くなります。それを和らげる意味でこういう話をしているのです。

最後はみんな、がんで死ぬなり、なんらかの寿命がきます。今はがんという老化が恐ろしいというのと同時に、それ以上にみなさんが恐れているのは認知症です。それはがんが体の老化なのに対して、認知症は脳の老化とも考えられます。がんと認知症、どっちが先に来るかというのが人生かな、という気もしています。そう考えると、がんのほうがいいかなという人たちも出てきます。

こういったいろいろな話をしているうちに、死への恐怖だとか、いろいろな辛い思いが、がん患者さんや家族の心の中で薄れてくるケースがいっぱいあるのです。

病院死とホスピス（緩和ケア病棟）の死は違う

佐藤　在宅死と病院死という分け方をされました。その流れでは、おそらくホスピス（緩和ケア病棟）での死というのは、病院死という捉え方をされているのだろうと思いますが、それに対し一般の病院で提供されているケアとホスピス（緩和ケア病棟）で提供されているケアとは、やっぱり違いますと私は言いたいですね。

病院などから私のところへ紹介されて来る患者さんから「病院とホスピスと、何が違うのですか」とよく聞かれます。それまでのがんの専門病院で治療を受けていても病状が悪化して、治療ができなくなったという状態で、私のところへ来る。治療ができないと言われて一般病院にいて行われていることと、ホスピスに来て行われる医療行為の違いは、一般の人にはわからないのです。ホスピスは治療しないところだというふうに思っている人たちもいます。でも、治療しなかったら苦しいですよね。ホスピスはホスピスの専門の医療を提供するのです。

一般の病院での死とホスピスでの死が一緒だったら、たしかにホスピスの意味はありません。でも、今、医療の中もいろいろと細分化されてきています。たとえば、がんの治療であれば手術をする、抗がん剤治療をする、それ以外で一般病院ではあまり入院させられませんよね。で、末期になってくると、ホスピス医に回してくる。ホスピスに行ってもらうか、家に帰すかという感じでしょうか。それが実情です。家に帰すのは、もちろん家にいられる状態だから帰すっていうかたちになるのでしょうけれども、帰せない場合はホスピスに委ねるという感じかもしれませんね。

実際には私のところへいらっしゃる場合は、そういう場合もあれば、まだ家で過ごせそうだなという方たちも今後の診療はホスピスに任せるということで紹介されてきます。私はそういう方たちとは、これからあなたを支えていくという話をしていくわけです。必要なときは私のところへ入院するという話も含め、そういう意味で私は「三つの入院」をいつも言っています。

ホスピスというのは、入ったら死ぬまでというイメージがどうしてもある。でも、そういうと、入りたがらなかったりするわけですよね。そして、ギリギリまで我慢して、最後だけ入院するというイメージがある人たちもいる。逆に早いうちに入って、ずっと死ぬまでの人たちもいる。それはいわゆる老人ホームのような感じで、入れっぱなしになっているということも起こっているわけですね。

従来のホスピスはなかなか入れてもらえない、空きがないという状況でした。ところが、私たちが今取り組んでいることは、一般の病院の急性期病棟と同じように、入退院を繰り返しながらやっていく。必要なときは治療を受ける。帰れるときはうちへ帰ってもらう、ということなのです。最期までお世話をします。でも死ぬまで入院させ続けるということではありません、と伝えています。

豊橋医療センター緩和ケア病棟の「三つの入院」　当院ホスピス開設以来の基本運営方針で、一度入院したら亡くなるまで入院ということではなく、「症状コントロール」、「レスパイトケア」、「看取り」の三つの入院理由を決めて入退院を繰り返してケアすること。

一般の病院と同じようにやっていくのですが、ホスピスと一般病院とは何が違うかというと、やっぱりその専門のあり方が違うのです。その点をどうはっきり言えるかなのです。従来のがんを専門としている病院の多くは手術ができる患者さん、抗がん剤ができる患者さんを診るわけです。つまり、手術ができるとか抗がん剤治療を受けられるのは元気がいい患者さん。それができなくなった患者さんは、元気がなくなった段階の人です。だから、元気のいいがん患者さんしか診ない病院と、元気のなくなった患者さんを助けるホスピスという違いがあるのですという話をしています。

患者の側というのは、病院や医師、看護師に何を期待しているでしょうか？　元気のいいときに助けてほしいのか、元気のないときに助けてほしいのか。そうすると医療の本質はどこにあるのでしょう。医療の本道はホスピスにあるということを私は話しています。

それは患者や家族に話す場合もあれば、実は一緒にやっていく医師、看護師の仲間に話をすることもあります。というのは、私たちは元気のなくなった患者さん、苦しんでいる患者さんや家族と、ずっと付き合ってきたという経験があるわけです。そして、一般の病院は元気のいいがん患者さんしか診ていないから、ある意味その経験しかない医療者なのです。むしろわれわれは弱った患者さんばかりを診ている、そういう経験が多い医療者です。そこが違うのです。一番辛い立場にいる患者家族とともにいるのがホスピスの医療者です、ということです。こういう話をするのは、私は一般の病院医療と、ホスピスの医療は違うのだという、やっぱりそういう誇りを持っていないとこういう仕事はやれないと思ってやっているからです。そして、ホスピスに取り組む仲間の医師、看護師たちにこの仕事をしていく勇気と誇りを持っていただきたいと思って話しているのです。

ホスピスがいつでも支えている

佐藤　昔、私がこのホスピスを始める前に、豊橋に山崎さんを呼んで、講演をしてもらったことがありますが、その山崎さんの講演で印象に残っているのが、「ホスピスに入院しているときも、入院していないときも、ホスピスがあなたを支えている」という言葉でした。私もそうだと思いました。入院しているときだけではなくて、ホスピスがあるということが、その患者を支える。いつでもあなたを受け入れますよという姿勢が大事かなと思っています。

私が三つの入院というのを唱えたのは、最初にまず入院してもらって、ホスピスの良さを体験してもらう。病院への入院ってみんな嫌がるんですよ。というのは、病院に入院するときって、たとえばがんの手術や抗がん剤の治療といった、辛いことばかり強要される。でもホスピスに入院されるときは、辛いことを強要するんじゃなくて、辛くなったから、痛みを止めてほしくて入院する。それを、嫌がって逃げていても仕方がないわけです。楽になる、そして楽になって、帰れるようになったら家へ帰ろうという話で進めています。

だからそこは、亡くなるまで入院される場合と、うちへ帰れる場合とが、あるんですね。一回入院してもらって、調子が良くなって、帰れそうだねということになれば、帰る。家族がいなくても一人で暮らせるぐらい元気がいいときは、家族は別にいなくてもいいんですが、いろいろなケアが必要なときは、家族に一緒にいてもらうように話を進めています。最初の入院の期間には、家で患者のケアができるように家族教育もします。そして、こういう訪問看護師や訪問のドクターをつけますから帰られたらどうですかという話で、一度家に帰すようにする。それができるケースであれば、そうやってもっていくわけですね。

家に帰すにあたっては必ず、いつでも私はあなたを受け入れますよという約束をしておきます。あるいは紹介した開業医にも、困ったとき、先生からの連絡があったときには、いつでも受けますからということを手紙に書いて、約束して送り出すというかたちをとるわけですね。そういったかたちで地域とのつながりをつくっていく必要があると思っています。

だから私は在宅死とホスピス（緩和ケア病棟）での死、病院死というのを無理に分けなくてもいいと思っています。最期は在宅で迎えたいと思う人たちはそういうかたち、そしてそれができる条件が整っている家族はそういうふうにやってもらえばいい。どんどん帰っていただきます。でも、いつでもホスピスに戻ってきていいですよと、在宅で不安になる家族を安心させるように話を付け加えてもいます。

最近、通院で二年間私が診ている患者さんで、かなり痛みが強くなってモルヒネでコントロールが必要になって、一回入院してもらったことがあります。この人はずっと家にいたいということで、連れ合いが一生懸命看ていました。こんなにもつと思わなかったと言いながら、二年間在宅でがんばって、一カ月間私のところで入院して、ちょっと楽になったところで在宅ケアに戻っていただきました。

実は二年間通っている間にも、状態が悪化しているにもかかわらず、入院したがらないので、このまま家で亡くなってしまうかもしれないと思い、入院されないなら、在宅で診てくれる先生を紹介しますよという提案を何度かしました。だけど、やっぱり私のところがいいと言って、ずっと通っていました。で、つらくなってどうしても家で過ごせなくなって入院してもらった。そしてもう少しがんばられました。状態が悪いながらも楽になり、家に帰りたくなったため、退院されました。そして一カ月家で過ごされて、次は在宅ケアの訪問医にお願いしたいと申し出があり、紹介して家で看取るというケースになりました。

ですから、帰せないで終わる場合もありますが、そうやって帰していく場合などと、いろいろな患者家族のケースがあります。どちらがいいかは、患者家族が選んでいくことです。もちろん入院しているときというのは、管理される部分が当然あります。やっぱり自分の家ほど自由勝手にはやれないというのもあります。酒を飲みたい、タバコを吸いたいというと、どうしても在宅のほうがいいかなと思います。でもまあ、実は酒もタバコもそんなにやれないことが多い段階にはなってきます。

意外と難しいのが、独居の人たちです。病気で自分のことができなくなっても、生活面を世話してくれる人がいない。入院で看るしかないと思われます。ところが独居で長いことやってきた人は、やっぱり入院で管理されるっていうのは耐え難いのです。本人は退院を望まれますが、医療者側からはひとりで過ごさせるには不安がある。そこでどういう援助が必要なのかという調整などいろいろな点で苦労する人も多いのです。その他、問題というのは個々のケースによってさまざまです。

でも私はこういうホスピスを中心に地域の中で、在宅医療機関、訪問看護師などと結びつきをつくりながら、地域のネットワーク、住みやすい街づくりがなされていければというふうに思っています。

ホスピスの理念が果たせれば場所は問わない

山崎　私が在宅死と病院死というふうに、二つを対立的な概念として話をしてしまいましたので、少し混乱してしまったかもしれません。在宅死といっても様々な状況があるわけですから、在宅死＝良いとは限らないことはいっぱいあります。病院の中でも当然そうですよね。それから、場所としては病院死の範疇に入ってしまいますが、一般病棟で亡くなるということと、ホスピス（緩和ケア病棟）で亡くなることは、もちろんイコールではありません。

私が一般病院の終末期医療の問題をなんとかしたいなと思って取り組んだのがホスピスでしたので、そのときの発想としては、今、目の前でこの人生を閉じようとしている主人公は誰なのか、ということでした。主人公はその人なんですね。その人が主人公であるためには、その方に今起きている状況、これから起きる出来事などを、専門家として適切にお伝えし、そういう状況の中でその人が、その後をどうやって生きていくのかを考えていただくわけです。最近よく言われているアドバンス・ケア・プランニングですね。その結果として、選んだ療養場所のひとつが在宅であったり病院であったり、あるいはホスピスであるということだと思います。

いずれにせよ、ホスピスでわれわれが目指したことは、延命中心の病院医療からの解放ということでした。そのためにはまず終末期がんという病気を抱えながら過ごす日々の平穏を妨げるさまざまな苦痛をできるかぎり緩和すること。しかし、苦痛が緩和されたとしても、病気が変化していくプロセスは変わりませんから、その変化する状況と折り合いをつけながら、先述しましたように、どうやって生きていきたいのかをお聞きした上で、それを支えていく。それが目指したことでした。

二ノ坂さんはかなり早い段階から在宅に取り組んでおりますけれども、ただ私が一般病棟でよりよい終末期医療を目指していた頃は、在宅で過ごせることを支える医療や介護の受け皿がほとんどなかった時代でもあったんですよね。

だから、往診しながら在宅での療養を支援していても、最終的には病院に戻って来ざるを得ないということもあったわけです。そこで、私の場合はよりよいものを求めて右往左往した後に、病棟型のホスピスにたどり着いたというわけです。

ですからもしも、その当時に、在宅医療の環境がもっと整っていたとしたら、現在のわが国のように病棟型のホスピスの発展ではなくて、在宅でのホスピスケアの発展があったかもしれないな、と思います。

ところで、ホスピスケアは基本的にはケアの考え方であり、理念ですから、その理念が達成されれば、一般病棟だろうとホスピス病棟だろうと家だろうと、ホスピスケアであることには変わらないわけです。たとえば、われわれが昔、一般病院の一般病棟で看取った人たちがみんな不幸せだったかと言えば、そうではないと思うんですよね。決して快適とは言えない環境の中でも、人が生きていくというのは、他者との関わりで生きていくわけですから、そういう関係性の中でお互いに出会えてよかったと思っていただけるような流れであれば、それは仮にみすぼらしい環境だったとしても、その人は自分らしい人生をまっとうすることは十分できるんだということは、もちろんあるわけです。

マザー・テレサの「死を待つ人の家」に行ってきたことがあります。療養環境としての「死を待つ人の家」が、快適と言えるかどうかは、人によるのだと思いますが、そのまま路上で亡くなっていくことに比べたら、屋根のついているところで、やわらかいベッドに横たわり、しかも「あなたは大切な人なんですよ」というメッセージを受けながら亡くなっていくこと、すなわち、人間としての尊厳を守られながら旅立っていけるということは、とても大事なことです。それを考えれば、ホスピスケアは過ごす場所にはよらないんだと当然思うわけです。

マザー・テレサ（一九一〇―一九九七）旧ユーゴスラビア生まれ。一八歳のとき、アイルランドのロレット修道会シスターとしてインドに渡る。一九四六年に神の啓示を受けて、修道会「神の愛の宣教者会」を設立。一九五二年には「死を待つ人の家」をつくる。「この世の最大の不幸は、貧しさや病ではありません。だれからも自分は必要とされていないと感じることです」

ホームホスピスの潮流と地域の展開

ホームホスピスという選択

米沢　前半は、日野原先生の業績に始まり、「病院死」、「在宅死」、「ホスピス死」といった課題に三人の臨床医としての問題提起をされました。後半では少し視点を変えて進めたいと思います。

私たち「三人の会」の活動で、二年ほど前に『市民ホスピスへの道』（春秋社、二〇一五）という本を出しました。この本の帯に「いま、いのちは医療から市民の手へ」とあります。つまり、これまで今日の医療に関連して、この地域社会の中にどういうふうに医療が関わるのか。今現実にどういう問題があるかという話をしたんですが、その中で、今地域で広がっている市民活動のひとつの、ホームホスピスという地道な運動に触れてきました。これが今全国で四〇地域に広がっているんです。

このホームホスピス運動の始まりは、実は九州の宮崎なんですね。しかもこの運動は、女性がリーダーシップをとって展開しているところに特徴があります。

東京で実際にホームホスピス運動を支えている山崎さんのほうから、ホームホスピスについての考えとか、実際の活動をまずお話ししていただけますか。

ホームホスピス　Ⅴ章174ページ脚注参照

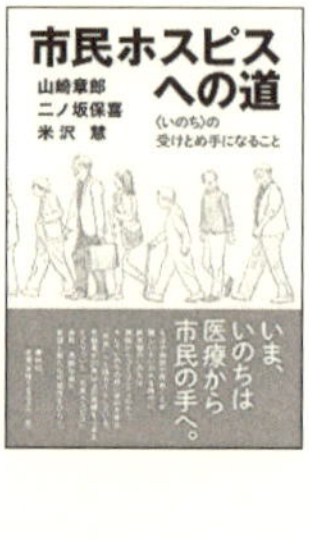

生活を支えるということ

山崎　こちらにいらっしゃる方は、みなさんホームホスピスに関してある程度ご存じだと思いますけれども、私自身がホームホスピスに関心を持ったのは、一〇年以上前のことだったと思います。

当時、私自身、施設ホスピスで仕事をしていましたが、ホスピスケアを地域の中で展開したいなと考えていました。また、ホスピスに入院されている患者さんたちから、ホスピスに来てよかったけれども、本当は家にいたかったという話を聞かされたりとか、ホスピスケアの概念というのは、がんの患者さんたちにだけ限られたものではないということも、施設ホスピスにいるときから感じておりましたので、そういうことを展開するためにはどうすればいいか、考えていました。それで二〇〇五年から小平市で在宅ホスピスケアに取り組み始めた、という経緯があります。

先ほども病院死とかホスピスでの死とか、在宅の死とかいろいろ話がありましたけれども、在宅ホスピスケアに取り組みながら実感していることは、人が人生を閉じていくときに、何が大事なのかなということを考えたとき、やっぱり生活が基盤なんだということでした。ホスピスでも日々の生活は大事にされますが、どうしても医療が中心になってしまう環境になってしまいます。在宅では生活が中心にあり、そこに医師や看護師が時間限定で参加するかたちになります。それでも、それなりの満足と納得のもとに、きちんと人生を

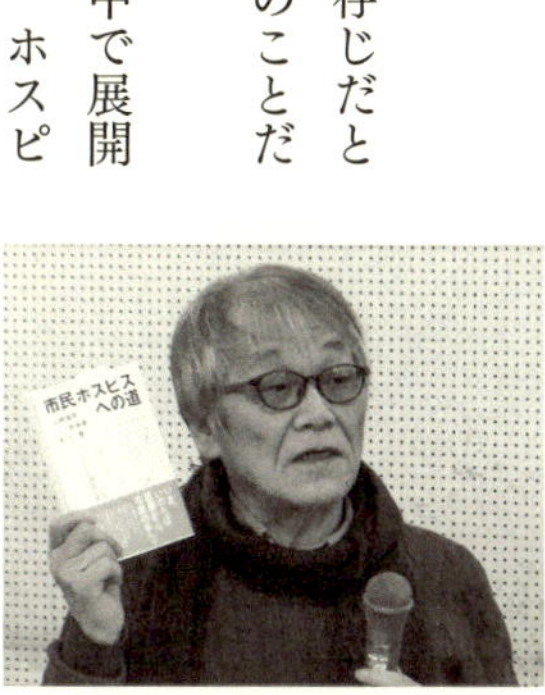

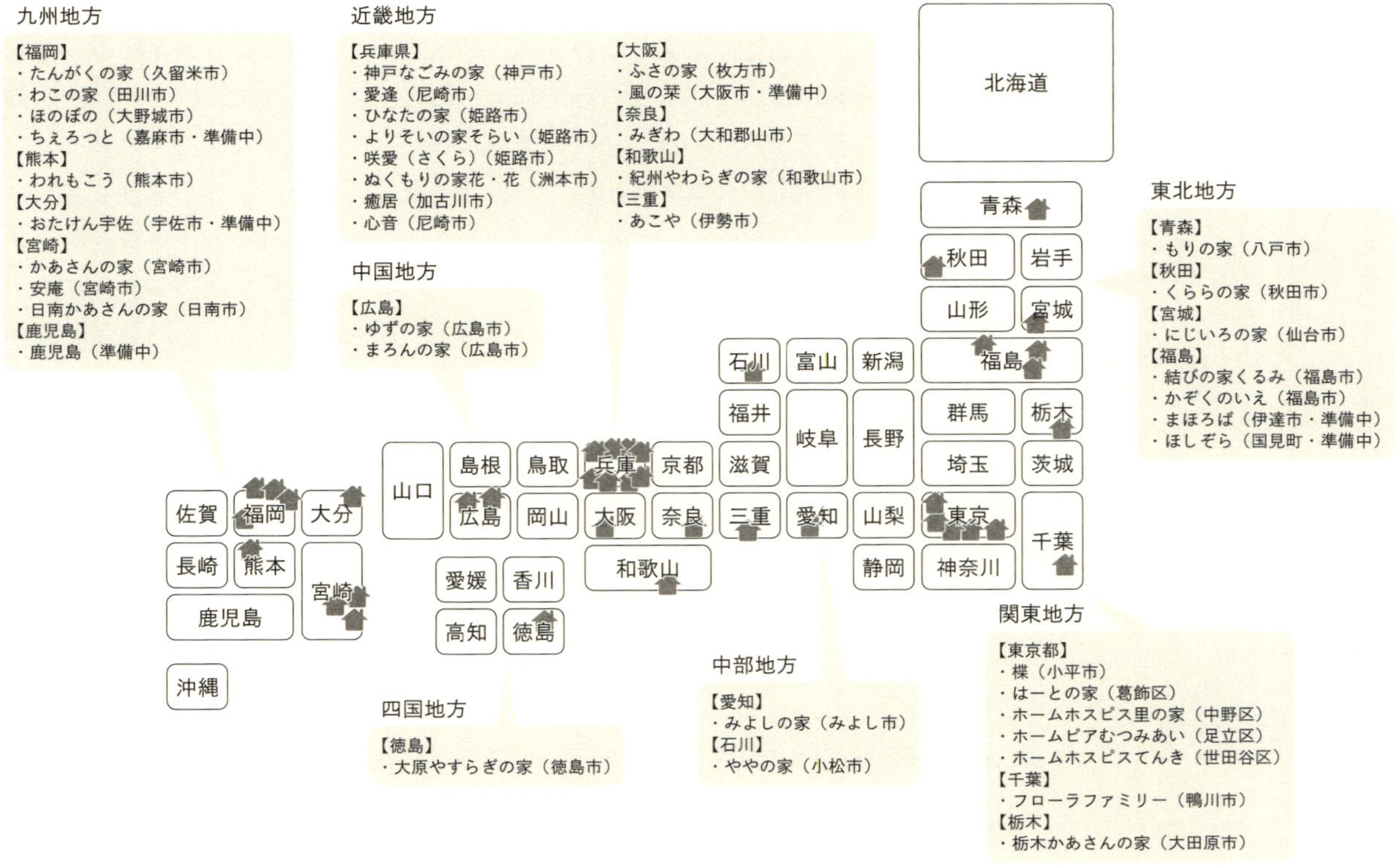
九州地方
【福岡】
・たんがくの家（久留米市）
・わこの家（田川市）
・ほのぼの（大野城市）
・ちぇろっと（嘉麻市・準備中）
【熊本】
・われもこう（熊本市）
【大分】
・おたけん宇佐（宇佐市・準備中）
【宮崎】
・かあさんの家（宮崎市）
・安庵（宮崎市）
・日南かあさんの家（日南市）
【鹿児島】
・鹿児島（準備中）
近畿地方
【兵庫県】
・神戸なごみの家（神戸市）
・愛逢（尼崎市）
・ひなたの家（姫路市）
・よりそいの家そらい（姫路市）
・咲愛（さくら）（姫路市）
・ぬくもりの家花・花（洲本市）
・癒居（加古川市）
・心音（尼崎市）
【大阪】
・ふさの家（枚方市）
・風の栞（大阪市・準備中）
【奈良】
・みぎわ（大和郡山市）
【和歌山】
・紀州やわらぎの家（和歌山市）
【三重】
・あこや（伊勢市）
中国地方
【広島】
・ゆずの家（広島市）
・まろんの家（広島市）
東北地方
【青森】
・もりの家（八戸市）
【秋田】
・くららの家（秋田市）
【宮城】
・にじいろの家（仙台市）
【福島】
・結びの家くるみ（福島市）
・かぞくのいえ（福島市）
・まほろば（伊達市・準備中）
・ほしぞら（国見町・準備中）
関東地方
【東京都】
・楪（小平市）
・はーとの家（葛飾区）
・ホームホスピス里の家（中野区）
・ホームピアむつみあい（足立区）
・ホームホスピスてんき（世田谷区）
【千葉】
・フローラファミリー（鴨川市）
【栃木】
・栃木かあさんの家（大田原市）
中部地方
【愛知】
・みよしの家（みよし市）
【石川】
・ややの家（小松市）
四国地方
【徳島】
・大原やすらぎの家（徳島市）
北海道
青森
秋田
岩手
山形
宮城
福島
新潟
富山
石川
群馬
栃木
福井
岐阜
長野
埼玉
茨城
島根
鳥取
兵庫
京都
滋賀
山口
佐賀
福岡
大分
広島
岡山
大阪
奈良
三重
愛知
山梨
東京
千葉
長崎
熊本
宮崎
愛媛
香川
和歌山
静岡
神奈川
鹿児島
高知
徳島
沖縄

全国のホームホスピスマップ（2018.1.1 現在）（一般社団法人全国ホームホスピス協会の図をもとに作成）

終えていけるんだということがよくわかってきたんですね。

　そうなってくると、家族の方がいてもいなくても、一人暮らしだとしても、介護保険ではまかないきれない生活の隙間をなんとか誰かが埋めることさえできれば、最期まで家にいられるな、ということが見えてきました。

　ようするにその人にがんがあろうとなかろうと、老衰であろうと、一人で暮らしていくことがいろいろと困難になってきているときに、その生活を支えることができて、かつ、適切な緩和ケアが提供されれば、在宅でちゃんと人生は終えられるんですね。

　だから、食事や排せつや清潔介助などの、日常生活の保障ができるような場があれば、そこは十分にホスピスになり得ると思い始めたんですね。ただその生活の場をどうやって確保するのかという問題があったわけです。

　従来の制度に基づいた生活中心の場ですと、有料老人ホームとか、グループホームとか、ちょっと規模の大きいところになってしまいますよね。そうすると、どうしても多くの人の中の一人という視点になってしまいますし、たくさんの人がいれば、一人ひとりの生活を守るということよりも、やっぱりそこの中で安全に管理するという考えが出てきてしまいます。

　そんなこと考えている頃に、なんと市原美穂さんたちがすでに、ホームホスピスというかたちで取り組んでいることがわかったわけです。市原さんたちは宮崎市で取り組んでいますけれど、空き民家を活用して、一人で暮らすのが難しくなった人たちに、食事や介護を提供し五人ほどで共同生活ができるように支えているんですね。医療や看護は訪問診療や訪問看護を利用し、いわば擬似家族として暮らし、そこで人生を閉じることができているわけです。

目指すかたちがそこにあった

山崎　一般社団法人「全国ホームホスピス協会」が策定した「ホームホスピスの基準」の中には、ひとつの施設あたり定員が五人程度と書いてあります。多くても六人ぐらいの人たちが、同じフロアで自分の部屋を持ちつつ、なおかつ一歩外に出ればそこには、もともとの住民が使っていたリビングやキッチンがある。そんな環境の中で生活をしつつ、望めばそこが終の住処にもなり得るということです。もちろん自分の家があれば、そこに戻ってもいいという話もあるんですけれども、そういうふうな取り組みだったんですよね。

それは、私にとってはすごく魅力的な取り組みだったわけです。私たちが在宅ホスピスケアを提供しているエリアの中に、そうやって生活を保障してくれて、なおかつ小さな家族単位として暮らせるような場所があったら、それはたぶん、制度に基づいたホスピス（緩和ケア病棟）より、よりあらまほしき本来のホスピスに近いんじゃないかと思えるようになってきました。

ところで新たなホスピス像として登場してきたホームホスピスの形態を、私は擬似家族と表現しましたが、米沢さんは新しい家族という言い方をしています。そのほうがより適切な表現だと思います。

ちなみに「ホームホスピス」というのは商標登録されておりますので、勝手に使っちゃいけないんですね。ホームホスピスという言葉を使うときには、きちんと社団法人ホームホスピス協会の許可を得なければならないし、ホームホスピスという言葉には商標を示す®マークをつけなきゃいけないようになったんですね。つまり、「ホームホスピス」のような大切な取り組みが世の中に広がっていくことは、とてもいいことなんですが、ただ、広がるにしたがって、本来あるべき姿が変質してしまうことも稀ではないですよね。質が変わってしまっているものに対して、同じ名前を使うということは、一種の詐欺のようなものになりかねないわけです。そういうことを市原さんたちは懸念したんですね。それで、ホームホスピスを商標登録していかれたという経緯がありました。

ところで、市原さんの取り組みはいろんなメディアにも紹介されてましたので、あるとき、私がいた桜町病院のホスピスのご遺族の嶋崎叔子さんたちが新聞でその取り組みを知って、私のところへ相談に来られたんです。「このホームホスピスの取り組みを私たちもやりたいと考えていますが、先生のご意見は」というものでした。その必要性を感じ、その実現をどうしようかと考えていた私にとっては、とても嬉しいことでした。

生活の場さえつくってくれれば、われわれはそのエリアの中で、みなさんと共にチームをつくり二四時間の医療看護に関して保障しますよ、一緒に地域の中のホスピスケアに取り組みましょうと、そんなふうにして、東京に「ホームホスピス」が誕生することになったのです。

ホームホスピスの課題

山崎　私が関わっておりますのが、東京都小平市にありますホームホスピス「楪《ゆずりは》」というところです。今年で四年目になります。先ほどお話しした嶋崎さんが理事長をしているＮＰＯ法人ホームホスピス武蔵野が運営しています。私たちケアタウン小平チームがそこに参加して、これまでに一四名の方が旅立っていかれました。

ただ、課題も、もちろんあります。課題は、定員が五人というところなんですね。実は、つねにある程度は部屋が埋まっていないと、運営が厳しいわけです。五人定員で、看取りもやりますし、日勤、夜勤の介護職の人たちがそこで仕事をしているわけですからね。たとえば、五人定員ですと、四人で八割稼動です。たぶん、平均的に見て最低四人は入居していないと、運営はとても厳しい。ですから地域の寄付とか、地域のボランティアのみなさんのお手伝いとか、いわゆる制度に基づいたものだけではなくて、インフォーマルなかたちでの支援を必要としています。

いずれにせよ、「ホームホスピス」の誕生によって、病院、ホスピス（緩和ケア病棟）、在宅ホスピス以外に、ホームホスピスという選択肢ができたわけですから、これからもぜひ応援していきたいと考えています。

ホームホスピス「楪」　東京都小平市に二〇一四年開設。ＮＰＯ法人ホームホスピス武蔵野が運営。マンションの一階を利用し、都市型の新しい社会モデルとしても注目される。定員五名。

無届け有料老人ホーム？

山崎　もうひとつの課題は、実は一人以上の高齢者の食事と介護のお世話をするところは、すべて有料老人ホームであるという制度上の規定があります。その規定に基づいて、今、東京都が楪について、ここはどう見たって有料老人ホームだから、有料老人ホームとしての届け出を出しなさいと言ってきているわけですね。

でも、取り組んでいる立場からは、有料老人ホームを目指したのではなくて、あくまでも新しい家族形態を基盤にしたホスピス、すなわちホスピスの理念に基づいた「ホームホスピス」を目指しているんですね。目指していることが違うわけですから、形が似ているから同じであると言われて、はいわかりました、と簡単に同意できるものではないわけです。行政は、中身よりも外形的に似ている有料老人ホームと位置づけて、行政上の管理のもとにおいておかないと心配なわけでしょう。ただ、「ホームホスピス」にしても、自称「ホームホスピス」が出現してくる可能性はありますのでホームホスピスの基準に基づいたもののみを「ホームホスピス」と称せるように商標登録したという経緯はあるわけです。ですから、たぶん東京都のホームページを見ると「楪」は無届け有料老人ホームとなっていいます。でもまあそれは悪質な無届けではなくて（笑）、自分たちは老人ホームとは違うという思いがあって、意識的に届けていないということです。

また、市原さんは地域によって多様性があっていいということもおっしゃっています。

肝心なことは、一人で暮らしている人たちが、一人暮らしが限界になったときに、身近なところに少しでも家庭的な雰囲気で、なおかつ希望すればそこで人生の最期を終えられるような場があること。その取り組みはとても大事なことなので、まずは、がんばりましょうというところです。

ところで、この「ホームホスピス」の広がりに関しましても日本財団は強力な応援団として存在し、様々な財政的支援を行っています。今まで、このような場ではあまり語られていませんでしたが、先ほどお話ししました、一九九六年に設置された日本財団による「ホスピス研究会」の働きも含め、日本財団や笹川記念保健協力財団が我が国のホスピス運動の、その基盤を支える強力なサポーターであることは一言付け加えておきたいと思います。

米沢　この運動に関して二ノ坂さんからは何かありますか。

質素・自律・コミュニティ

二ノ坂　市原さんのかあさんの家に関しては、結構前からやられてたんですよね。宮崎は街がコンパクトで、市原さんのご主人が内科医で、在宅ホスピスをやっている方です。それから、黒岩ゆかり先生がいました。

黒岩先生は女医さんで、残念ながら若くして昨年亡くなられたんですけれども、彼女が神奈川から、宮崎市郡医師会のホスピス病棟に来てホスピス医として働いて、そして市原

黒岩ゆかり　医師。宮崎市郡医師会病院緩和ケア科長。「緩和ケア」や「ホスピスケア」を住み慣れた自宅で行えるよう、地域の医療関係者らと連携して取り組んだ。二〇一七年逝去。

さんがホームホスピスかあさんの家をつくって、そして市原さんのご主人が在宅医で、というかたちですごくうまい具合に役割分担ができて、成長していったということがありました。

だから、僕は最初その取り組みを見たときに、すごいな、素晴らしいなと思いました。他の都市では、いろいろな制約があって、どうしてもホスピスと在宅がうまくいかなかったり、民間のサポートがうまくできなかったりするんです。けれども、そういうところができていたので、最初は「かあさんの家」ということで市原さんがスタートして、いろいろな経緯を経て、全国的に広がっていって、今に至っているんですね。

福岡市にはまだそういうのがないんです。他のところには結構出てきているので、福岡市にもそういうのがほしいなということを思っていました。実は私は二二年前に開業したんですけれども、その頃からそういった、ホスピスでもなく病棟でもなく、単なるアパートじゃなくて、みんなが一緒に暮らしているのを、私たちがサポートしながらやっていくようなかたちがほしいと思っていたんです。二二年経ってしまって未だに実現していないんですけれども、ひとつのかたち、理想のかたちのひとつとして、そういうのができるといいなと思っています。

ところで、私は岡村昭彦の『ホスピスへの遠い道』という本を、医者になって一〇年目ぐらいに読んで、これが自分のこれからやるべき道だと思って、一九八〇年代のはじめから「バイオエシックスと看護を考える会」というのをやってきたんです。十数年やって、

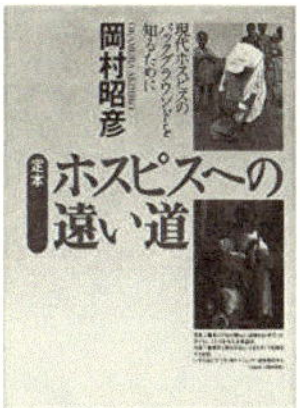

毎月一回、岡村昭彦の『ホスピスへの遠い道』の読み合わせをやって、そのまとめを毎月レポートとして書いていました。そこでどういうディスカッションをしたというのを記録していました。その中で、これからの二一世紀はどういうことがキーワードになるかということを考えました。そのキーワードは三つあります。

「質素」。生活を質素にするということ、それから「自律」。自らを律するということ、それからもうひとつ、「コミュニティ」。この三つがキーワードになるということを書いているんです。

質素の意味は、わかりますね。昔を回顧するということではないですけれども、たとえばかつては正月の三日間はお店は休みでした。その間、おせち料理を食べたり、カップラーメンを食べたりしながら過ごしていたんです。今は正月一日から、場合によっては大晦日からいろいろな店が開いて、客引きもすごいですね。じゃあどっちが豊かなのかなと考えたら、どう考えても、家族でゆっくり三日間を過ごすというほうが豊かだ、と僕はそう思います。

物がいっぱいあふれ、商業主義にひっぱられて、あれもほしいこれもほしい、福袋に何が入っているかとかそういう世界よりも、家族でゆっくり過ごすほうがいいなと僕は思います。質素というのは粗末ということとは違うんです。質素で豊かな人生ということでしょうか。

自律ということに関しては、また明日の講演（II章）で話すことがあるかと思います。

もうひとつのコミュニティということが、今、非常に大事なことになっているんじゃないだろうかと思いました。

コミュニティへの広がりと関わり

二ノ坂　私のクリニックでは医療以外のいろいろな活動をやっているんですけれども、地域社会、コミュニティの支えがないと、絶対できません。おそらく山崎さんのところもそうじゃないかなと思うんですが。

特に「かあさんの家」とか、ホームホスピスということで課題になってくるのは、おそらくそのコミュニティへの広がりと関わり、それからコミュニティからのサポートというのが最終的には重要になってくるのかな。

そしてその鍵は、地域住民の一人ひとりが意思決定とか自己決定をできるようなエンパワーメント、力をつけることだと思うんです。それがおそらく日本の社会に一番欠けていることではないかと思います。自分たちが決めること、自分たちで考えて、自分たちで行動するということが一番大切なことだと思います。

私も全国いろいろなところに行って話をすることがあるんですが、今、全国各地で本当にこういった活動が広がってきています。ひとつひとつは小さいかもしれないけれど、お互いには全然直接の関わりがなくて、同じようなことを考えていて、住民の力をつけていこう、そして住民の幸せのために何かをやろうというような動きが、非常にたくさん出てきているなと。そして女性が主導する動きもかなり多いと感じています。

ホームホスピスはその筆頭にあげられるものだと思いますけれど、そのコミュニティの力、コミュニティのケアの力をつけていくにはどうすればいいか。コミュニティというのはいろいろな雑多な人間の集まりです。ここ、かけはしの会もひとつのコミュニティですね。こういったひとつの思想というか、考え方とか、目的を持った集まりもコミュニティです。こういう場合はやりやすいですね。

だけども、いったん自分たちの町に帰ったときに、いろいろな人たち、いろいろな利害を持った人たちがいる。で、その中で、どうコミュニティを活かしていくのかというのは、とても難しい問題になると思うんです。だけどホームホスピスに関して言えば、今、全国ですでに四〇箇所というのはすごいことだと思います。ですからそれをつぶさないように、法律とか行政がそれをつぶさないようにやっていけるよう、がんばって応援していきたいと思っています。

さまざまな人とのつながりから

佐藤　私も先ほどから話されている「かあさんの家」をはじめとして、ホームホスピスの運動、いわゆるひとつの市民運動のかたちとして、従来の施設と違った形態のものを市民の手で作り出しているということの大切さを感じていますね。

最近、私が感じているのは、先ほども女性が中心になって動いているという話がありましたけど、もともとホスピス運動、市民運動っていうのは、そういうものなんじゃないかということですよね。豊橋ホスピスを考える会というのは、多くの女性の集まりです。私自身もそこに巻き込まれて、こういう方向に、つまり外科医からホスピス医に変わっていった経緯があるのです。

そういうふうにすべてのホスピス運動が、市民のほうから動いてきて、医療に変革をもたらしてきたのではないかなという気がしますすね。私の場合はたまたま国立病院という、一番堅苦しいところでがんばっていたわけですけれど、これも実は市民の力で国を変えようという話で、市民が力を合わせて署名をやって、国に請願して、ということをやってきたわけです。

こうした運動を続ける中でいろいろと混乱もありました。医療の中でホスピスは儲かる・儲からないということもつねに言われます。国立病院というのは、昔は別に金儲けしなくてもいい、赤字でもかまわないという体質があったところから、国立病院機構というかたちに変わって、かなり考え方が変わってきたところがあります。自由度も出てきているというところもありますけれど、かなり経営のことは厳しく言われるようになってきています。その中で市民運動を通じて、国、あるいは行政との間でやりとりし、いろいろな影響を与えていく、市民の力で良い方向に変えていくことが大事ですね。

私が始めてきたホスピス運動は、市民と一緒に講演会をたくさんやりながら、そしていろいろな人たちとつながっていこうというかたちでやってきているわけです。

医療は多くの人たちの協力で成り立っています。いろいろな立場の人がいます。たとえば今日聞きに来てくれている仲間の中に、鍼灸マッサージ師さんたちがいます。鍼灸マッサージ師のみなさんは、東洋医学的な分野であり現在の西洋医学中心の病院医療からは離れていたところがあったと思うのですが、私たちの医療の仲間に加わってほしいと思っています。私たちが行う講演会に彼らが入ってきてくれて、また彼らと一緒に全国の死の臨床研究会だとか、いろいろな講演会、研究会に参加したりして、私も鍼灸マッサージ師会に講演に行ったりしながら、仲間づくりをしていったということがあります。鍼灸マッサージ師のみなさんはどちらかというと、在宅で痛みを止めるというようなところに関わるわけです。でも、私たち医療者とちょっと違うところは、おそらく一定の時間、患者さんや施術の対象の方である相手と触れ合って、鍼やマッサージしていくことですね。その中には、がんの末期患者さんや、孤独なお年寄りたちもいる。彼らはこうやって患者をケアしています。彼らも地域の医療、ホスピス運動を担っています。やはり大事な同じ仲間としてやっていく人たちだろうと思って、私はずっと付き合ってきたわけです。市民運動の広がりっていうのは、そういったかたちで他の職種ともつながっていく必要がありますよね。

私がここの施設ホスピスを始めた頃、「豊橋ホスピスを考える会」という中で動いてきましたが、アルフォンス・デーケン先生が率いてきた「生と死を考える会全国協議会」(豊橋ホスピスを考える会も構成員)で、彼に最初に出会ったときの言葉が「ホスピス運動は二一世紀の医療だけでなく、教育、文化をも革命的に創造発展させていく運動である」ということでした。私が飛びついたのはそこでした。やっぱり教育と文化、これを変えていく。医療だけでなく、教育と文化を変えていくという部分がある。それはもう本当に市民と一緒に、というかたちを考えるわけです。だから私を呼んでくれるところにはいつでも出かけて行って講演をしてきました。

特に学校に呼ばれたときには、進んで行くようにしました。中学生にもよく話をしました。特に活動を始めた頃、中学校のいじめだとか自殺だとかいろいろなことが問題になった頃だったんですね。で、ぜひいのちの大切さについて話をしてほしいとか言われる時期が重なりました。だから、ホスピスでのいのちと向き合っている医者と患者との体験を、家族、子供たちに語るということをやりました。そういう中で、先生たちが育つということも感じましたし、うちの病院でも定期的に毎年夏休みに地元の高校生が勉強に来るような体制もできています。そしてそのときの高校生が、大学医学部に進学し、学外実習として当院ホスピスの体験実習に来るようにもなってきています。その学生たちがいずれこの地域の医療、ホスピスを担ってくれる日を夢見ています。

そういったつながりをつくっていくということが大事なのです。それは、市民の側からも大事だし、医療者の側からも働きかけていくことが重要だと思います。私は国立病院というところの医者なので、どちらかというと行政に近い方向かもしれないのですが、自由度が少なく、堅苦しい部分があるにしても、逆に全国やいろいろなところの国立病院を変えることができれば、民間の病院、個人病院を変えるよりも大きな影響力があるだろうなということも考えながら行動してきたというのはあります。つまり大変だからこそやってみるということでもあります。

個人の先生たちが自分の診療所をもって自由にやりたい医療を実現していくことも大事ですが、医療を変えるには病院を変えていくことが必要です。そして、病院を変えていくには、外からだけではなく病院の中に留まってやっていかなきゃいけないというところもありますね。そして病院がやっぱり市民と結びつくということをやっていきたいなというふうに思いますね。

また今日、この会を主催してくれている「かけはし」の山田和男さんは、病院と病院をつなぐ介護タクシーということでやってきている。介護タクシーをやる人が、そのホスピス運動の推進役にもなってくれる、というかたちで、いろいろな職種の方に可能性がありますね。だから、市民でできることで、いろいろなことに取り組んでいただくということが大事だし、いろいろな人たちと付き合いながら、仲間の輪をつくっていくということが重要なのかなというふうに思っています。

女性運動の歴史

米沢　今それぞれホームホスピス運動についてお話しいただきました。市民運動としてもっと広がるはずなんですけれども、そのベースがつくられてきた。新しい運動なんだと思うんですけども、女性が主導している流れを考えると、もともと近代ホスピス運動っていうのは女性運動の文脈の中にあると言うこともできます。

近代ホスピスということではマザー・メアリー・エイケンヘッド（一七八七〜一八五八）の名前があがります。このエイケンヘッドを日本に最初に紹介したのは岡村昭彦で、「21世紀の看護を考えるルポルタージュ　ホスピスへの遠い道（『看護教育』一九八三年四月）」。サブタイトルが「マザー・メアリー・エイケンヘッドの生涯」となっています。実際は、未完のまま終わったわけですけども。

ちなみに岡村の話が出たところで付け加えておきますと、私たち四人は、この岡村昭彦の『ホスピスへの遠い道』をベースにしてそれぞれのテーマにおきかえながら、実践しているということになります。

まず最初にマザー・エイケンヘッドがいる。それが一九世紀なんですね。僕の解釈では、近代ホスピス運動は二〇〇年の歴史ということになります。修道女のマザー・メアリー・エイケンヘッドが、修道会活動で初めて町に出るわけです。そして、貧しい人たち、病気の人たちを街路や軒下で介護したりっていうのが最初なんですね。アイルランド愛の姉妹会っていうんですが、一八一五年です。最初に関わったビンセント病院（一八三八年）は、ほとんどホスピスに近いものでした。貴族の館を一軒買って、それをそのまま病院にしてしまう。彼女の運動にそって一八七八年に、最初のホスピス（聖母ホスピス）がダブリンに誕生します。

マザー・メアリー・エイケンヘッド（一七八七—一八五八）近代ホスピスの母。一九世紀アイルランドで貧しく病に苦しむ人々のために生涯を捧げた。一八一五年、修道会〈愛の姉妹会〉創設。一八三四年、ダブリンにホスピスの原形となるセント・ビンセント病院設立。ナイチンゲール、シシリー・ソンダースに影響を与えた。

そしてその影響を受けて、マザー・エイケンヘッドの学校に行って勉強し、またそのホスピスに学んだのが、シシリー・ソンダース（一九一八〜二〇〇五）です。

実際にソンダースはそこの学校を経て、看護師、ソーシャルワーカーになり、そして有名な痛みを取る医療麻薬を作っていくわけですけど、そのときも彼女ははっきりと、自分が医者になったのは、あくまでもホスピスのためということで、痛みを取るということは治癒目的ではない、あくまでも看護のためということです。で、亡くなるときも、ナースのバッヂをつけていました。

そういう流れで言いますと、本当はナイチンゲール（一八二〇〜一九一〇）を入れる必要があると僕は思っています。ナイチンゲールというのは看護のはじまりに位置づけられていて、ホスピスの流れには出てこないんですけど、ナイチンゲールにはみなさんご存じの『看護覚え書』のほかに、もうひとつ『病院覚え書』っていう本があるんですね。ナイチンゲールは、統計学者でもあって当時は病院の死亡率は、八十数パーセントにものぼります。だから病院というのは死ぬところだったわけです。

病院というのは治療するところですけど、もうひとつ病院に何が重要だったかというと、実は患者が無事に家に帰ること、そのために大事なのが病棟なんです。今も病院建築と言えばナイチンゲールです。フランスのオテル・デュー（病院）に学び病棟建築に関心を持っていた。「良い病棟とは、見かけが良いことでなく、患者に常時、新鮮な空気と光、それに伴う適切な室温を供給し得る構造のものである」など、空調のことなども考えていま

シシリー・ソンダース　Ⅴ章155ページの脚注参照

フローレンス・ナイチンゲール（一八二〇—一九一〇）近代看護教育の母とされ、クリミア戦争における負傷兵たちへの献身や統計に基づく医療衛生改革で知られる。「看護とは自然が病気や傷害を予防したりするのにもっとも望ましい条件に生命をおくこと」

した。僕はナイチンゲールもホスピス史からはずしてはいけないと思っています。

そのあとにマザー・テレサ（一九一〇〜一九九七）。その間にエリザベス・キューブラー・ロス（一九二六〜二〇〇四）と続きます。ですから僕は、ホスピスの運動には五人の〝母〟がいるっていうふうに言っています。

ホスピス運動は、女性のいのちの運動史という側面もある。その系列で考えれば、市原さんたちのホームホスピス運動も連なっているということが言えます。

ホームホスピス運動の根っこにある共同体

米沢　僕は一度市原さんに、どういうことからこの運動を始められたのか訊いたことがあります。直接的な動機はあったと思うんですが、市原さんは若い頃に子ども劇場の活動をしていたそうです。私には、その活動が楽しかったにちがいないと思ったんですね。

子ども劇場というのは、一九六六年に福岡市で始まったもので、文化芸術や遊びの体験を通じて子供と大人が育ちあえる地域をつくっていこうという市民運動なんです。詳しくはわかりませんが、演劇といった文化を、子供たちにどうやって学ばせるかということで、活動してきたそうです。子供を通して地域文化運動をしてこられた。こういう流れの中で、ホームホスピス運動「かあさんの家」は位置づけられるんじゃないかなと、勝手に思っています。

それからもうひとつは、基本的にコミュニティの存在を疑わないっていう仲間意識があ

エリザベス・キューブラー・ロス（一九二六—二〇〇四）精神科医。『死ぬ瞬間』における死の受容五段階理論（①否認、②怒り、③取引、④抑うつ、⑤受容）は世界中の終末期の臨床の場に影響を与えた。同著は第三者として末期患者の病棟に赴き、当事者である患者に耳を傾けることで、患者の望み、思い、こころの動きを理解しようとしたもの。末期患者の多くは病院のシステムの中でいかに孤立しているか、理解が得られないか、そしてロスのいう受容に至るまでどれほどの個別な物語をそれぞれの患者が生きているのかを伝える内容。

ると思うんです。つまり、ともに暮らすという地域社会（共同体）という基盤を疑っていない。それは絶対に「ある」という考え方だと思います。

時代の流れで、どんどん都市化していく地域がある、そこの中で抜け殻が出てきたときの、空き家、つまり民家が力になると着目された。この民家の中で、ひとり暮らしている人と、そこにみんなでとも暮らしというかたちで、一緒に暮らす。ともに暮らすという発想が、この運動を豊かにしたという。日本の支えあう風土というものを信じてきた活動だっただろうと思います。宮崎に行くと空気も本当にきれいです。宮崎のあたりから始まったホームホスピス運動は北上するようなかたちで広がって、場所によって、つくりとか雰囲気もみんな違うんですね。

地域の中には、暮らし、生活を支える「いのちことば」というようなものが、それぞれのところにあります。たとえば熊本の竹熊千晶さんのホームホスピス「われもこう」の理念に、「のさり」という言葉を使うんです。「のさる」「のさった」というふうに。その意味は、あるがままを受け止めるということです。楽しいこともつらいことも受け止める。そういう発想の中で、ともに助け合おうという活動です。そういう考え方がベースにあるということですね。これも市原さんから聞きました。

東京なんかでは基本的なところからして違います。僕は島根の出身なんですけれども、東京で生活して五〇年です。宮崎、九州にやって来ると、こういうところがあったんだなあといった発見があるわけなんですが、やっぱり住むという畳文化ですね。それから、それに見合うかたちでの看取りの文化があるということですね。

今の福祉社会のケアということでいうと、基本的に全部フロア文化になっているんですね。床なんです。将来はともかく今の高齢者の人たちは、畳は生まれ育ってずっと暮らしてきた場なんですよね。横になれば眠れるし、畳に座って両手をつけば挨拶もできるわけですけれど、これが施設フロアに座っていると、上から見下ろすようなかたちになってしまい、とても卑しく見えてしまうということもあります。

その一方で民家を活用したホームホスピスでは、畳の上に堂々と移動ベッドを置いてしまう。そしてその部屋の一画には、仏壇が残っていたりする。すると、自分の家の仏壇ではないけれど、朝晩合掌したり、そこにご飯をお供えしたりという日常が生まれる。そういうことからも、生活の中に馴染むっていう流れができるわけですね。

都市部の発想

米沢　僕は九州や関西方面から、七、八箇所ホームホスピスを訪ねてきたんですが、東京に来るとそうはいかないわけです。

先ほどの東京のホームホスピスの誕生の契機は、山崎さんがお話しになった。桜町病院のホスピスの遺族会の人たちとのつながりだったわけですよね。亡くなった人たちのご家族がボランティア活動している中で、自分たちの今後の問題も考えたところから発想されたんですね。

民家で発祥したホスピス運動が、東京に来るとマンションになるんです。つまり、東京には宅地、土地がない。空間の問題があるんですね。横の空間に五つの部屋をというのは、どうやっても難しいわけです。先ほどの話のように、行政のほうからは「有料老人ホーム」の手続きをというふうに言われる。理念から遠くなった。

これは都市における、新しい難題だというふうに思います。都市計画法とか建築基準法とかの規制を受けることになっているんですね。

結局、都市、東京というのはそういう意味では、まったく地域性が入り込む余地がないわけです。そういう状態の中で今、みなさん格闘しているというのがあります。

ごく最近なんですが、僕の住まい近くでホームホスピスの取り組みが始まったんですね（東京都中野区・「ホームホスピス里の家」）。

考え方を変えれば、これは都市型・東京型の「在宅ホスピス」運動だと思います。それらが手をつなぐことで、新しい運動になっていく。そういうひとつの試みとして、僕はホームホスピス運動に注目しています。

地域に伝えていくことと、「わたしの問題」として捉えること

山崎　おっしゃる通りだと思います。

二月（二〇一八年）に私の活動拠点である東京都小平市で、民間団体が主催する在宅看取りをテーマにしたシンポジウムが予定されているんですけれども、そのときにホームホ

スピスでお母さんを看取られたご家族にも発表してもらいます。その場合はご自宅ではないですけれども、在宅という位置づけでの発表になります。自分たちの地域の中でこういう取り組みや選択肢がありますよ、ということを伝えていただければと思っています。

それと、先ほど二ノ坂さんもおっしゃっていたと思うんですけども、今言われている二〇二五年問題とか、それから多死社会、それらは大きな目で見ると社会の問題のように見えますけれども、本質は社会の問題というだけではなく個々の自分の問題なんだと考えています。

だから自分がそういう場面になったときにどう生きたいのかを明確にすることによって先が見えますし、また、二〇二五年問題対策として、官民一体となって地域包括ケアシステムの構築に取り組んでいますけれども、しかしながら、そこに住んでいる人たちがどんな生き方をしてどういうふうに死んでいきたいのかということが見えなければ、せっかく作ったものもうまく機能しない可能性だってあるんじゃないかなと思うんですね。

だとしたら、地域包括ケアシステムの構築と同時に、地域の人たちにも、いつか必ず来る最期の場面での生き方というものを、一緒に考えましょうという、そういう運動を、小さな集まりでもいいからやっていくことが不可欠なんじゃないかなと考えています。そういう積み重ねが、さらなる次のホームホスピスを生み出していく力になるのかなと思います。

いずれにせよ、二〇二五年問題も含めた、これからわが国が直面する問題は「社会問題でもあるけれども、実はあなたの問題なんですよ」ということを強調しておきたいと私は思います。

地域で育てていく

ニノ坂　今山崎さんの話を聞きながら思ったんですが、私のクリニックで、「在宅ホスピスを語る会」というのを、一年に一回やっています。在宅で看取りを行った家族がいます。その家族の人たちに、体験を語ってもらう。私たちが実際に患者さんのところに行ってお世話をして最期、亡くなる。その間の経緯というのはいろいろあります。そして、そのあとも、あれがどうだった、これがこうだったと、いろいろ話をするんですけれども、とてもよかったという人もいれば、こんなに重いものだと思わなかったとか、いろいろな家族がいます。

彼らの思い、苦労や工夫など、その体験を伝えるというのが、在宅ホスピスを普及する上では一番意味があるんじゃないかと考えて、一〇年ぐらい前からやっています。

これは福岡県の「ふくおか在宅ホスピスをすすめる会」という会の仲間が、それぞれの場所でやっているんです。私たちのクリニック、それから福岡市内ではもう一箇所、県内では一〇箇所ぐらいになっています。

そういう経験をした人たちは、いろいろな辛いこともあったけれども、自分たちがそれを乗り越えて、そして在宅チームの助けを借りながらこういうことをやりましたということ

ふくおか在宅ホスピスをすすめる会　代表・ニノ坂保喜。在宅ホスピスの取り組みを通じて培った医師や看護師、訪問看護ステーションのネットワークに関する情報を患者と共有するために「ふくおか在宅ホスピスガイドブック」を作成。その後「すすめる会」を結成。

が、自分たちの中に残っていくんですね。

またその人たちはその体験を伝えたいという気持ちが非常に強く、こちらから話してくださいとお願いしたときに、断る人はほとんどいません。そんなにみんながしゃべれるだけの時間や場所はないので、二〇分ぐらいの時間で、看護師とかソーシャルワーカーがインタビューをするかたちで話してもらう。場合によっては、スライドで写真を出しながら、というかたちでやっています。

これは地域の住民の人たち、コミュニティの人たちにインパクトを与えて、そして自分たちもやろうと思えばやれるんだとか、あるいは自分とまた別の体験をした人たちがいる、こういうあり方があるんだと知ってもらうということ、地域の中でそれを育てていくという意味で、非常に大きいんじゃないかと僕は思っています。

山崎さんのところでも、同じようなことをやっていると思うんですが、自分たちの体験を共有する、お互いにそれを語り合うとかいうことは、地域社会の中でとても意味があると思います。

それは結局、お互いにとって死を見つめることにもなるのかなと思うんです。自分の家族が亡くなった。死に向かって、毎日死を見つめながら過ごしている本人。そしてその人を看ていく家族がいて、そして見送ったあと、自分たちが今こんなことを考えているとか、ここはこうすればよかったといったこと。つねに悔いは残るものですから、でもだからこそ、そういうことを話してもらう。そこから今度は自分自身の生き方、そして死に方を考えるということ。これはすごく大事なことなんじゃないかな、と。死を見つめていくこと、それは一人ひとりの問題ですから、共有はできないかもしれないけれども、お互いの考え方とか死生観を知るということが、地域社会を変えていく中で、大きな意味を持つのではないかということを思っております。

いのちの教育が足りない

佐藤　市民運動の観点で私がやっている、「豊橋ホスピスを考える会」というのがありますが、これは「生と死を考える会」の全国協議会の一団体です。全部で五〇ぐらいある団体をアルフォンス・デーケン先生が牽引してきたわけですけれども、この活動の基本理念に、三つの柱があります。死への準備教育ということと、ホスピス運動の推進と、グリーフケアということですね。現在、私が大切だと考えているのは、やはり死への準備教育です。デーケン先生が進めてきたわけですけれども、ホスピス運動の基本となる大事な概念ですね。

死というものに対して向き合うという考え方が、ホスピスの現場で患者さん家族と向き合ったときに、その捉え方という点で、まだまだそういう教育が進んでいない、大切なことなのだけれども、一般の市民の中に広がっていないということがやっぱり問題だろうなということをつねづね感じるわけですね。たとえば突然がんを知らされて、初めて死を意識するわけですが、当然人間って死ぬものだってわかっているけれども、それを考えないようにしながら過ごさせている現実があるわけですね。

そういう意味でのいのちの教育、あるいは死への準備教育ということを普及させる、これを市民運動で推進してきたのです。デーケン先生とか高木シスターとか、中心になっている人たちはクリスチャンで、宗教という背景はひとつあるにしても、私はクリスチャンではないですし、個々の人たちも、クリスチャンでもあればそうでない人たちもいます。

医療者はそんなに多くはないのですが、これがかつてのホスピス運動を推進してきた部分もあるのですが、全体としてはだんだんとこういう運動も沈滞化しつつあるところに来ていて、もう一度立て直しをしなきゃいけないのかなというのを感じています。

たしかに今日も、日野原先生が亡くなられた話をされましたけど、デーケン先生やその他の今までのホスピス運動、市民運動を牽引してきた方々から、次世代の新しい運動を継承発展させていく必要が高まってきていると思います。

もっと若い人たちの力を

佐藤　考えてみるとこういう市民運動は、先ほど女性ががんばってきたという話があったのですが、若い人をもうちょっと巻き込む運動を展開していかなきゃいけないのかなと思っています。かつての市民運動が今全体的に高齢化しただけの状態になっていることを危惧しています。もう少し若い人たちにもこういう問題、死への準備教育なんかを考えてもらう。ホスピス運動もやはり自分たちの問題として捉えてもらうように広めていくことを活動しなきゃいけない。ここにいる人たち、まだ若い人も多いと思いますが、もっと若い世代に広げることっていうのもやっぱり考えなきゃいけないのかなというふうに思うわけですね。

それともうひとつが、三つ目の柱のグリーフケアというのに取り組むことです。これはこれでなかなか難しい部分があります。私が取り組んでいるのは、病院の遺族会であったり、入院中に当院の仲間の心理療法士たちが、問題を抱えていそうな人たちをピックアップしながら相談にのっていくというかたちでやっています。これをもう少し広い意味で市民運動として広げていきたいとも考えています。

グリーフケアや死への準備教育というのを、ホスピスを核にしながら市民運動として展開していくこと、地域への教育活動としてやっていくということが大事なのだろうと、ずっと私は考えています。そういったところで動ける人材というものを、やはり地域の市民運動をやる会の中でもう少し育てていけたらなということを感じています。

そしてもう一度、かつてのようなホスピス運動、市民運動というのがもう少し出てこないかなあと思っています。

死の臨床研究会を見に行ったときも、以前はもっと市民が多かったような気がします。今は医療者がかなり参加するようになったわけですが、さらに今度また、市民に広がっていくような活動が展開できないかなというところで、市民が取り組むのに魅力的な部分も、もっと出てくるといいかなとは思っています。それは、ひとつは市民の側の発想にも期待したい部分もあると思います。みなさんにも何かそういうヒントがあれば、教えていただけたらと思います。

米沢　死の臨床研究会に関係して何かありますか。

山崎　緩和ケアや緩和医療に関するさまざまな研究会や学会の活動が広がっておりますけれども、今お話がありました日本死の臨床研究会は、一九七七年からこの領域では最も長く活動している団体です。

その当時、まだがんの告知などがタブーの時代でしたので、告知も受けないままに亡くなっていく人たちがたくさんいたものですから、そのようなことも含めて病院での死というものは悲惨なものであったわけです。そこで、その当時の問題意識を共有した志のある医療者やジャーナリストなどのみなさんが集まって、死の臨床におけるさまざまな課題について、市民も交えて研究しようとして、取り組みが始まった研究会でした。

日本死の臨床研究会で、第一回か第二回目の大会のときに、ホテルの会場を借りて、そこで「日本死の臨床研究会」の看板を出したら、ホテルの人から「これ、はずしてくださ い」と言われたというぐらい（会場笑い）、まだまだ死はタブーの時代だったわけですが、その頃からずっと死の臨床に取り組んできた研究会です。

現在、私が世話人代表をしておりまして、会員が二八〇〇人ぐらいいます。そのうちの約六〇％は看護師で、三〇％近くがドクターですね。それから、ソーシャルワーカーや宗教者の方もいます。

二〇〇〇名を超えた会員がいる団体なので以前から学会にしたいという人たちもいましたけど、でもこの研究会はあくまでも初めて参加した人たちと、そうでない人たちが同じ土俵で話ができるように、また市民も参加できる会であるために、学会ではなく研究会であり続けようという立ち位置を堅持して取り組んでいるところです。

この研究会の目的は「死の臨床において、患者や家族に対する真の援助の道を全人的立場より研究していくこと」と会則で謳っております。そういう立場から、これからも研究に取り組んでいってそれを一般社会に還元していく団体でありたいと考えています。

二〇一六年一〇月、第四〇回年次大会が札幌で開催されましたが、その際に先ほどお示ししました研究会の目的をもとに、今後も、立ち位置を変えずに、死の臨床に携わっていこうという思いを込めて、「日本死の臨床研究会札幌宣言二〇一六」を発表しました。それは次のようなものです。

「日本死の臨床研究会は、死の臨床において患者や家族に対する真の援助の道を、これからも継続的に研究していくことを宣言します。この宣言を基に、全人的ケアを通して、全ての人が人生の最期まで、希望する生き方を実現できるように、会員一同、努力することを誓います」

今年(二〇一八)も一二月には新潟で第四二回年次大会が開かれます。研究会の世話人の定年が七〇歳でして、私はちょうどその年齢になりましたので、その年次大会では、世話人代表という立場で退任記念講演をいたしますけれども、今後とも、札幌宣言をもとに、

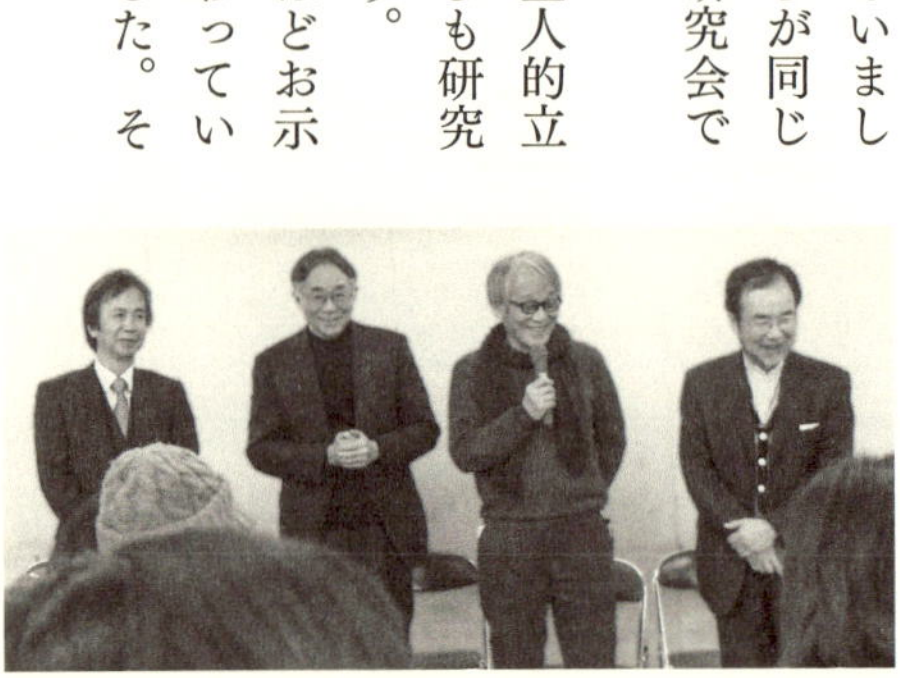

みなさんとともに歩んでいく研究会として、変わらずに前進していくと思います。みなさまもぜひ、ご参加ください。ちょっと宣伝になりましたけれど、よろしくお願いいたします。

あとがき

米沢　慧

「三人の会」（山崎章郎、二ノ坂保喜、米沢慧）による三冊目の本書は、愛知県豊橋市の「かけはしの会」主催の講演とシンポジウム『広がるいのちのコミュニティ～〈支え合う〉を考える』（豊橋市民文化会館　二〇一八年一月六～七日）をベースに、第二四回日本ホスピス・在宅研究会全国大会 in 久留米（福岡県久留米シティプラザ、二〇一七年二月五日）での公開鼎談「日本のホスピスが忘れてきたもの」（Ⅴ章）を加えた構成になっています。

ことに今回は、豊橋市で介護タクシー開業二〇年になる株式会社かけはしの山田和男さんが「東三河をホスピスの郷に」「住み慣れた地域で、いのちのかけはしを考える」という活動を開始した「かけはしの会」（詳細はⅣ章）の支援集会にもなったことです。もう一つ、今回は地元豊橋市で一四年前にホスピス（緩和ケア病棟）を開設した国立病院機構豊橋医療センターの佐藤健さん（副院長・緩和ケア部長）をゲストにお迎えできたことです。ホスピスの誕生の経緯にともなう資料公開も興味深いものでした。さらに三人のホスピス医による「どこで最期を迎えるか」の論議も、病院死・在宅死・ホスピス死（緩和ケア病棟）を超えて語りあえたことでした。

また、今回は昨年一〇五歳で亡くなった日野原重明さんの存在の大きさにもふれる機会になったことです。その言動はいわゆる〝日野原語録〟として遺されていますが、そのひとつ『いのちの言葉』(春秋社、二〇〇三)を本棚の奥に見つけました。そして付箋をつけた語録に「ボランティア」がありました。

〈ボランティア活動は人間だけが持ちうる楽しい特権である。お互いに弱さを持つ人間が、身を寄せながら助け合う。他者のニーズを受けて立ち上がるエネルギーを、人間はみな持っている。自分以外のことに自分の能力を使う特権を発揮することは、人間の証《あかし》である。人間には二つの寿命があり、一つは自分のためだけの、生物のいのちとしての寿命、もう一つは、人間でなければできないことに使われる寿命なのである。〉(「二つの寿命」)

読みあげて、これこそホスピス運動の根茎にある精神だと思い知らされました。

「かけはしの会」は年明けの第一土日(一月六、七日)でしたが、熱気の漂う二日間だったことは本書からも感じとっていただけるとおもいます。主催者の山田和男さんを始め、地元の方の支援をいただきました。ことに「地域でボランティアナースのできること」を発表していただいた河合利恵さん(全国訪問ボランティアナースの会、キャンナス豊橋代表)、みよし市でホームホスピスを立ち上げた久野雅子さん(ホームホスピスみよしの家代表理事)の報告。また、会場設置や運営に積極的に加わっていただいた大林博美さん(豊橋創造大学教授)。そして、二日間の採録を引き受けてくれた大伴好海さん。みなさんにはお礼を申し上げます。

さて、本書は「三人の会」のホスピス活動の成果として、前の二冊『病院で死ぬのはもったいない』（二〇一二）、『市民ホスピスへの道』（二〇一五）に引き続いて春秋社からの刊行となりました。この間、神田明会長をはじめ澤畑吉和社長、編集部の高梨公明さん他春秋社の方には私たちの活動に関してご理解いただきました。とりわけ、手島朋子さんには、二日間参加していただき、編集に際しても私たちの活動趣旨にそって、いい本にしていただいた。うれしかったです。

ホスピスは運動である——。

さきの日野原さんのメッセージを重ねて、遠くまで届きますように。

（二〇一八年五月二〇日）

本書は、左記にわたって行われた講演と対話をもとに一部加筆修正のうえ、再構成したものである。

第一部　Ⅰ　私のホスピス宣言２０１８——自分らしいエンディングを迎えるために
Ⅱ　逝く人に学ぶ——在宅ホスピスの現場から世界へ
Ⅲ　ホスピスのある街をつくって気づいたこと
Ⅳ　地域とともにある〝ホスピス〟の試み
——二〇一八年一月七日　かけはしの会主催「いのちのかけはし　東三河をホスピスの郷に」豊橋市民文化会館

第二部　Ⅴ　日本のホスピスが忘れてきたもの
——二〇一七年二月五日　第二四回日本ホスピス・在宅ケア研究会全国大会 in 久留米「日本のホスピスが忘れてきたもの」久留米シティプラザ

第三部　Ⅵ　広がるいのちのコミュニティ
——二〇一八年一月六日　かけはしの会主催・三人の会２０１８特別座談「広がるいのちのコミュニティ」豊橋市民文化会館

山崎章郎（やまざき・ふみお）
1947年、福島県生まれ。千葉大学医学部卒業後、同大学病院勤務。1984年より八日市場市民総合病院（現・匝瑳市）にて消化器医長を務め、院内外の人々とターミナルケア研究会を開催。1990年、『病院で死ぬということ』刊行。91年より聖ヨハネ会総合病院桜町病院（東京・小金井市）に移り、05年までホスピス科部長を務める。05年10月にケアタウン小平クリニック（東京・小平市）を開設。現在、ケアタウン小平クリニック院長。著書に『病院で死ぬということ』（正・続、ともに主婦の友社／のちに文春文庫へ収録）、『ホスピス宣言』（米沢との共著、春秋社）、『河辺家のホスピス絵日記』（河辺貴子との共著、東京書籍）、『新ホスピス宣言』（米沢との共著、雲母書房）、『家で死ぬということ』（海竜社）、『病院で死ぬのはもったいない』『市民ホスピスへの道』（二ノ坂・米沢との共著、春秋社）『「在宅ホスピス」という仕組み』（新潮社）などがある。

二ノ坂保喜（にのさか・やすよし）
1950年、長崎県生まれ。長崎大学医学部卒業後、長崎大学病院第一外科研修。その後、救急医療、地域医療の現場で経験を重ね、福岡市・福西会川浪病院（現・福西会病院）等を経て、1996年よりにのさかクリニック（福岡・福岡市早良区）を開業。在宅医としてホスピスに取り組む。05年に、様々な職種とのネットワークによる「ふくおか在宅ホスピスをすすめる会」設立。11年に地域生活ケアセンター「小さなたね」を地域の人々とともに開設。バングラデシュと手をつなぐ会、NGO福岡ネットワークなど国際保健医療の分野での持続的な活動を行っている。14年、日本医師会第3回赤ひげ大賞受賞。著書に、『在宅ホスピスのススメ』（矢津剛との共著、木星舎）、『在宅ホスピス物語』（青海社）、『病院で死ぬのはもったいない』『市民ホスピスへの道』（山崎・米沢との共著、春秋社）『逝くひとに学ぶ』（後藤勝彌との共著、木星舎）などがある。

佐藤健（さとう・つよし）
1957年、愛知県生まれ。名古屋大学医学部卒業。医学博士。中津川市民病院、愛知県厚生連昭和病院、名古屋大学医学部第二外科を経て、1991年、国立豊橋病院勤務。1996年より「豊橋ホスピスを考える会」に参加、地域のホスピス運動に取り組み、2005年国立病院機構豊橋医療センター緩和ケア病棟の開設に尽力、実現。現在、同医療センター副院長・緩和ケア部長。2004年と2014年に生と死を考える会全国協議会全国大会長（豊橋）、2009年に第33回日本死の臨床研究会年次大会長（名古屋）を務めた。現在もがん診療の傍ら、各地の病院や学校などで講演、啓発活動を続ける。現在、豊橋ホスピスを考える会会長、生と死を考える会全国協議会副会長などを務める。著書に『ホスピスという希望』（新潮文庫、『緩和ケアでがんと共に生きる』改題）。

米沢慧（よねざわ・けい）

1942年、島根県生まれ。早稲田大学教育学部卒業。評論家。岡村昭彦の会世話人。FT（ファミリー・トライアングル）ケアネット代表。現在は「AKIHIKOゼミ」をはじめ、看護・医療、いのちを考えるセミナーを東京、神奈川、長野、福岡等で主宰。

著書に『「幸せに死ぬ」ということ』（洋泉社）、『ファミリィトライアングル』（神山睦美との共著、春秋社）、『ホスピス宣言』（山崎との共著、春秋社）、『「還りのいのち」を支える』（主婦の友社）、『ホスピスという力』（日本医療企画）、『新ホスピス宣言』（山崎との共著、雲母書房）、『往復書簡　いのちのレッスン』（内藤いづみとの共著、雲母書房）、『自然死への道』（朝日新書）、『病院で死ぬのはもったいない』『市民ホスピスへの道』（山崎・二ノ坂との共著、春秋社）、『いのちを受けとめるかたち』（木星舎）などがある。

「米沢慧のブログ　いのちことばのレッスン」

http://yoneyom.blogspot.jp/

さいごまで「自分らしく」あるために

ホスピスの現場から

2018 年 6 月 25 日　第 1 刷発行

著者――――山崎章郎・二ノ坂保喜・佐藤 健・米沢 慧
発行者――――澤畑吉和
発行所――――株式会社 春秋社
〒 101-0021 東京都千代田区外神田 2-18-6
電話 03-3255-9611
振替 00180-6-24861
http://www.shunjusha.co.jp/
印刷・製本――――萩原印刷 株式会社
装丁・装画――――河村 誠

ISBN978-4-393-36557-1
定価はカバー等に表示してあります